レジデントノート別冊
救急・ERノート ⑤

まずい！から始める
意識障害の初期診療

ケーススタディとコーマ・ルールで系統的な診療を身につける

堤　晴彦，輿水健治，中田一之／編

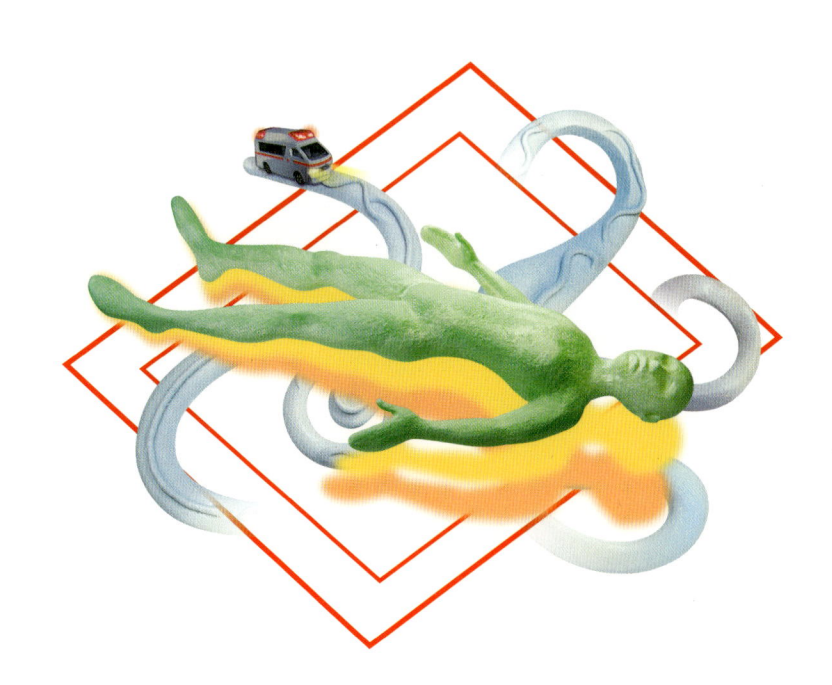

羊土社
YODOSHA

謹告

　本書に記載されている診断法・治療法に関しては，発行時点における最新の情報に基づき，正確を期するよう，著者ならびに出版社はそれぞれ最善の努力を払っております．しかし，医学，医療の進歩により，記載された内容が正確かつ完全ではなくなる場合もございます．

　したがって，実際の診断法・治療法で，熟知していない，あるいは汎用されていない新薬をはじめとする医薬品の使用，検査の実施および判読にあたっては，まず医薬品添付文書や機器および試薬の説明書で確認され，また診療技術に関しては十分考慮されたうえで，常に細心の注意を払われるようお願いいたします．

　本書記載の診断法・治療法・医薬品・検査法・疾患への適応などが，その後の医学研究ならびに医療の進歩により本書発行後に変更された場合，その診断法・治療法・医薬品・検査法・疾患への適応などによる不測の事故に対して，著者ならびに出版社はその責を負いかねますのでご了承ください．

序

　救急外来や救命センター，ERを受診する患者の主訴として，意識障害は頻繁に遭遇するものの1つである．多くの場合は救急隊からの収容要請となることが多いが，「意識障害は脳外科じゃない？」，「うちは専門外だよ」というような理由でたらい回しされることが多いのも事実である．

　意識障害の原因は多岐にわたり，実は脳外科で診るべきものは少ないように思う．それでは"意識障害"を診る専門医は何科？なんだろうか．意識障害の原因は，脳血管障害や頭部外傷といった一次性，薬物や環境因子など外的要因や代謝疾患・循環器疾患など内因性疾患による二次性意識障害など，それこそ何でもあり！という具合で，初期診療においては何が専門？などと考えることはナンセンスということだ．これこそ，まさにER医の腕の見せ所ではないか．とは言っても，救急医療を担っているのは，救命センターやERにいる救急専門医ばかりではなく，むしろ普段は救急以外の診療科を専門としている医師の方が多いのが現状である．

　そこで，本書の存在価値が高まってくる．研修医や日頃は救急を専門としない若手医師が活用しやすい構成となっている．外傷初期診療ガイドライン（Japan Advanced Trauma Evaluation & Care：JATEC）が外傷の初期診療標準化の一助となっているが，同様に意識障害の初期診療の標準化も進みつつある．それがACEC（Advanced Coma Evaluation & Care）であり，現在日本臨床救急医学会で策定されつつある．本書においても第1章【総論】で系統的な初期診療の進め方として紹介している．JATECと整合性をもたせた内容になっており，また第一線で活躍中の先生方が現場と結びつけた内容で記述しており，研修医をはじめ若手がすぐに役立てることができる内容になっている．この標準化により，誰でも意識障害の診断を落ち着いて滞りなく進めていくことができると確信している．第2章【各論】では，忘れてはいけない意識障害の原因を語呂合わせ（まずい！意識に障害，試して酸素）で紹介し，それぞれの疾患について現場で活躍中の先生方が経験を元に，診断のポイントや覚えやすいルール，ピットフォールなどを提示している．ケーススタディ形式になっているので，意識障害に対するアレルギーが払拭され身近に感じられると思う．各論ではあるが，診断にたどり着くための総論的鑑別法にも言及しており，急いでいるときには各論から読み始めても十分通用する内容になっている．第3章ではやや専門的にはなるが，最近の知見や先進医療を紹介している．そんな医療をイメージして，素早くそこに結びつけられる初期診療を行うことができるようになりたいものである．

2012年4月

堤　晴彦
輿水健治
中田一之

レジデントノート別冊
救急・ERノート 5

まずい！から始める 意識障害の初期診療
ケーススタディとコーマ・ルールで系統的な診療を身につける

堤　晴彦，輿水健治，中田一之／編

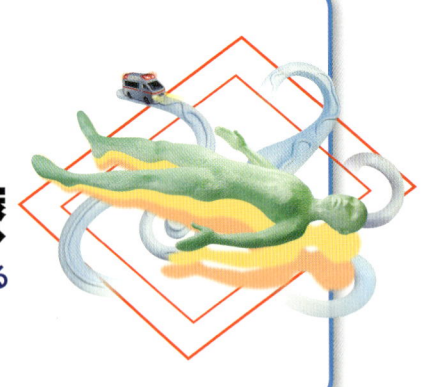

序 ··· 3
略語一覧 ··· 10
カラーアトラス ·· 11
執筆者一覧 ·· 12

第1章 【総論】原因疾患を見落とさないために！系統的な初期診療の進め方

1 意識障害とは ───────────────────────── 黒田泰弘 ········ 14
1 意識とは　**2** 意識の3要素　**3** 意識レベルの評価スケール　**4** 意識障害の評価の段階方式　**5** 意識障害の原因　**6** 二次性脳障害の原因と病態
One More Experience ● ERでよくみられる意識障害

2 ACECとは〜意識障害初期診療の標準化をめざして ──── 奥地一夫 ········ 23
1 ACECとは　**2** Primary Survey（PS）　**3** Secondary Survey（SS）　**4** Tertiary Survey（TS）
One More Experience ● アルコール患者に医師は平常心で対応すべし
Pros & Cons ● 意識障害はどの科で診るのか？

3 Primary Survey〜まず何を行うべきか
〜神経系にかかわる生理学的異常と蘇生 ──────────── 安心院康彦 ········ 29
【総論】**1** 循環の異常　**2** 呼吸の異常　**3** 中枢神経の異常　**4** 体温の異常　**5** 意識障害の予後とPrimary Survey【各論】**1** 内分泌疾患　**2** 電解質異常　**3** 感染症　**4** 中毒　**5** 高体温

contents

4 Secondary Survey 〜系統的な全身検索と鑑別診断のコツ

①病歴聴取のコツ —————————— 若杉雅浩 ……… 42
1 目撃者を探せ **2** 話はよく聞け **3** 青信号は「青く」ない **4** 人の話は鵜呑みにしない **5** SAMPLEをサンプルに
- One More Experience ●話を聞くには我慢も大事
- Pros & Cons ●ほんとうに病歴聴取だけで診断がつくのか？

②身体所見・神経学的所見の見方とコツ
〜習うより慣れろ！意識障害患者の初期診察 —————————— 中田一之 ……… 48
1 身体所見 **2** 神経学的診察
- One More Experience ●常に基本を忘れるべからず ●疑いは重要，除外は慎重に
- Pros & Cons ●その患者の診察要請，受け入れる？断る？

③検査の優先順位とタイミング，データの解釈のポイント —————————— 清田和也 ……… 55
1 SSで鑑別すべき意識障害の原因となる危険な疾患 **2** SSにおける検査の優先順位
- One More Experience ●COHb正常値の一酸化炭素中毒もある
- Pros & Cons ●SAH除外のためにMRIを利用できないか？

5 Tertiary Survey
〜見落としを回避するために！ —————————— 土井智喜，森村尚登 ……… 62
1 なぜ見落とすのか？：TSの必要性 **2** TSの方法 **3** ピットフォールに陥りやすい病態 **4** 注意を要する病態
- One More Experience ●脳梗塞が先？肺炎が先？ ●頭部外傷を合併しない意識障害を認めたら？？ ●若年の脳梗塞，リスクファクターもないのに…？？

第2章 【ケーススタディ】原因疾患への対応とコーマ・ルール

1 (ま：麻薬) 薬物・毒物中毒 —————————— 村岡麻樹 ……… 72
[問題解決型ケーススタディ]
[解説：薬物中毒による意識障害]
1 初期診療のポイント **2** 診断のポイント **3** 治療のポイント **4** 麻薬・大麻・覚醒剤などによる意識障害
- One More Experience ●バルビツレートは要注意！ ●くも膜下出血の見逃しに注意！
- Pros & Cons ●麻薬中毒に出会ったら

2 (ずい：髄膜炎) 脳炎・髄膜炎，脳症 —————————— 熊井戸邦佳 ……… 80
[問題解決型ケーススタディ]
[解説：脳炎・髄膜炎治療の基礎知識]
1 脳の特徴を知ろう **2** 治療上の問題点 **3** 脳の保護と脳圧モニター **4** その他のポイント（抗菌薬，MRI）
- Pros & Cons ●髄膜炎へのステロイドの使用 ●これは邪道？

救急・ERノート 5

3 （い：インスリン）低血糖・高血糖 ——————— 谷崎眞輔 ……… 90
［問題解決型ケーススタディ］
［解説：低血糖・高血糖の診断と治療］
1 病態の解説　**2** 診断のポイント　**3** 治療のポイント
One More Experience ● デキスターを100％信用しない　● DKA，HHS鑑別のための血液ガス分析は静脈血でもOK
Pros & Cons ● 低血糖治った．入院させる？帰宅？　● オクトレオチド（サンドスタチン®）

4 （し：失神）失神 ——————— 椎野泰和 ……… 99
［問題解決型ケーススタディ］
［解説：失神の診断とリスク評価］
1 病歴　**2** 検査　**3** リスク評価
One More Experience ● 失神にひそむピットフォール
Pros & Cons ● San Francisco Syncope Rule &（vs）OESIL Risk Score　● 入院科

5 （き：胸部大動脈解離）急性大動脈解離
～脳血管障害？ 恐ろしきは急性大動脈解離！ ——— 山口　充，中田一之 ……… 109
［問題解決型ケーススタディ］
［解説：急性大動脈解離］
1 原因疾患　**2** 自覚症状　**3** 解離部位別身体所見
One More Experience ● 両手の脈を触知　● 意識障害をみたらエコー検査
Pros & Cons ● CT検査の必要性

6 （に：尿毒症，腎不全，電解質異常，薬物代謝異常）
腎不全と意識障害 ——————— 太田　凡 ……… 116
［問題解決型ケーススタディ］
［解説：尿毒症と意識障害］
One More Experience ● 薬物代謝異常と意識障害
Pros & Cons ● 意識障害と血液浄化療法

7 （しょ：消化管）消化器・内分泌疾患 ——————— 志賀一博，宮田靖志 ……… 122
［問題解決型ケーススタディ］
［解説：意識障害を呈する消化器・内分泌疾患］
1 甲状腺クリーゼ　**2** ERにおける副腎クリーゼの診断　**3** ERにおける肝性脳症の診断
One More Experience ● 意識障害を呈する患者の，検査提出のコツ
Pros & Cons ● 甲状腺クリーゼの画像診断～ERでCTは必要か？

8 （う：うつ）精神疾患
～意識障害と精神疾患（昏迷状態）の診断と治療 ——————— 新井久稔 ……… 131
［問題解決型ケーススタディ］

contents

[解説：意識障害と精神疾患（昏迷状態・解離症状を中心に）]
■病態の解説・診断治療のポイント
　One More Experience ●精神疾患を鑑別していくうえで重要なポイント

9 （が：外傷）頭部外傷 ─────────────── 三宅康史 ……… 140
[問題解決型ケーススタディ]
[解説：頭部外傷の原因と分類]
1 JATECにおけるDの位置づけと，"切迫するD"の意味　**2** 外傷に至った原因の検索　**3** 髄液漏と脳神経麻痺　**4** Talk & Deteriorate　**5** 頭部外傷の分類とCT所見
　One More Experience ●酒と四肢麻痺　●酒と慢性硬膜下血腫
　Pros & Cons ●軽症の小児頭部外傷にCTは必要？いらない？　●頭部外傷を含む重症外傷に低体温は有効？有害？

10 （い：飲酒）アルコール ─────────────── 後藤庸子 ……… 153
[問題解決型ケーススタディ]
[解説：アルコールが引き起こす症状]
1 急性アルコール中毒　**2** アルコールの常用　**3** Wernicke脳症
　One More Experience ●急性アルコール中毒が疑われるがアルコールの摂取の不明な患者に対する診断と治療　●呼気のアルコール臭について　●アルコール中毒の診断における，採血時のアルコール消毒の影響
　Pros & Cons ●慢性管理の必要なアルコール依存患者　●アルコールを摂取した患者が事件にかかわっていた場合，どうするか　●アルコール性ケトアシドーシスにどう対応するか

11 （た：体温異常）体温異常 ─────────────── 杉田　学 ……… 164
[問題解決型ケーススタディ]
[解説：体温異常の原因]
1 正常な体温調節　**2** 体温の異常　**3** 熱中症　**4** 悪性症候群
　One More Experience ●熱中症に対する冷却方法としての体外循環の位置づけ　●頭蓋内疾患に合併した体温異常
　Pros & Cons ●低体温を示す心肺停止患者に対する経皮的心肺補助の適応　●高体温を示す患者に対するダントロレンの有効性

12 （め：めまい）めまい ─────────────── 宮武　諭 ……… 173
[問題解決型ケーススタディ]
[解説：めまいの診断]
1 バイタル・サインの解釈と病歴聴取のポイント　**2** 身体所見から末梢性めまいと中枢性めまいを鑑別しよう　**3** 検査の適応と患者処遇の判断
　One More Experience ●MRIは末梢性めまいと中枢性めまいの鑑別に有用な検査であるが盲信しない
　Pros & Cons ●椎骨脳底動脈系の脳梗塞に対する血栓溶解療法について

13 （し：心筋梗塞）急性冠症候群 ————————————————— 武田　聡 ……… 184
［問題解決型ケーススタディ］
［解説：急性心筋梗塞］
　One More Experience ●急性心筋梗塞でのわれわれのめざすべき目標（早期覚知早期診断早期治療）　●急性心筋梗塞から心停止になった患者の自己心拍再開後の早期治療
　Pros & Cons ●急性心筋梗塞（急性冠症候群）における酸素投与について

14 （て：てんかん）痙攣 ———————————————————— 大貫　学 ……… 192
［問題解決型ケーススタディ］
［解説：てんかん診療のポイントとピットフォール］
❶見過ごされがちな「痙攣のないてんかん」　❷てんかん治療手順の確認　❸潜在的なてんかんの多さに注目　❹救急外来とはいえ脳波検査はやはり必要
　One More Experience ●「搬送中に意識レベルが改善」はてんかんの可能性あり　●「重症感のない意識障害の遷延」はてんかんの可能性あり　●てんかんの可能性に気付いていれば防げたかもしれない事故　●脳波読影は「食わず嫌い」にならないように　●「止まらない痙攣」はどうするか
　Pros & Cons ●てんかん患者と車の運転についての対応は

15 （さん：酸素）低酸素症 ——————————————————— 前田重信 ……… 204
［問題解決型ケーススタディ］
［解説：CO中毒への対応］
❶hyperbaric oxygen therapy（HBOT）の適応　❷SpO_2が頼りにならない状態
　One More Experience ●細胞窒息を起こす硫化水素中毒，シアン化合物中毒

16 （そ：卒中）脳卒中（脳血管障害）————————————————— 本多英喜 ……… 211
［問題解決型ケーススタディ］
［解説：脳卒中の管理と脳卒中の分類（NINDS分類-Ⅲ）］
❶ERにおける脳卒中の一般的管理　❷脳血管障害の分類（NINDS分類-Ⅲ，1990）を知っておこう
　One More Experience ●意識障害と失語症は共存するのか？　●脳血管障害のコーマ・ルール"JCST"　●瞳孔の評価はスマートに（まずは瞳孔の大きさ，左右差をみてみよう）
　Pros & Cons ●記憶喪失者の法益の保護について　●意識障害が主症状の脳卒中患者で，抗痙攣薬の予防的投与が必要か？

17 脳腫瘍・悪性腫瘍／癌 ———————————————————— 並木　淳 ……… 221
［問題解決型ケーススタディ］
［解説：脳腫瘍による閉塞性（非交通性）急性水頭症］
❶急性水頭症の病態　❷急性水頭症の治療　❸V-Pシャントと脳室ドレナージの適応
　One More Experience ●高齢者の脳室拡大…脳萎縮か水頭症か？　●水頭症におけるperiventricular lucency（脳室周囲低吸収域）の所見
　Pros & Cons ●脳室ドレナージかV-Pシャントか？

contents

第3章 【Special Lecture】さらに視野を広げるために！

1 PCECの目的と実際 ──────────────────── 横田裕行 ……… 230
　　1 病院前救護における意識障害の判断　**2** 意識障害の原因　**3** PCECの意義とアルゴリズム
　　One More Experience ● 内因性ロード＆ゴーの判断基準と処置　● 意識障害の鑑別法

2 敗血症性脳症の最近の知見 ──────────── 定光大海, 上尾光弘 ……… 239
　　1 敗血症性脳症における臨床上の問題点　**2** 症状　**3** 病態　**4** 診断　**5** 治療
　　One More Experience ● ABEPのV波潜時とFisher比の関連性

3 ICUせん妄に関する最近の知見 ─────────────── 鶴田良介 ……… 245
　　1「ICU」を付けた理由　**2** ICUでのせん妄の診断　**3** ICUせん妄評価の実際　**4** ABCDEバンドル
　　One More Experience ● ICU患者の疼痛, 不穏／不安, せん妄
　　Pros & Cons ●「○○ free days」の怪　● 身体拘束の是非

4 脳梗塞に対する血栓溶解療法・血管内治療 ── 出口一郎, 棚橋紀夫 ……… 252
　　1 血栓溶解療法（rt-PA静注療法）　**2** 脳梗塞に対する血管内治療

5 意識障害の予後とその指標 ──────────── 久保山一敏, 小谷穣治 ……… 264
　　1 外傷性脳損傷（TBI）　**2** 非外傷性昏睡　**3** 低酸素脳症（心停止後脳症）　**4** 遷延性意識障害
　　One More Experience ● ルーチンの神経学的診察
　　Pros & Cons ● 遷延性意識障害と終末期医療　● PVS患者への対応

索　引 ──────────────────────────────────── 273

Column

JCSとGCS, どちらが有用？（堤　晴彦）	22
コーマについて書かれた名著（堤　晴彦）	28
名人伝　～snap diagnosis～（堤　晴彦）	69
AEIOU TIPSはもう古い（堤　晴彦）	70
原因は必ず既知の疾患である（堤　晴彦）	79
捜査（診断）の基本は"現場（問診）100回"（中田一之）	89
脳神経の覚え方（堤　晴彦）	98
良き臨床医は名探偵！（堤　晴彦）	152
コーマの語源は？（堤　晴彦）	172
浅草寺でバビンスキーがみられる！（堤　晴彦）	183
弁慶の立ち往生はあり得るか？（堤　晴彦）	210
錐体路（pyramidal tract）は交叉しているか？（堤　晴彦）	244

略語一覧

ABEP（BAEP）：auditory brainstem evoked potential（brainstem auditory evoked potentials）［聴性脳幹誘発電位］

ACEC：Advanced Coma Evaluation and Care（意識障害初期診療）

AKI：acute kidney injury（急性腎傷害）

ALI：acute lung injury（急性肺障害）

AMI：acute myocardial infarction（急性心筋梗塞）

ARDS：acute respiratory distress syndrome（急性呼吸促迫症候群）

AVM：arteriovenous malformation（動静脈奇形）

BBB：blood-brain barrier（血液脳関門）

BPPV：benign paroxysmal positional vertigo（良性発作性頭位めまい症）

CAM-ICU：confusion assessment method for the intensive care unit（ICUのためのせん妄評価法）

CBF：cerebral blood flow（脳血流）

CFE：cerebral fat emboli（脳脂肪塞栓）

CHF：congestive heart failure（うっ血性心不全）

COPD：chronic obstructive pulmonary disease（慢性閉塞性肺疾患）

CPC：cerebral performance category（脳機能カテゴリー）

CPM：central pontine myelinolysis（橋中心髄鞘崩壊症）

CPP：cerebral perfusion pressure（脳灌流圧）

CSDH：chronic subdural hematoma（慢性硬膜下血腫）

CSF：cerebrospinal fluid（脳脊髄液）

DIC：disseminated intravascular coagulation（播種性血管内凝固症候群）

DKA：diabetic ketoacidosis（糖尿病性ケトアシドーシス）

DNAR：Do Not Attempt to Resuscitate

FAST：focused assessment with sonography for trauma

GCS：Glasgow Coma Scale（グラスゴー・コーマ・スケール）

GCSE：generalized convulsive status epilepticus（全身痙攣重積状態）

GOS：Glasgow Outcome Scale（グラスゴー・アウトカム・スケール）

HBOT：hyperbaric oxygen therapy（高気圧酸素治療）

HHS：hyperglycemic hyperosmolar state（高血糖高浸透圧症）

HOT：home oxygen therapy（在宅酸素療法）

ICH：intracerebral hemorrhage（脳出血）

ICP：intracranial pressure（頭蓋内圧）

ISLS：Immediate Stroke Life Support（脳卒中初期診療）

JCS：Japan Coma Scale（ジャパン・コーマ・スケール）

KPSS：Kurashiki prehospital stroke scale（倉敷病院前脳卒中スケール）

MAP：mean arterial pressure（平均動脈圧）

MELAS：mitochondrial myopathy, encephalopathy, lactic acidosis and stroke-like episodes

MCS：minimally conscious state（最小限の意識状態）

mRS：modified Rankin scale

NCSE：non-convulsive status epilepticus（非痙攣性てんかん重積発作）

NIHSS：national institute of health stroke scale

NPH：normal pressure hydrocephalus（正常圧水頭症）

NSE：neuron specific enolase（神経特異エノラーゼ）

OPC：overall performance category（全身機能カテゴリー）

PA：plasuminogen activator（プラスミノゲンアクチベーター）

PAM：pyridine 2-aldoxime methiodide

PAVF	：pulmonary arteriovenous fistula（肺動静脈瘻）	**rt‐PA**	：recombinant tissue-type plasminogen activator（遺伝子組換え組織型プラスミノゲン・アクチベータ）
PCEC	：Prehospital Coma Evaluation and Care（意識障害病院前救護）	**SAH**	：subarachnoid hemorrhage（くも膜下出血）
PCI	：percutaneous coronary intervention（経皮的冠動脈インターベンション）	**SCIWORA**	：spinal cord injury without radiographic abnormality
PPI	：proton pump inhibitor（プロトンポンプ阻害薬）	**SIADH**	：syndrome of inappropriate secretion of antidiuretic hormone（抗利尿ホルモン不適合分泌症候群）
PRES	：posterior reversible encephalopathy syndrome（可逆性後白質脳症症候群）	**SIRS**	：systemic inflammatory response syndrome（全身性炎症反応症候群）
PSLS	：Prehospital Stroke Life Support（脳卒中病院前救護）	**SSEP**	：somatosensory evoked potential（体性感覚誘発電位）
PVL	：periventricular lucency（脳室周囲低吸収域）	**TBI**	：traumatic brain injury（外傷性脳損傷）
RASS	：Richmond agitation-sedation scale（リッチモンド不穏‐鎮静スケール）	**TIA**	：transient ischemic attack（一過性脳虚血発作）
ROSC	：return of spontaneous circulation〔（自己）心拍再開〕	**TTP**	：thrombotic thrombocytopenic purpura（血栓性血小板減少性紫斑病）
RSI	：rapid sequence intubation（迅速気管挿管）		

Color Atlas

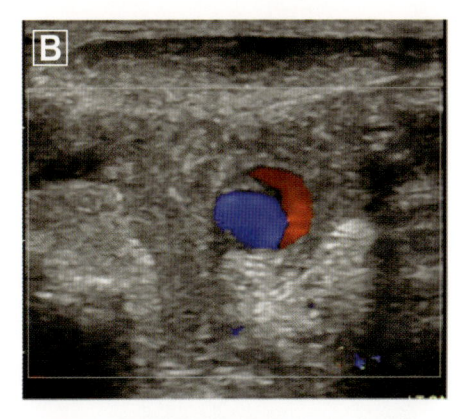

●1 左総頸動脈解離エコー所見 (p.113図3参照)
B) カラードプラー：右側赤色部は真腔

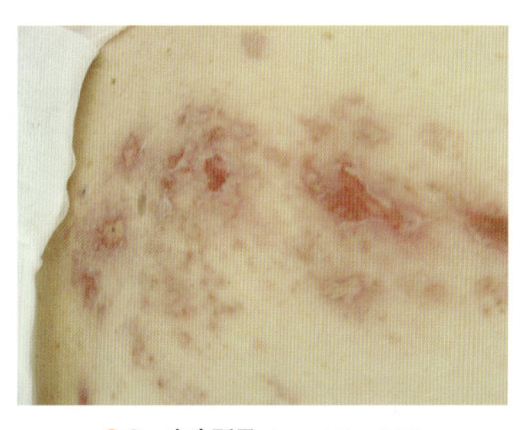

●2 皮疹所見 (p.118図1参照)

執筆者一覧

❖編集

堤　晴彦	埼玉医科大学総合医療センター高度救命救急センター
輿水健治	埼玉医科大学総合医療センター救急科（ER）
中田一之	埼玉医科大学総合医療センター高度救命救急センター

❖執筆（掲載順）

黒田泰弘	香川大学医学部附属病院救命救急センター
奥地一夫	奈良県立医科大学医学部救急医学
安心院康彦	帝京大学医学部救急医学・救命救急センター
若杉雅浩	富山大学医学部救急・災害医学
中田一之	埼玉医科大学総合医療センター高度救命救急センター
清田和也	さいたま赤十字病院救命救急センター
土井智喜	横浜市立大学大学院医学研究科救急医学
森村尚登	横浜市立大学大学院医学研究科救急医学
村岡麻樹	戸田中央総合病院救急部
熊井戸邦佳	埼玉医科大学総合医療センター高度救命救急センター
谷﨑眞輔	福井県立病院救命救急センター
椎野泰和	川崎医科大学救急医学
山口　充	埼玉医科大学総合医療センター高度救命救急センター
太田　凡	京都府立医科大学救急医療学
志賀一博	聖隷三方原病院救命救急センター
宮田靖志	北海道大学病院地域医療指導医支援センター/卒後臨床研修センター
新井久稔	興生会相模台病院精神神経科
三宅康史	昭和大学医学部救急医学
後藤庸子	昭和大学病院総合内科（ER）/総合診療部
杉田　学	順天堂大学医学部附属練馬病院救急・集中治療科
宮武　諭	栃木県済生会宇都宮病院救急診療科
武田　聡	東京慈恵会医科大学救急医学
大貫　学	埼玉医科大学総合医療センター救急科（ER）
前田重信	福井県立病院救命救急センター
本多英喜	横須賀市立うわまち病院救急総合診療部
並木　淳	慶應義塾大学医学部救急医学
横田裕行	日本医科大学大学院救急医学
定光大海	国立病院機構大阪医療センター救命救急センター
上尾光弘	国立病院機構大阪医療センター救命救急センター
鶴田良介	山口大学医学部附属病院先進救急医療センター
出口一郎	埼玉医科大学国際医療センター脳卒中センター
棚橋紀夫	埼玉医科大学国際医療センター脳卒中センター
久保山一敏	兵庫医科大学病院救急・災害医学講座
小谷穣治	兵庫医科大学病院救急・災害医学講座

第1章

【総論】
原因疾患を
見落とさないために！
系統的な初期診療の進め方

第1章 総論

1 意識障害とは

原因疾患を見落とさないために！

黒田泰弘

> **Point**
> ・まず気道（A），呼吸（B），循環（C）の安定性を確認する
> ・次いでJapan Coma Scaleにより覚醒度を評価する
> ・Glasgow Coma Scaleで開眼，言語反応，最良運動反応を評価しよう
> ・開眼できない患者，失語がある患者での意識レベル評価で戸惑わない
> ・二次性脳障害の原因は「本当に」いろいろある

● はじめに

　意識障害をきたす疾患病態は多種多様であり，その緊急度重症度もさまざまである．まず**二次性脳障害**の原因検索と治療を行おう．つまり，気道呼吸の問題（気道異物，喉頭蓋炎），各種呼吸器疾患，循環の問題（不整脈，ショック），代謝異常（体温異常，血糖異常，肝疾患，腎疾患，中毒，敗血症），に対応する．そして**一次性脳障害**（脳卒中，頭部外傷）の診断と治療を行おう．

1 意識とは

　意識は，「覚醒」および「自分自身と周囲の環境の認識」が関与する．
　「覚醒」とは，"自分自身"および"周囲からの情報や刺激"に対する受容にかかわる注意が保たれ，目が覚めている状態であり，上行性網様体賦活系の機能が対応する．
　「自分自身と周囲の環境の認識」は，受容した情報や刺激に対して統合し反応する機能であり，両側の広範な大脳皮質の機能が対応する．
　以上から，意識障害は網様体を含む脳幹部の障害あるいは広範な大脳皮質の障害により起こる．

2 意識の3要素

臨床的に意識は「**覚醒度**」,「**運動反応**」,「**意識内容**」という客観的にスコアリングできる3つの要素から構成される．これらが障害された状態が"意識障害"であり，どの要素が損なわれたかによって「意識混濁」,「意識狭窄」,「意識変容」と区別する．狭義には，意識障害は「意識混濁」を意味し，覚醒度が低下していることを意識レベルの低下と判断している．意識レベルの低下は，軽いものから傾眠，混迷，半昏睡，昏睡と分類される[1]．

「意識狭窄」および「意識変容」は意識の質・内容が変化した状態である．意識の質・内容の障害は，注意力や理解力の障害，せん妄，興奮，錯乱などの認知，言語，行動，感情の異常として現れる．これらは意識レベルのスケールでは評価されにくい．ERにおいては意識レベルの低下のみならず，意識の質・内容の変化についても正確に把握することが重要である．

3 意識レベルの評価スケール

意識レベルの評価スケールとしては，本邦で普及しているJapan Coma Scale（JCS），国際的に普及しているGlasgow Coma Scale（GCS）がある．また新しい方法として本邦で開発されたEmergency Coma Scale（ECS）を紹介する．評価スケールの目的は，意識を客観的に評価することで患者トリアージを可能とし，さらに重症度，死亡率，罹患率を推定することである[2]．意識障害は，時間を追ってくり返し評価することが必要である．

> **重要**
>
> 意識レベルを評価する大前提がある．それは気道（A），呼吸（B），循環（C）が安定していることである．ABCが不安定ならば，後述するように二次性脳障害（脳以外の病変による意識障害），つまりABCが不安定なことが脳障害の原因であり得るわけで，この場合ABCの安定化が最優先となる．

1 Japan Coma Scale（JCS）

JCS（表1）は，急性期破裂脳動脈瘤の手術適応症例の選択に関する研究において「3-3-9度方式」として開発された[3]．JCSは，**清明度**を判定することを主眼としており，意識軸のみに沿って，「自発的に覚醒している」，「刺激を加え覚醒できる」，「刺激を加えても覚醒されない」の3段階に表示され，それぞれがさらに3つに区分されている[4]．大きな3段階はそれぞれ，Ⅰ桁が非緊急レベル（緑），Ⅱ桁が緊急レベル（黄），Ⅲ桁が蘇生レベル（赤）に相当する．意識清明はJCS 0と表現するので，計10段階で評価されることになる．また，いずれの群でも，不穏状態（R：restlessness），失禁（I：incontinence），自発性喪失（A：akinetic mutism, apallic state）を付記する（例：200-R）．

1）Japan Coma Scale（JCS）の良いところ

意識軸のみで評価するため簡便で，その増悪が判断しやすく，急性期の脳ヘルニアの監視に

表1　Japan Coma Scale

I	刺激しないでも覚醒している状態（1桁で表現）
1	大体意識清明だが，今1つはっきりしない
2	見当識障害（時・場所・人）がある
3	自分の名前，生年月日が言えない
II	刺激すると覚醒する―刺激をやめると眠り込む状態
10	普通の呼びかけで容易に開眼する
20	大声または体をゆさぶることにより開眼する
30	痛み刺激を加えつつ呼びかけをくり返すと辛うじて開眼する
III	刺激をしても覚醒しない
100	痛み刺激を払いのけるような動作をする
200	痛み刺激で少し手足を動かしたり，顔をしかめたりする
300	痛み刺激に反応しない

R：restlessness（不穏状態），I：incontinence（失禁），A：akinetic mutism（無動性無言），apallic state（失外套症候群）

表2　Glasgow Coma Scale

E	開眼（eyes opening）
4	自発的に（spontaneous）
3	音声により（to sound）
2	疼痛により（to pain）
1	開眼せず（never）
V	発語（best verbal response）
5	指南力良好（orientated）
4	会話混乱（confused conversation）
3	言語混乱（inappropriate words）
2	理解不明の声（incomprehensible sounds）
1	発語せず（none）
M	運動機能（best motor response）
6	命令に従う（obeys commands）
5	疼痛部認識可能（localize pain）
	四肢屈曲反応（flexion）
4	・逃避（withdrawal）
3	・異常（abnormal）
2	四肢進展反応（extension）
1	全く動かず（none）

注1：E＋V＋M＝3〜15（最重症は3点，最軽症は15点）
注2：V, Mはくり返し検査したときの最良の反応とする

有用である．また看護師あるいは救急救命士などのコメディカルも含めて本邦で普及し実用性が高いことも病院前から外来に至る意識レベルの推移を把握しやすくしている．

2）**Japan Coma Scale（JCS）の使いにくいところ（欠点）**

「I桁およびII桁で表現されている部分」では，「開眼のみ」で覚醒を評価していることから覚醒の定義があいまいで，睡眠と覚醒障害との鑑別が必要となり，評価者により判定がばらつく．さらに，「III桁で表現されている部分」においては，脳幹障害を示唆する異常肢位（＝除皮質姿勢，除脳姿勢）を表現できていないことが評価者に混乱を与え，予後との相関が不十分となる[5]．JCSは国内でしか使用されないことも欠点である．

2 Glasgow Coma Scale（GCS）

GCS（表2）は，頭部外傷の治療計画の際に，治療対象とならない軽症もしくは最重症患者を除外することを目的に作成された[6]．当初は，3つの項目（開眼，言語による応答，最良運動

反応）をスコアリングして併記する形をとったが，その後"最良運動反応"が5段階から6段階となり，GCSスコアとして合計点で示されるようになった[7]．意識清明はGCS 15点，深昏睡はGCS 3点というように13段階で評価し，GCS 8点以下を重篤な意識レベルと判断する．

1) **Glasgow Coma Scale（GCS）の良いところ**

覚醒の用語を避け，具体的に開眼，言語反応，最良運動反応の3項目を個々に評価していることである．GCSは評価者による判定のばらつきが少ないことは良い点であり，頭部外傷を中心にその重症度と予後との相関に優れている．またGCSは，国際的に広く普及し，種々の病態の重症度評価にも用いられている．

2) **Glasgow Coma Scale（GCS）の使用しにくいところ（欠点）**

評価法自体が必ずしも簡便ではなく時間を要すること，異なる3種類の評価の合計点（＝スコア）であるためにスコアが同一点でも緊急度や病態が全く異なる可能性があること，評価できない項目があると合計点に影響すること，異常屈曲（M3）と逃避屈曲（M4）の区別が難しいこと，脳幹の覚醒機能を十分に反映しないこと，があげられる．

3 JCSとGCSは両方必須，その使い分け

JCSあるいはGCS単独では表現できない場合があるので，GCS，JCSの両方で意識レベルを評価できる必要がある．一般的に，GCS 8点はJCS 30または100に相当する．開眼していても意思疎通が全くできない状態では，JCSによる評価が難しくGCSを用いる．また，同じJCS 200であっても，GCSでは除脳硬直（M2）と除皮質硬直（異常屈曲：M3）を区別できる．

4 GCSあるいはJCSと治療適応の基準項目

くも膜下出血は，WFNS（世界脳神経外科学会連盟）分類やHunt and Hess分類などでGCSを使用して重症度を分類する．深昏睡（GCS 3点）の状態は重症度Grade Vとなり原則として再出血予防処置の適応に乏しい．また，急性期脳梗塞患者に対する血栓溶解療法は，JCS 100以上の意識障害では慎重投与となる．

One More Experience

ERでよくみられる意識障害

「目は開いているが受け答えが何かおかしい」，これは軽症の意識障害で，見当識の評価が重要となる．一方，重症の意識障害例では「呼んでも目も開かず，声も出ない」となり，この場合，痛み刺激に対する反応を評価することが重要となる．

---

5 Emergency Coma Scale（ECS）

ECS（表3）は，日本で2003年に提案され[8]，GCSに比して使用者間での高い一致率が示されている[9, 10]．ECSは，GCSによって覚醒を開眼，言語，運動の3要素で判定し，さらに意識障害の発生場所で緊急度判定に不一致を生じないために，JCSの3段階表示を維持している．軸が1つで線形性をもつことは，単純でわかりやすく使用が容易であり，海外での理解も得られ

表3　Emergency Coma Scale

1桁	覚醒している（自発的な開眼，発語，または合目的な動作をみる）
1	見当識あり
2	見当識なし
2桁	覚醒できる（刺激による開眼，発語または従命をみる）
10	呼びかけにより
20	痛み刺激により
3桁	覚醒しない（痛み刺激でも開眼・発語および従命なく運動反射のみをみる）
100L	痛みの部位に四肢をもっていく，払いのける
100W	引っ込める（脇を開けて）または顔をしかめる
200F	屈曲する（脇を閉めて）
200E	伸展する
300	動きが全くない

L：localize，W：withdraw，F：flexion，E：extension

やすいと考えられている．

　ECSではJCS，GCSでも表現しにくい意識障害を表現できる．ECSでは，覚醒の評価としての「開眼」は詳しく定義され，**瞬目反射および睫毛反射**の有無で判定する．例えば，自発的に開眼していても瞬目反射がない場合，**覚醒**とはいえない．見当識は「時，人，場所」に関して評価する．

　急性期意識障害においては運動要素が全体の重症度を示すことが多いので，ECSでの3桁の意識障害はGCSの運動要素に沿って5段階になり[4]，異常肢位も表現されている．疼痛刺激に対する正常屈曲は，「脇を開けて引っ込める」（100W）と表現し，病的姿勢反射である除皮質姿勢は，「脇を閉めて曲げる」（200F）と表現することで判断を容易にしている[4]．200Eは除脳姿勢に相当する．

4 意識障害の評価の段階方式（図）

① まず，**「声かけ」**や**「刺激」**を与えず，「覚醒」を評価しよう．
②「覚醒」しておればJCSではⅠ桁であるので，次に見当識を評価する．
③「覚醒」していなければJCS Ⅱ／Ⅲ桁なので，次に刺激や痛みで評価する．

1 見当識（時，人，場所）の評価について

① 見当識障害がなければ，JCSは0 or 1であるが，そのなかで，はっきりしておればJCS 0，GCS E4V5M6，ECS 1となる．
② めまいや嘔気で開眼できない場合でも自発的発語や運動があり，受け答えも正常ならばJCS

```
              ABCの安定を確認
                    ↓
         まず声かけや刺激を与えず覚醒を評価
                    ↓
         ┌──────────┴──────────┐
      覚醒（+）              覚醒（-）
      JCS Ⅰ桁              JCSⅡ桁 orⅢ桁
         ↓                      ↓
    見当識（時，人，場所）      刺激や痛みで評価
         ↓
    ┌────┴────┐
 障害（-）   障害（+）
 JCS 0 or 1  JCS 2 or 3
                ↓
           名前，生年月日を訊く
```

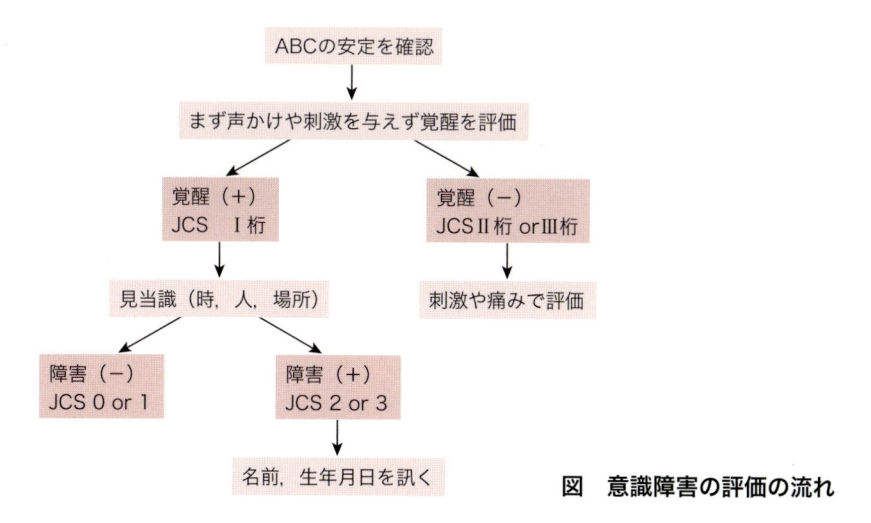

図　意識障害の評価の流れ

0，GCS E1V5M6，ECS 1 となる．

③「時，人，場所」のうち1つでも不正解ならば見当識障害（JCS 2 or 3）となるが，そのなかで，名前，生年月日が答えられればJCS 2，GCS E4V4M6，ECS 2 となる．

④ 失語で「アー」「ウー」としか話せない場合は，JCS 3，GCS E4V2M6，ECS 2 となる．

2 刺激や痛みで意識を評価する場合

① 呼びかけに反応なく，痛み刺激で手が逃げるような動きと顔をそむける場合，JCS 200，GCS E1V1M4，ECS 100W となる．

② 呼びかけに反応なく，痛み刺激で手足が伸展する動きと顔をしかめる場合，JCS 200，GCS E1V1M2，ECS 200E となる．

❺ 意識障害の原因

1 一次性脳障害

　　脳自体の障害により意識障害をきたす．脳の特定の部位が機能低下を生じる結果として意識障害を生じる場合（頭部外傷，脳血管障害，脳腫瘍など）と，脳全体の浮腫や機能異常を原因とする場合（脳炎，髄膜炎などの中枢神経感染症やてんかんなど）がある．

　　いずれの場合でも病態が重篤な場合は頭蓋内圧が亢進し，意識障害に加えて脳ヘルニア徴候（瞳孔不同，異常姿位，呼吸様式の異常など）が認められる．

　　片麻痺，失語症，Gerstmann徴候（失算，失書，手指失認，左右失認），瞳孔不同，共同偏視，視野障害など脳機能の局在に一致した神経学的左右差，巣症状の存在，項部硬直など特徴的な神経学的徴候，に加えて意識障害を伴う頭痛や嘔吐など頭蓋内圧亢進症状を有する場合には，一次性脳障害を強く疑う．

2 二次性脳障害

脳以外の病変により脳血流や脳代謝の異常を生じ，二次的に脳幹や大脳の機能低下が起こり意識障害をきたす．原因としては各種ショックなど循環障害，低酸素血症，薬物，中毒物質，体温異常，電解質異常，代謝・内分泌異常などである．

6 二次性脳障害の原因と病態

1 糖尿病性昏睡

3つの全く異なる病態がある．

1) ケトアシドーシス性昏睡

1型糖尿病患者に生じることがほとんどで，昏睡に先立ち，患者は口渇多尿を訴え，尿ケトン体が陽性となる．進行すると倦怠感，意識障害が生じる．インスリンの絶対的欠乏により脂質代謝での異化状態が惹起され，高血糖とともに高ケトン体血症の状態となっている．インスリン補充が必須である．

2) 非ケトン性高浸透圧性昏睡

2型糖尿病患者に多く生じる．著明な高血糖の結果，高浸透圧となるが，ケトン体はほとんど出現しない．浸透圧利尿による尿濃縮力低下，それに引き続いて起こるブドウ糖の腎排泄障害とインスリン抵抗性悪化が原因である．高齢者，透析症例，ステロイド投与症例が何らかの感染症を合併したときに生じやすい．インスリン補充よりも脱水補正が優先される．

3) 低血糖（血糖 $\leqq$ 50 mg/dL）による昏睡

経口糖尿病薬あるいはインスリンの不適切な投与をした場合や，患者の不規則な食生活，インスリン産生腫瘍などでも発生する．脳重量の平均は約1,300 g程度であり，100 g当たり6.2 mg/分のブドウ糖を消費し，一方，脳のブドウ糖またはグリコーゲン蓄積は2 gであるので，この数字のみからはブドウ糖の供給が途絶えると25分後には脳内貯蔵がなくなることになる．低血糖は重症度より緊急度が高い疾患で，迅速な診断とブドウ糖の投与がポイントとなる．血糖値が40 mg/dL前後ではときに片麻痺が出現する．

2 腎不全による意識障害（尿毒症）

腎機能の低下を招き，血中尿素窒素（BUN）やクレアチニンの上昇を生じる．代謝性アシドーシスを呈し，進行すると乏尿から無尿となる．全身には浮腫が出現し，肺水腫を合併する．

3 肝不全による意識障害（肝性脳症）

一般的に芳香族アミノ酸（ロイシン，イソロイシン，バリン）の上昇など，中枢神経系における偽神経伝達物質による作用という説がある．ほぼ全例で血中アンモニア濃度が上昇しており，また羽ばたき振戦や肝性口臭（ネズミ臭）も重要な臨床所見である．脳波は重要な補助診断法で，Ⅱ度の肝性昏睡では特徴的な3相波がみられることがある．

4 不整脈，ショックによる意識障害

正常な脳血流は脳重量100 g当たり50〜60 mL/分であり，自己調節として脳血流量は平均血圧が60〜180 mmHgの間では一定に調節されている．平均血圧が180 mmHgを超えるような高血圧では脳血流が上昇し，その結果，頭蓋内圧亢進状態となり意識障害を呈する（高血圧性脳症）．一方，不整脈や各種ショックなどにより平均血圧が60 mmHg以下となり脳血流の低下を生じた結果，意識障害を生じる病態もある．Adams–Stokes症候群は，不整脈により心拍出量が極端に低下した結果，脳血流量が低下して意識障害を呈する．

5 呼吸障害による意識障害

1) 低酸素血症

重症肺炎，急性呼吸促迫症候群（acute respiratory distress syndrome：ARDS）などによる低酸素血症に遭遇することがある．

2) CO_2ナルコーシス

意識障害の程度は，$PaCO_2$の上昇速度や急性疾患と慢性疾患では異なるが，一般的に$PaCO_2$が80 mmHg前後にて傾眠状態となり，100〜120 mmHgで昏睡となる．主な基礎疾患として，慢性呼吸器疾患（気管支拡張症，気管支喘息，慢性肺気腫，汎細気管支炎，肺結核など）がある．

3) 過換気症候群

女性や若年者によくみられる．症状としては不安感，呼吸困難感，手のしびれ，知覚異常，筋緊張亢進がみられるが，高度の場合は意識障害も合併する．著明な二酸化炭素分圧の低化（$PaCO_2$ 25 mmHg以下）が認められるが，基礎疾患としてさまざまな病態が潜んでいる．

6 敗血症による意識障害

敗血症，高エンドトキシン血症，あるいは高サイトカイン血症により意識障害をきたす．これらの病態と意識障害の関連について詳細は不明であるが，敗血症の初発症状としての意識障害はICU管理においてきわめて重要である．

このほか，急性薬物中毒に代表されるような二次性脳障害による意識障害も存在し，十分な病態把握が重要である．

●おわりに

意識障害を呈する疾患は多様であり，その病態によって重症度や緊急度も異なる．救急初療の場面ではバイタルサインの安定化を前提に病態の診断と治療を同時に行わなければならない．

文献・参考図書

1）第3章 意識障害．「脳神経外科学 改訂10版」（太田富雄，松谷雅生 編），pp.193-220，金芳堂，2008
2）Kornbluth, J. & Bhardwaj, A. : Evaluation of coma: a critical appraisal of popular scoring systems. Neurocrit Care, 14 : 134-143, 2011
3）太田富雄 ほか：意識障害の新しい分類法試案—数量的表現（Ⅲ群3段階方式）の可能性．脳神経外科，2：623-627，1974
4）太田富雄：急性期から慢性期にかけての意識障害評価法の変遷．Clinical Neuroscience, 26：608-611, 2008

↑3）4）Japan Coma Scaleの基本文献．

5）第4章 外傷と意識障害．「改訂第3版 外傷初期診療ガイドラインJATEC」（日本外傷学会・日本救急学会 監．外傷初期診療ガイドライン第3版編集委員会 編），pp.61-68，へるす出版，2008
6）Teasdale, G. M. & Jennett, B. : Assessment of coma and impaired consciousness. A practical scale. Lancet, 7872 : 81-84, 1974
7）Jennett, B. & Teasdale, G. M. : Aspects of coma after severe head injury. Lancet, 8017 : 878-881, 1977

↑6）7）Glasgow Coma Scaleの基本文献．

8）太田富雄：意識障害深度判定の変遷と今後の展望—Japan Coma ScaleからEmergency Coma Scaleへ—．日本神経救急研究会雑誌，16：1-4，2003
9）Takahashi, C., et al. : The Emergency Coma Scale for patients in the ED : concept, Validity and simplicity. Am J Emerg Med, 27 : 240-243, 2009
10）Takahashi, C., et al. : A simple and useful coma scale for patients with neurologic emergencies : the Emergency Coma Scale. Am J Emerg Med, 29 : 196-202, 2011

↑8）Emergency Coma Scaleの基本文献．9）10）で国際的にデビューした．

Column

JCSとGCS，どちらが有用？

堤 晴彦

皆さんは，実際の臨床現場でどちらを使われているでしょうか．JCSとGCSは，1974年ほぼ同じ時期に発表されています．JCSは大阪医科大学の太田富雄教授を中心とするグループが開発し発表，GCSは英国のグラスゴー大学のグループが発表した評価法です．

JCSは，当初，Ⅲ-3-9度方式と命名されておりました．これは，神前結婚式で行なわれる"三三九度"に引っ掛けて，オシャレにこのように命名されたとのことです．しかしながら，Ⅲ-3-9度方式という日本的な名前では世界に通用しないということから，太田先生がJapan Coma Scaleという名称に変更されております．

JCSとGCS，どちらが優れているかについては数多くの論文，論説が書かれておりますが，現時点では実態としてGCSが世界標準となっていることは間違いありません．ただ，私個人はJCS派です．刺激に対する反応から大きく3段階に分けるなど非常に合理的なスケールだからです．一方のGCSは開眼反応と言語反応と運動反応の足し算で，全く科学的な話ではありませんから．

以前，ある学会で太田先生にお会いしたときに，個人的に質問させていただいたところ，太田先生は「Japanという名前をつけたのが失敗だった．Japanという名前だけで，他の国々の人は受入れてくれないような流れになってしまった」と本当に残念そうにおっしゃっておられました．現在，JCSは，いくつかの改善が試みられEmergency Coma Scaleという名前でリニューアルされ発表されております．今後，どうなっていくのか…楽しみです．

第1章 総論

原因疾患を見落とさないために！

2 ACECとは
～意識障害初期診療の標準化をめざして

奥地一夫

> **Point**
> ・単純化されたPrimary Survey（PS），Secondary Survey（SS），Tertiary Survey（TS）の3段階からなる
> ・PSでは生命を脅かす生理学的異常の評価と蘇生
> ・SSでは病歴聴取，身体・神経学的所見の系統的評価と諸検査
> ・TSでは臓器別の見落としのチェックと専門医へ情報提供

● はじめに

　救急医療分野における標準化はエビデンス（根拠）に準拠したガイドライン（指針）が作成され，ガイドラインに沿ったプロトコール（診療手順）が実践されることで完成する．2000年以降，心肺蘇生，外傷などさまざまな領域で標準化がなされてきた．意識障害に関しては委員会での検討が重ねられ，日本蘇生協議会との協議による神経蘇生ガイドラインは完成しているものの標準的な診療方法の体系化には至っていない．そのため，本項では現時点での素案にもとづく概要を述べたいと考えている．

1 ACECとは

　意識障害は重大な身体的異常を示す徴候であり，その原因には頭蓋内疾患のみならず全身におよぶ多彩な病態が含まれる．適切にかつ迅速に診療されないときには，麻痺や失語などの重大な後遺症を生じたり，時には死に至ることさえもある．ACEC（Advanced Coma Evaluation and Care）は救急外来（ER）での**意識障害診療の標準化を目的として**日本臨床救急医学会を中心に構築を進めている実践的プログラムである．意識障害に関連する初期診療標準化は，病院前の救急救命士を対象としたPCEC（Prehospital Coma Evaluation and Care）あるいは脳卒中診療のためのISLS（Immediate Stroke Life Support）がすでに策定されている．

　ACECは外傷の初期診療と同じく単純かつ線形化されたPrimary，Secondary，Tertiary Surveyの3段階からなる（図）[1]．外傷では出血の発見とショックに対する蘇生処置が中心的

Primary Survey	・ABCの評価と蘇生 ・Dの評価：脳ヘルニアの評価 ・痙攣・血糖異常・電解質異常のチェック
Secondary Survey	・切迫するDではCT優先 ・病歴聴取 ・系統的身体・神経所見の取得と諸検査
Tertiary Survey	・臓器別の見落としのチェック ・各科専門医への情報提供

図　ACECの基本的アルゴリズム

な要素であったが，意識障害ではより広汎な病態をとり扱うため病歴聴取や生理学的検査のデータも重視していることが特徴である．

2 Primary Survey（PS）

PSの中心的な役割は**生命を脅かす病態の検索を優先し**，必要であれば安定化を図ることである．まず最初に気道（A），呼吸（B），循環（C）のチェックを短時間に行う．このときに舌根沈下や喘鳴など異常があれば，気道確保や呼吸補助などの蘇生処置を行う．循環に関してはモニターを装着し，血圧と脈拍の評価を行う．次いで中枢神経評価（D）を行う．**瞳孔不同，意識レベル（GCS＝8以下），GCSで2点以上の急激な意識レベルの低下等は脳ヘルニアの存在が疑われる**ことから，迅速な対応が必要となる．これらA→B→C→DがPSの骨格である[1]．それ以外に救急初療室のストレッチャーの上で行える処置や検査で，短時間のうちに行うべきものはPrimary Surveyに包括する．これらは搬送されたままの状態で蘇生と並行して行うことができるはずである．例えば，痙攣重積があれば薬剤で痙攣発作の治療を行う．ベッドサイドの簡易測定器で血糖を測定し低血糖であればブドウ糖の投与，動脈血液ガスを測定し酸・塩基の大きな異常があれば補正を加える．

3 Secondary Survey（SS）

SSを開始するためには**PSでバイタルサインに問題がない**ことが大前提である．SSでは病歴聴取，神経学的所見を含む身体所見評価，診断のための検査が行われる．典型的な疾患はこの段階で診断を下すことが可能である．PSで脳ヘルニア徴候を認めたときは頭部CTを最初に行う[1]．脳ヘルニア徴候がなければ詳細な病歴および情報収集を開始する．

1 病歴聴取

病歴の聴取は意識障害の原因を探るうえできわめて重要である．薬物中毒や精神疾患では情報収集の段階で病態の概略が判明することもある．**原則的に病歴聴取は全身観察と並行して行う**．特に複数の医師で対応するときには診療時間短縮のために最低1人が家人への聴取を行うべきである．病院前で救急隊員はPCECに準じてBAGMASK（p.236）またはSAMPLE（p.44）

の項目を聴取している。この内容を覚えておくと彼らからの情報も参考になる。状況や既往歴を知る人が来院していれば、患者本人だけでなく家族、知人、発見者などから積極的に病歴聴取を行う。

2 全身観察，神経学的診察

SSでの全身観察はACECの重要項目である。表1に示すように**足先から頭まで系統的に観察を行うことによって、意識障害の原因となる病態の見落としのない評価が可能である**。その際

表1　系統的全身検索と鑑別診断

観察部位	所見・症状	鑑別すべき病態	診断のための検査
頭　部	創傷・打撲痕	頭部外傷	単純X線、頭部CT
	手術創	症候性てんかん	病歴、頭部CT
頸部・顔面	項部硬直	SAH、髄膜炎	頭部CT、髄液検査
	頸静脈怒張	心不全、心タンポナーデ、緊張性気胸	心エコー
	頸動脈雑音（bruit）	頸動脈狭窄	頸動脈エコー
	顔面浮腫	心不全、腎不全、粘液水腫	心エコー
	発汗	低血糖、有機リン中毒	血液検査
眼球・瞳孔	眼瞼下垂	動眼神経麻痺、内頸後交通動脈瘤	頭部CT
	縮瞳	橋出血、有機リン中毒	頭部CT、血液検査
	散瞳	脳ヘルニア、薬物中毒、交感神経興奮	頭部CT
	結膜黄染	肝不全、胆道系炎症	腹部エコー、肝機能検査、腹部CT
	眼振	脳血管障害（脳幹、小脳）	頭部CT
	Horner徴候	延髄血管障害、交感神経麻痺	頭部CT
	共同偏視	脳血管障害、痙攣	頭部CT、脳波
胸　部	心雑音	弁膜症、感染性心内膜炎	心エコー、血液培養検査
	呼吸音異常	慢性呼吸不全、CO_2ナルコーシス	動脈血ガス、胸部CT
	過換気	過換気症候群、喘息発作	病歴、動脈血ガス
	胸背部痛	大動脈解離	エコー、造影CT
腹　部	臍周囲静脈怒張・腹水	肝不全、肝性昏睡	腹部CT
	腹膜刺激症状	敗血症、腹膜炎、化膿性胆管炎	血液検査、腹部エコー、CT
四　肢	振戦	Parkinson症候群、アルコール離脱	頭部CT
	片麻痺	脳血管障害	頭部CT
	注射痕	覚醒剤中毒	トライエージ®
全　身	高体温	熱中症、脳炎、髄膜炎	頭部CT、血液検査
	低体温	偶発性低体温、内分泌異常	心電図、血液検査
	るいそう	悪性腫瘍、内分泌異常	全身CT、血液検査

には緊急対応が必要な病態の有無と致死的な意識障害の原因のチェックを重点的に行う．

3 検査（表2）

　PSでは緊急蘇生に必要な検査を怠りなく実施するが，**SSでの検査では病歴・全身観察，神経学的診察で典型的な所見があればリストにある検査をすべて実施の必要はない**．心電図は必ず行うが，超音波検査，簡易脳波検査，髄液検査は鑑別診断の必要に応じて実施する．一般血液検査はPSの際に採血を行い検査室に提出し，SSを行っている間に結果を確認できるようにする．切迫するD（p.145）を認めない例でもSSにおいて頭部CTは必須であり，全身観察の所見に応じて，胸部あるいは腹部CTを同時に撮影することも多い．

MEMO ① くも膜下出血とCT感度

　意識障害で見逃してはいけない病態としてくも膜下出血がある．くも膜下出血の約30％は初診で誤診されるとの報告がある[2]．誤診を避けるためには単純CTが有用であるが，限界があることも注意してほしい．単純CTのくも膜下出血に対する感度は発症からの時間経過に伴い低下する．12時間で98％，24時間で93％であるものが3日目で74％，1週間で50％，2週間で30％，3週間でほぼ0％になる[3]．最近のCT技術の進歩に伴って感度は上昇してきているが，発症当日にCTを行ったとしても**約5％は見逃す可能性のあることを認識すべき**である．CTで異常がなくても，突然の激しい頭痛で発症し，嘔気，嘔吐を伴い，一過性の意識障害のあったときには髄液検査を行うべきであると考える．

表2　各段階で行うべき検査のリスト

Primary Survey	1	簡易血糖検査
	2	動脈血液ガス
	3	一般血液検査（採血）
	4	一般尿検査
Secondary Survey	1	CT
	2	12誘導心電図
	3	超音波検査
	4	簡易脳波検査
	5	髄液検査
Tertiary Survey	1	MRI
	2	外注血液検査
	3	電気生理学的検査

4 Tertiary Survey (TS)

　TSとは意識障害の原因の見落としを回避するための再検索のことである[1]．TS段階では患者の病態は安定し，時間的余裕をもって検索が可能である．SSを終えた段階でも意識障害の原因が不明であること，また暫定的にある病態と診断したとしても，それ以外である可能性は残されている．この段階では専門医に情報提供して異なった立場からの判断を仰ぐことも必要である．意識障害を的確に診断し，治療を有効なものとするためには**発症後24時間以内に**隠れた病態を探し出す努力を行い，将来危機的な状況をもたらす見逃しや勘違いがないか確認せねばならない．

> **重要**
>
> まず，呼吸，循環の安定化，一般採血，血糖，動脈血ガスは早めに実施，脳ヘルニアのサインがあれば頭部CTへ，なければ病歴聴取と系統的全身観察を開始する．

One More Experience

アルコール患者に医師は平常心で対応すべし

　夜間に搬送されてくる患者は飲酒していることが多い．アルコール臭を確認した時点で，意識障害を含むすべての症状が**アルコールに起因するとの先入観**が生ずる．さらに，相手が泥酔状態であれば夜中に酔っぱらいの付き合いをさせられるという怒りとともに，優等生としてのプライドが傷つき思考が停止する．このような心理が危険なピットフォールに陥る大きな要素である．アルコールによってくも膜下出血の頭痛，心筋梗塞の胸痛がマスクされることもある．**単なる酩酊との思い込みを排し**，冷静になって最低限の神経学的所見のチェック，頭部CT，心電図は実施すべきである．

Pros & Cons　賛成論　反対論

❖ **意識障害はどの科で診るのか？**

　意識障害の搬送を受ける窓口はERを中心とした総合診療部門と脳神経外科，神経内科，精神神経科等の専門診療科とに大きく分けることができる．「どこが診るべきか」との質問に対しては，**「どんな受け入れ部門でも意識障害の初期診療を行えるようにすべきである」**が回答となる．ERでは根治的な治療が施行されることが少ないが，意識障害の原因を迅速に診断し専門診療科へ紹介することが重要である．一方，専門診療科に搬送された場合，その科に得意分野があることが功罪となる．専門科の医師は自分の多く経験した病態と思い込んで診断を進める傾向にあるため，ピットフォールに陥ることをよく耳にする．標準的な診療手順があれば先入観をもたずに診療を行えるはずである．このように意識障害の診療を円滑にするためにERにも専門診療科においてもACECの導入は有用である．

文献・参考図書

1) 『特集：意識障害の初期診療〜「ACEC」と「コーマ・ルール」』（堤晴彦 編），救急医学，33（9）：1049-1053，2009
   ↑ACECの最初の解説書である．意識障害初期診療の標準化に関して基本的な記載がなされている．

2) Edlow, J. A. : Diagnosis of Subarachnoid Hemorrhage. Neurocrit Care, 2 : 99-109, 2005
   ↑くも膜下出血の診断法に関する総説．頭部CTと腰椎穿刺の有用性と限界について詳細に記述されている．

3) Dupont, S. A., et al. : Thunderclap Headache and Normal Computed Tomography Results: Value of Cerebrospinal Fluid Analysis. Mayo Clin Proc, 83 : 1326-133, 2008
   ↑雷鳴頭痛を訴えたが，CTでくも膜下出血の所見を認めなかった152症例がどのような経過をとったかを検討している．髄液検査でキサントクロミーを呈した例の72％に脳動脈瘤を認めた．

Column

コーマについて書かれた名著

堤　晴彦

　意識障害について書かれた著書のなかで最も有名な本は，Plum & Posnerの「Stupor and Coma（混迷と昏睡）」であることは間違いないでしょう．その著書を読んだことがない人でも，脳ヘルニアの図はきっとどこかで見た記憶があると思います．なぜって，私1人でも何回も引用させていただいているくらいですから…．

　この本があまりに秀逸であったためか，その後，意識障害に関する単行本は長く発行されていませんでしたが，1998年にBryan Youngらが，満を持して「Coma and Impaired Consciousness」という著書を出版しました．その序文を読みますと，Youngらが，いかにPlum & Posnerの著書を意識しながらこの新しい著書を出版したか，そしてこの著書に託した彼等のなみなみならぬ決意が読みとれます．このようにして出版された彼等の著書が，Plum & Posnerの古典的名作である「Stupor and Coma」を越えるか否かは，後世の判断に委ねられることになるでしょう．ぜひ，みなさんもご一読いただければと存じます．

　なお，Youngらの新しい著書は，メディカル・サイエンス・インターナショナルから「昏睡と意識障害」というタイトルで翻訳されております．監訳者の1人は今回の編者の1人です（何だ！要するにこ

れはこの訳本の宣伝であったのか，という声が聞こえてきそうですが…すみません…その通りです…）．

　ところで，Plum & Posnerの「Stupor and Coma」が出版されてから約四半世紀，意識障害（昏睡）に関する著書は出版されていない，と先に書きましたが，実は，驚くことに，この間にComaに関する重要な本が一冊出版されているのです．その一冊とは，Robin Cookの「Coma」．何だ，また，脱線か，という声が聞こえてきますが…．でも，人生，"道草""寄り道"が大事です．真直ぐ天に伸びた大樹は確かに美しくそして強さを感じますが，多くの曲がった枝葉を持ち日陰に生きる木も味があるものです．

　Robin Cookの「Coma」．これは衝撃的な作品でした．私は研修医の頃，書店で偶然にこの本を眼にして買ってしまい，あまりの面白さに，"意識障害の文献"を読んでいると称して仕事をさぼり（良い時代でした…），一気に読んでしまったくらいです．この本は後に映画化されています．Robin Cookは，眼科医で，その後も，「Brain」，「Outbreak」など多くの著書を出しており，現在では医学サスペンスの第一人者としてその地位を確立しております．

〔LiSA，11（2）：208-211，2004より〕

原因疾患を見落とさないために！

3 Primary Survey ～まず何を行うべきか
神経系にかかわる生理学的異常と蘇生

安心院康彦

●はじめに

　意識とは，自己および自己周囲との関係が十分にわかっている状態である（Consciousness is the state of full awareness of the self and one's relationship to the environment.）[1]．臨床において患者の意識レベルはベッドサイドの検者への応答により決定される．意識は内容と覚醒の2つの要素からなり，意識の内容は大脳皮質レベルにおいて営まれる機能の総和であり，覚醒は皮質活動の水準を全体的に調節する脳幹・間脳の複合的神経活動である．これらの脳の部位に何らかの形で直接もしくは間接的にダメージが加えられたとき意識は障害される．

　「JRC蘇生ガイドライン2010」の第6章「神経蘇生（NR）」[2]が意識障害初期診療（Advanced Coma Evaluation and Care 以下ACEC）[3]の基本となる．ACECにおいては，意識を生命機能と中枢神経機能を反映するモニターと捉え[4]，脳にダメージを及ぼしうる原因を，生命を脅かす順に迅速に鑑別し，その原因に対して適切に対処しなくてはならない．テレビの映り具合を意識に例えると，電流は酸素に，電流を取り込むコンセントは呼吸器，電流を送るケーブルとスイッチは循環器に相当する．日常生活においてテレビ画面に映像が映っていないまたはついたり消えたりするとき，いきなりテレビの映り具合を詳細に調べたり，テレビの内部を開けて見ることはなく，まずスイッチとコンセントを確認する（図）．

　初期診療も同様で，意識障害の患者に対してはまず呼吸と循環の評価・安定化を優先する．呼吸と循環が安定した後に中枢神経系の評価を行う．脳組織への酸素供給を維持させることが最優先される限り，意識障害の初期診療手順におけるPrimary Survey（PS）は病態や疾患の種類を問わず同じ骨格・知識構造を有している．しかしながら意識障害を呈する病態・疾患は多種多様であり，緊急性の高いものについては鑑別に必要な各疾患の病歴・症候・検査所見を認識し，それらを救急初期診療のなかで適切に行わなくてはならない．「JRC蘇生ガイドライン」では急性意識障害の病態鑑別上，病歴と身体所見は画像診断と同等あるいはそれ以上に有用なので評価すべきであることがClass Iで推奨されている[2]．

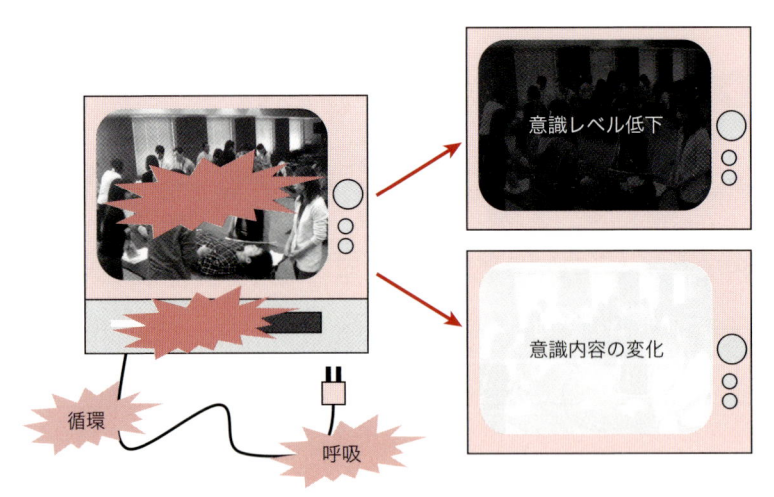

図　意識状態（レベルと内容）を生命機能と中枢神経機能のモニターと捉える

総論

　意識障害におけるPSの多くは疾患の内容によらず総論の知識で対応可能である．特別な対応については各論で述べる．脳は平均重量1.3 kgで体重の2％程度あるが，心拍出量の20％の血流を受け，体内にあるグルコースの60％と酸素の20％を消費している[5]．また，安定した状態下では，他の臓器が消費可能な酸素の20％を使っているのに対して，脳と心臓は60～65％を使っている．

① 循環の異常

　脳血流（CBF）に影響を与える重要な因子は主として局所脳代謝，脳灌流圧（CPP），酸素分圧，二酸化炭素分圧である[6]．脳が十分な血流を受けているかどうか，つまりCBFの確認はとても重要である．脳灌流圧は以下の式で示される．

　脳灌流圧（CPP）＝平均動脈圧（MAP）－平均頭蓋内圧（ICP）

　CBFはCPPに従って，autoregulation（自動調節能）はCPP 50～150 mmHg（MAP 60～160 mmHg）の範囲では維持されるが，これを下回ると，CPP（MAP）低下に従ってCBFは低下する[5,7]．この自動調節能は脳虚血[8]，重症頭部外傷患者[9]やその他の病態において容易に障害を受ける．低血圧時に比べれば，頭蓋内圧（ICP）亢進下の高血圧の方がCBFは維持される可能性が高い[10]．頭部外傷を有する患者において，初療における血圧低下は低酸素がなくまた短時間であっても有意に死亡率低下と相関していたという報告がある[11]．以上の理由から，脳損傷を有する可能性のある循環管理には注意が必要で，特に頭蓋内圧亢進を有する患者の低血圧では脳灌流圧が急激に低下するため迅速な対応が要求される．頭部外傷において「重症頭部外傷治療・管理のガイドライン第2版」（JSNTガイドライン2006）[12]では，頭部外傷合併

例の初期診療における循環の管理目標は以下のように推奨されており，非外傷においても参考になる．

①収縮期血圧＞120 mmHg
②平均動脈圧＞90 mmHg
③脳灌流圧＞60～70 mmHg（ICPを測定している場合）
④ヘモグロビン＞10 g/dL

なお，高血圧性脳症や脳卒中に対しては緊急降圧を必要とする場合があるが，これらはCTまたはMRIによる鑑別または病型診断を必要とするため，意識障害初期診療においては主としてSecondary Survey以降の対応となる．

2 呼吸の異常

急性期意識障害のPrimary Surveyでは呼吸の深さ，胸郭の動き，呼吸回数のみならず呼吸のパターンについても注意する．意識障害においては舌根沈下や気道分泌の亢進による気道の異常，また脳ヘルニアにおいてはヘルニアのタイプにより規則的持続的過換気，Cheyne-Stokes呼吸，失調性呼吸などの呼吸の異常を生じる．これらにより以下に述べる低酸素血症，高/低二酸化炭素血症をきたす．

1 低酸素血症

PaO_2が高い値から急激に40 mmHg以下に低下した場合，明らかな脳機能の低下を生じる[5]．「JSNTガイドライン2006」では，重症頭部外傷の初期診療における酸素化の管理目標を以下のように推奨しており，非外傷性疾患においても参考になる．

①動脈血酸素飽和度（SpO_2）＞95％
②動脈血酸素分圧（PaO_2）＞80 mmHg

2 高/低二酸化炭素血症

一般に$PaCO_2$が60 mmHgを越える高二酸化炭素血症の場合に，脳代謝や脳機能に影響が出現し，重症では昏睡に至る[14]．CBFは，生理的範囲の動脈血二酸化炭素分圧（$PaCO_2$）に感受性がある．$PaCO_2$が40 mmHgから20 mmHgに低下すればCBFが40％低下し，$PaCO_2$が80 mmHgに上昇すればCBFは倍増する．頭蓋内のコンプライアンス（圧に対する容量の変化）が高ければ，CBFが増加した分，脳脊髄液（CSF）が移動して緩衝される[15]．低コンプライアンスの状態での頭部外傷では，ごくわずかな高二酸化炭素血症でもICPは著明に上昇し，頭蓋内圧亢進が助長される[16]．「JSNTガイドライン2006」[12]では予防的，盲目的な長期にわたる過換気療法を行わないことを原則としており，頭部外傷の初期診療における二酸化炭素の管理目標を以下のように推奨している．

動脈血二酸化炭素分圧（$PaCO_2$）または呼気終末時二酸化炭素分圧（$PetCO_2$）
　頭蓋内圧亢進時　30～35 mmHg
　頭蓋内圧正常時　35～45 mmHg

❸ 中枢神経の異常

　これまで，頭蓋内血腫や浮腫などにより頭蓋内圧亢進がさらに進むと，脳ヘルニアによる脳幹圧迫（二次性脳損傷）を生じ意識障害が進行するとされていた．しかし最近では，脳組織の水平移動の方が意識レベルをより反映しており，ヘルニアは必ずしも昏睡の直接の原因ではないという見解が主力となっている．急性の病変があり，松果体が正中から3〜6 mm水平方向へずれると傾眠状態，6〜9 mmずれると昏迷状態となり，それ以上ずれると昏睡状態に陥る[17]．

　脳ヘルニアが疑われる場合でも，気道・呼吸・循環に異常があればその正常化を最優先しなくてはならない．神経蘇生ガイドラインでは，頭蓋内圧亢進例では頭位挙上，鎮静，高張グリセロールなどの浸透圧利尿剤を考慮し，増悪がみられる場合はICPモニタリングを含めた全身管理を行うことがClass Iで推奨されている[18]．

1 意識レベルの評価

　Japan Coma Scale（JCS）とGlasgow Coma Scale（GCS）が一般的であるが，神経蘇生ガイドラインでは近年考案されたEmergency Coma Scale（ECS）やFOUR scoreによる評価を合わせて行うことがClass IIbで推奨されている[19]．

　頭部外傷においては①GCSで8点以下，または②GCSが2ポイント以上の急速な低下，または③何らかの意識障害に瞳孔不同，片麻痺，Cushing徴候のどれかが加わる，の場合①〜③のいずれか1つで脳ヘルニアを疑う[20]．非外傷においてもこの判定基準は参考となる．

2 瞳孔の評価

　意識障害初期診療のPSを行ううえで瞳孔の評価は重要である．正常な瞳孔は直径3〜7 mmで左右対称であり，迅速な直接および間接対光反射を有する．対光反射が正常であることは脳幹吻側部を含む反射の求心路と遠心路が保たれていることを示す．瞳孔不同は交感神経麻痺による縮小，副交感神経麻痺による散大が原因となる．脳ヘルニアなどによる脳幹圧迫の場合，障害側の瞳孔は散大し，対光反射は消失する．瞳孔は交感神経刺激または副交感神経抑制で散大し，副交感神経刺激または交感神経抑制で収縮する．有機リンなどのコリン作動薬物中毒により縮瞳し，環系抗うつ剤などの抗コリン剤により散瞳する．代謝性または中毒による瞳孔異常は通常両側性である．またてんかん発作中または発作後には一側または両側の瞳孔が一過性に散大または対光反射が減弱する．これらでは対光反射が保たれる．その他の異常として脳幹梗塞に伴うHorner症候群として瞳孔不同を生じることがあり，縮瞳側が病側で，対光反射は保たれる．橋出血やアヘン製剤で典型例では針先縮瞳（pinpoint pupils）となる．両側性間脳損傷または圧迫や代謝性脳症の多くは両側性の縮瞳を呈し，対光反射は保たれる[21]．

❹ 体温の異常

　体温異常は脳組織へ直接悪影響を生じる．哺乳類のCBFは42℃までは体温上昇とともに直線的に増大する[22]．臨床においても異常高体温では種々の神経障害の一環として意識障害を呈

する．また，低体温になるとCBFは1℃につき約6%低下する[23]．低体温時の中枢神経症状として，軽度（32.5〜35℃）では健忘，無感情，構音障害，判断力低下，不適当な行動，中等度（28〜32.2℃）では脳波異常，進行性の意識レベル低下，散瞳，逆説的脱衣，幻覚，重度（28℃未満）では脳血流のautoregulation消失，CBF低下，昏睡，眼球反射消失，進行性の脳波平坦化が出現する[24]．

5 意識障害の予後とPrimary Survey

以下に示すようにPSで行う評価項目には外傷，非外傷を問わず昏睡患者の予後に大きくかかわる．

1 外傷性昏睡

外傷性脳損傷による昏睡の早期予後Class Iエビデンスは，低いGCSスコア，加齢，瞳孔反応，低血圧/低酸素，CT画像異常である[25]．低酸素または収縮期血圧90 mmHg以下の低血圧を有する外傷性脳損傷による昏睡患者の転帰は，GOS 4以下になる可能性が高いというclass Iエビデンスがある[25]．動脈路測定で1回だけの低血圧発症でも，死亡率の倍増および著明な罹患率増加に関係する[25]．脳底槽圧排所見と正中偏位は予後不良の予測因子である[25]．

2 非外傷性昏睡

① Levyら[26]による非外傷性昏睡患者500例の予後に関する詳細な報告において，No Recovery + Vegetative Stateの割合は，くも膜下出血（38例）で73%，他の脳血管障害では79%，低酸素/虚血（心肺停止，重症ショック，呼吸停止など210例）で78%，肝性脳症（51例）で51%，その他（58例）で55%であった．また同報告中の120例において，昏睡発症後6時間以内であっても角膜反射，瞳孔反射，眼球頭位/前庭眼反射の内の2つ以上消失した症例ではほぼ全例がNo Recovery + Vegetative Stateになっている．

② Hamelら[27]による非外傷性昏睡患者596例の報告では，発症2カ月後の死亡率に相関する5つの臨床的変数は，異常脳幹反応，言語反応なし，疼痛への逃避屈曲なし，年齢>70歳，血清クレアチニン<1.5 mg/dLであり，これらのうち4つ以上を有する患者の2カ月後の死亡率は97%であった．

③ Saccoら[28]による10歳以上でICUに入室した非外傷性昏睡169例の報告では，2週間目の死亡割合は，低酸素/虚血（61例）が54.1%，代謝性または敗血症性（37例）が48.7%，局所脳損傷（38例）が47.4%，全般性脳損傷（13例）が45.4%，薬剤性（11例）が0%であった．

各論

急性期意識障害のPSを行う上で重要なのは，前述の通り，呼吸と循環の評価および安定化の

ための知識と技術に習熟しておくことである．そのうえで意識障害をきたす疾患のなかで生命に危険を生じる可能性の高いものについて，診断のポイントを理解し，迅速な対応に結びつける必要がある．ACEC[3]に従い，疾患の診療優先度（緊急度）とER・ICUで可能な診療項目を軸としたクリニカルマップ[29]のフレームを作成し，そのなかに急性意識障害の原因となる疾患を配置した（表）．この表は，意識障害を呈する種々の疾患について，Primary Surveyで行うべき疾患特有の身体所見，検査所見および診断的治療を示している．

　以下呼吸循環器系の異常を生じる日常的な疾患および頭蓋内器質性病変についてはあえて省略し，表を参考に，意識障害初期診療のPrimary Surveyで特徴的な対応を要する可能性のある疾患についていくつか例を挙げる．詳細についてはおのおのの専門書でご確認していただきたい．

❶ 内分泌疾患（→p.122）

1 粘液水腫性昏睡

　粘液水腫による昏睡は高齢者に多く，甲状腺機能低下の急性代償不全による．老年期発症の精神症状では甲状腺機能低下症も考慮する．粘液水腫の昏睡は緊急事態であり，迅速な補充療法が必要である．臨床的に診断がつけば検査結果が出る前にただちに治療を開始する必要がある．甲状腺機能の特異的な検査項目として甲状腺刺激ホルモンやfreeT4があるが，迅速な結果は期待できない．診断の参考となる緊急検査として，$PaCO_2$の増加，PaO_2の減少，貧血，血清CK値上昇，血清コレステロール値上昇，胸部X線またはCTでの心のう液などがある．

2 副腎クリーゼ（→p.128）

　副腎クリーゼは副腎皮質ホルモンの低下により生命の危険を生じる．中枢神経系は副腎不全により直接障害を受け，認知機能障害とくに注意力や集中力低下，うつ，易疲労症，ショック，失神，昏睡などがみられる．意識障害の原因が低ナトリウム血症，低血糖の場合もある．Addison病はときにうっ血乳頭や意識障害を伴った脳浮腫をきたす．慢性副腎不全の急性増悪ではしばしば色素沈着がみられる．低ナトリウム血症，高カリウム血症，脱水が特徴的である．副腎不全による脳浮腫は過換気やマンニトール投与で治療可能である[30]．

❷ 電解質異常（→p.116）

1 低ナトリウム（Na）血症

　多くの疾患が低Na血症をきたす．低Na血症が意識障害の原因となる場合，通常血清Na値は120 mEq/L以下であり，見かけの低Na血症を否定し，慢性に生じた低Na血症か否かについて考慮する必要がある．低Na血症による意識障害には多くの機序が関係するといわれているが，特に浸透圧低下が大きく影響する．脳は低Na血症に対して細胞内浸透圧を低下させて細胞内容積を一定に保つことにより，恒常性を維持しようとする[31]．その結果神経細胞からカリウムや塩素イオンが流出し[32]，神経伝達機能が変化して意識障害を生じ，また痙攣発作を誘

発する．低Na血症が急速に進行した場合，細胞内の浸透圧低下が間に合わず，浮腫を生じ頭蓋内圧が亢進し，脳ヘルニアに至る場合もある．意識障害の原因が低Na血症の場合，橋中心髄鞘崩壊症を防ぐために血清Na値の補正は1日10〜15 mEq/L程度とする．

2 低リン血症

低リン（P）血症は，尿中排泄の増加〔副甲状腺機能亢進症，糖尿病性ケトアシドーシス（DKA）など〕，摂取不足（慢性の下痢など），血清から細胞内への移動（DKAでの治療，高濃度のブドウ糖輸液，過換気など）により生じる．症状として心筋や呼吸筋の機能低下による心不全，呼吸不全，中枢神経系への作用による昏睡，痙攣，急性の錯乱状態，種々の不随意運動，末梢性の感覚運動障害などがみられる．Wernicke脳症に類似して眼球運動障害，錯乱状態，運動失調を呈することも指摘されている[33]．サイアミン（ビタミンB1）投与で改善しないWernicke脳症では低P血症を考慮する．

3 感染症

1 細菌性髄膜炎 （→p.85）

意識障害のメカニズムとして，くも膜下腔に存在する細菌による脳微小循環障害，髄膜の膿性物質による脳主幹動脈・穿通枝の肥厚・れん縮による閉塞や脳血流自動調節能の障害による脳循環障害，水頭症や脳浮腫による頭蓋内圧亢進，痙攣などがあげられている[34]．細菌性髄膜炎の転帰を決定する最も重要な要因は早期診断と適切な抗菌薬の開始であり時間単位の開始が求められる．治療には抗菌薬以外にサイトカインストームの抑制を目的に抗菌薬の初回開始の10〜20分前にデキサメサゾン0.15 mg/kgを投与し，以後6時間毎に同量投与を2〜4日間くり返すことがClass Iで推奨されている[35]．

2 単純ヘルペス脳炎

治療開始前の意識レベルと発症年齢が転帰に影響する因子としてあげられている[35]．したがって早期治療が重要になる．通常4日間程度の初期症状を示す時期があり，頭痛と発熱を訴える．その後記憶障害，性格変化，幻臭，意識障害，混迷が生じる．片麻痺や失語などの神経局在症状がみられ，痙攣発作が出現する．意識障害は全例に，痙攣は60％にみられる．CTでははじめの数日は正常で，その後側頭葉と島領域に低吸収域が出現する．治療はアシクロビルが第一選択であり，診断が確定していなくても発熱や不穏状態が認められ，疑われた時点で早期に治療を開始する．

3 敗血症性脳症（全身性炎症に伴う脳機能障害）（→p.239）

除外診断によってなされる．全身性炎症反応症候群の患者で意識レベルの低下が認められたら，脳炎，髄膜炎，てんかん発作を除外する必要がある．軽症では錯乱状態を示し，重症ではせん妄から昏睡に至る．最も多くみられる運動障害はパラトニー硬直（paratonic rigidity）や，抵抗症（gegenhalten）である[36]．患者の70％に重症例における多発神経障害（critical illness

表　意識障害初期診療鑑別　クリニカルマップ

STEP[*1]	病院前	Primary Survey			
項目[*1]		第1印象	A（気道）・B（呼吸）・C（循環）		
達成目標		あたりをつけ周知させる	呼吸循環が安定する		
Location	現場/車内	ER入口	ER		
身体所見[*3]	（現場での身体所見）	（来院時又は現病歴上少なくとも意識に異常）・硫化水素中毒 1/7[*4]	[気道閉塞・高度狭窄][*2] ・気道異物　・急性喉頭蓋炎 ・アナフィラキシー [呼気臭]　・シアン中毒（アーモンド）1/6 ・急性アルコール中毒 1/2 ・肝性脳症[*5] 1/4 ・DKA[*5]（ケトン）1/4 ・硫化水素（腐卵）	[呼吸不全]　・痙攣重積 2/2 ・硫化水素中毒 5/7 ・シアン中毒 4/6 ・MetHb血症 1/3 ・有機リン中毒 1/4 ・CO中毒 1/2　・肺性脳症 ・心不全各種 1/4 [呼吸パターン]　・DKA 2/4 [代謝性]　・脳ヘルニア	[ショック 徐脈 頻脈] ・心不全各種 2/4 ・粘液水腫性昏睡 ・有機リン中毒 2/4 ・β遮断薬中毒	
体液検査 静脈血		現場や車内で早期に消失する，あるいは一過性に出現する症状や徴候を捉えた身体観察は意識障害の原因検索に大変重要である．	・硫化水素中毒（PaO₂↑）3/7 ・シアン中毒（PaO₂↑）2/6	・MetHb血症 2/3（赤褐色外観）	・TTP（血小板↓）1/3
血漿浸透圧					
動脈血			・硫化水素中毒 4/7 ・シアン中毒 3/6	・肺血栓塞栓症 1/2　・肺性脳症 2/2　・MetHb血症 3/3 ・CO中毒（CO-Hb％）2/2　・過換気症候群[*5]	
髄液					
尿					
生理機能 12-ECG		ECG SpO₂ モニター			・重症不整脈 ・TCA（QT↑他）1/2 ・心不全 3/4
超音波					
脳波検査					
画像 X-ray				[肺炎]　・SP/L肺炎 1/2 [肺水腫]　・硫化水素 6/7 ・シアン中毒 5/6	・心不全 4/4
頭部CT					
体部CT				・肺血栓塞栓症 2/2	
MRI					
診断的治療 点滴		救急隊の状況評価による現場情報は，身体観察と並び意識障害の原因検索に必須である．		・痙攣重積 1/2（ジアゼパム）	・脱水
注射				（亜硝酸塩）・硫化水素 7/7 ・シアン中毒 6/6	
処置			・硫化水素 2/7		
情報	状況評価・現場での情報		（現病歴や既往歴は救急隊第1報に続いて到着してからも適宜救急隊，関係者，家族等から詳細に聴取する．）		

＊1）横軸は優先度（緊急度）を示し，縦軸はERまたはICUで可能な診療項目を示している．
　　優先順位は個々の疾患の重症度により変化する．
＊2）1つの疾患について特徴的なまたは緊急度の高い臨床像のみを掲載している．
＊3）病歴，神経所見，身体所見はセル内に疾患が入りきれないため省略している．神経救急では最重要箇所であり，
　　疾患毎の特徴をチェックしておくことが必須である．
＊4）疾患名の後の分数は，分母がこのマップに掲載した同一疾患の総数，分子がその中での順番を示す．

第1章【総論】原因疾患を見落とさないために！

Primary Survey			Secondary Survey	Tertiary Survey
D（中枢神経）	E（痙攣）	F（体温）・G（低血糖）・H（acidosis）・I（電解質）		
脳ヘルニア徴候を評価する	痙攣後又はNCSEの鑑別とコントロール	その他の生理学的異常の鑑別と蘇生	切迫するD・系統的全身検索・危険な疾患の鑑別	詳細な診断の方向付け
ER	ER	ER	ER/CT	ICU
[脳ヘルニア徴候] ・出血性脳卒中 1/2 ・頭蓋内占拠性疾患 1/2 ・ウイルス性脳症	・てんかん 1/3 ・NCSE 1/2 ・低Na血症 1/2 ・高/低Ca血症 1/2 ・低Mg血症 1/2 ・MELAS 1/4 ・子癇 1/2	・熱中症 ・悪性症候群 1/2 ・甲状腺機能亢進症 1/2 ・髄膜炎・脳炎 1/2 ・敗血症性脳症 1/2 ・TTP 2/3	[血圧左右差] ・大動脈解離 1/4 [異常高血圧] ・PRES 1/2	[神経所見]・巣症状 ・精神症状　・不随意運動 ・自律神経症状　身体所見 気管挿管や鎮静を行う場合にはその前に神経所見をとる
	[血中濃度測定] ・テオフィリン中毒 ・イソニアジド中毒 1/2		・悪性症候群（CK↑）2/2 ・TTP 3/3（スメア） ・有機リン中毒（コリンエステラーゼ低値）3/4	・肝性脳症 2/4　・尿毒症性脳症 1/2　・甲状腺機能亢進症 2/2　・Wernicke脳症 1/3　・低P血症 ・敗血症性脳症 2/2　・高低Ca血症 / 低Mg血症 2/2
			・NKS（↑）2/2	・急性アルコール中毒（↑）2/2
	[乳酸高値]　・てんかん発作 2/3　・MELAS 2/4	・低Na血症 2/2　・低血糖 1/2 ・NKS 1/2　・DKA 3/4		
		・DKA 4/4		・髄膜炎・脳炎 2/2
				・各種薬物中毒（TCA）2/2 ・副腎クリーゼ 1/2 ・SP/L肺炎 2/2
			・大動脈解離 2/4	
				・てんかん発作 3/3 ・NCSE 2/2　・尿毒症性脳症 2/2　・肝性脳症 3/4 ・MELAS 3/4
			・有機リン中毒（肺水腫）4/4 ・大動脈解離（上縦隔開大）3/4	
			・出血性脳卒中 2/2 ・時間が経過した脳梗塞 ・頭蓋内占拠性病変 2/2 ・子癇 1/2	・静脈洞血栓症
			・大動脈解離 4/4	
				・ヘルペス脳炎　・脳梗塞超急性期　・PRES 2/2 ・CPM　・肝性脳症 4/4 ・Wernicke脳症 3/3 ・MELAS 4/4
・低血糖（ブドウ糖）2/2	・イソニアジド中毒（大量B6）2/2			・麻薬中毒（ナロキソン） ・BEN中毒（フルマゼニール） ・Wernicke脳症（B1）2/3 ・副腎クリーゼ（steroid）2/2
				・解離性昏迷 2/2
（現病歴や既往歴は救急隊第1報に続いて到着してからも適宜救急隊，関係者，家族等から詳細に聴取する．）				

＊5）緊急度が低くても，緊急度の高い疾患への対応の過程で診断可能なものは診療手順の早い段階に記載している．
【略字の説明】DKA：糖尿病性ケトアシドーシス，CO：一酸化炭素，MetHb：メトヘモグロビン血症，SP/L：肺炎球菌/レジオネラ，TTP：血栓性血小板減少性紫斑病，TCA：三環系抗うつ剤，NCSE：非痙攣性てんかん重積，NKS：非ケトン性高血糖，MELAS：ミトコンドリア脳筋症の一型，BEN：ベンゾジアゼピン，CPM：橋中心髄鞘崩壊症，PRES：可逆性後白質脳症症候群

polyneuropathy）が認められる．しかし脳症より発症が遅い．四肢の動きが少なくなり，深部腱反射が消失する．知覚に比べて，運動機能が強く障害される．検査所見として脳波は最も感度が高い．脳波異常の重症度と精神状態の障害の程度は相関する．増悪すると軽度徐波化したθ波に続いてび慢性のδ波がみられ，その後全体として三相波となり，最後に平坦（suppression）もしくは群発抑制交代（burst-suppression）がみられる．死亡率は脳波の異常の程度に直接相関する[36]．またGCSが低くなるほど死亡率は高くなるという報告がある[37]．脳CTでは異常は認められない．髄液は蛋白の軽度上昇を認めるのみである．敗血症性脳症の病態は明らかにされていない．

4 中 毒 （→p.72）

1 三・四環系抗うつ剤

ノルアドレナリン，セロトニン再取り込み阻害作用により抗うつ作用を示す．中毒量を摂取すると，初期症状として頻脈，口渇，排尿障害などの抗コリン作用のことが多い．大量ではQRS幅の増大，房室ブロック，torsade des pointesなどの心筋伝導障害，および昏睡，痙攣，ミオクローヌスなどの中枢神経症状がみられる．治療には，突然の循環不全や痙攣に備え，一般的な呼吸循環管理を行う．心電図でQRS幅が100 msec以下になるまで，あるいは最低6時間，経過観察する．動脈血液ガスでpHをモニターしながら，重炭酸ナトリウムの投与によりpHを7.45～7.55に保ち，血漿タンパクとの結合率を上げ，組織への移行を減少させる．痙攣に対しては，まずジアゼパム0.1～0.2 mg/kg静注，継続すればミダゾラム0.2 mg/kg静注，その後0.2～2.0 mg/kg/hrで持続投与する．さらに続けばプロポフォール3～5 mg/kg静注，その後1～15 mg/kg/hrで痙攣が止まるまで持続静注する[38]．フェニトインやフィゾスチグミンは推奨されない[38]．

2 有機リン

アセチルコリンエステラーゼを阻害することで毒性を発揮する．コリン刺激性の作用として，ムスカリン様作用〔縮瞳と広範な外分泌（発汗，唾液分泌，流涙，排便，気道分泌），徐脈，低血圧〕，ニコチン様作用（交感神経系と副交感神経系の双方刺激による筋線維束収縮，高血圧，頻脈），および中枢神経作用（錯乱，せん妄，痙攣，昏睡）をもたらす．治療にはアトロピンとプラリドキシム（PAM）を用いる．アトロピンはムスカリン様症状（分泌亢進や徐脈）に効果があり[39]，初回量1～2 mg（小児0.05 mg/kg）を静注し適宜追加する．2-PAMはコリンエステラーゼから有機リンの結合を解き，ムスカリン様作用以外にニコチン様作用，特に呼吸筋麻痺に拮抗する可能性がある．中枢神経系症状には効果がない．同様の病態を示す農薬としてカーバメイトがあるが，有機リン中毒と異なり2-PAMは推奨されない[39]．

3 一酸化炭素（CO）（→p.204）

高濃度のCOでは急激に昏睡に陥る．低濃度でも前駆症状が長く続いた後昏睡となる．0.05％のCO濃度の空気を1時間以上吸うと，血中COヘモグロビン（CO-Hb）濃度は30～50％に達する．0.1％以上のCOを含む空気に1時間以上曝露すると，血清CO-Hb濃度は50～80％

に達し，昏睡，呼吸障害を伴う脳幹障害に至り，通常は死の転帰となる[40]．最も特徴的な所見は，口唇と粘膜のサクランボ色である．CO中毒の重症度は以下の項目により総合的に評価が望ましい[40]：症状・所見（バイタルサインの異常，昏睡で重症），来院時のCO–Hb濃度（単独での評価は避ける），Base Excess値（高度な乳酸アシドーシスで重症），ヘマトクリット値（重症では上昇），心電図変化（虚血性変化や不整脈），血液検査（高CK血症，心筋トロポニン高値），頭部CT・MRI（拡散強調画像で早期に基底核や深部白質に変化）．CO–Hbの半減期は，大気で5時間，1気圧100％酸素で90分，2気圧100％酸素で20分である．高圧酸素療法は意識障害がなければ不要とされている[41]．American Collage of Emergency Physicians（ACEP）では一般的な適応として，現症や病歴に神経症状（精神症状や意識障害を含む），急性心筋虚血を有する場合，長時間曝露，血中CO濃度＞25％などをあげている[42]．

4 シアン中毒 （→p.209）

シアン化合物は3価の鉄（Fe^{3+}）と結合し，ミトコンドリア内のチトクローム酸化における電子伝達系を阻害し，細胞低酸素をきたして組織毒性を発揮する．シアン中毒患者の呼気にはビターアーモンド臭がある．細胞が酸素を利用できないため静脈血と動脈血の酸素分圧が等しくなり，血液ガス分析での動静脈の酸素分圧や眼底検査での動静脈の色に差がないことが診断の一助となる．治療には亜硝酸塩とチオ硫酸塩を用いる．はじめに亜硝酸塩によりヘモグロビンをメトヘモグロビンに変換し，メトヘモグロビンはシアンに対してチトクロームと競合した後シアンと結合してシアノメトヘモグロビンとなる．その後投与されたチオ硫酸塩がシアンと結合して無毒のチオシアン酸塩となり尿中に排泄される．実際には①来院直後は亜硝酸アミル吸入（1分間につき30秒）をくり返す，②静脈ラインがとれたら3％亜硝酸ナトリウム300 mg/10 mL（小児6 mg/kg）を5分以上かけて静脈内投与し，改善がない場合には30分おきに半量ずつ追加投与する．③続いて10％チオ硫酸ナトリウム12.5 g（125 mL）を静注する[43]．組織への酸素供給が問題になるため，メトヘモグロビンは20～30％を目標とする[43]．硫化水素中毒も同様の治療を行うが，初期対応にはより注意を要する．

5 高体温 （→p.168）

重症熱中症例ですべてになんらかの中枢神経症状を呈し，退院時に正常化したのが24％であったとの報告や[44]，来院時体温，来院時臓器障害数が死亡率と関連していたとの報告がある[45]．「神経蘇生ガイドライン」では，熱中症において意識障害を認める場合には臓器障害，脱水，DIC，感染症の有無を確認するとともにすみやかに深部体温を38℃以下になるまで冷却することがClass Ⅱaで推奨されている[46]．

●まとめ

意識を生命機能と中枢神経機能を反映するモニターと捉え，急性期意識障害初期診療のPrimary Surveyについて述べた．呼吸・循環などの生理学的異常による生命への危険徴候として生じる意識障害，または脳ヘルニアをもたらす疾患や病態，あるいはそれらと鑑別を要する

疾患や病態に対して適切に対応し，生命への危険と中枢神経機能予後不良を回避することが意識障害初期診療におけるPrimary Surveyの主な目標である．

文献・参考図書

1) Consciousness. Definitions. Chapter 1 Pathophysiology of sign and symptoms of coma. In: Plum and Posner's Diagnosis of Stupor and Coma, Fourth Edition, pp5-9, Oxford University Press. 2007

2) 第6章 神経蘇生（NR）．「JRC蘇生ガイドライン2010」（日本蘇生協議会・日本救急医療財団 監），pp.283-330，へるす出版，2011

3) 堤　晴彦：意識障害の初期診療の標準化を目指して．「特集：意識障害の初期診療：ACECとコーマルール」，救急医学，33（9）：993，2009

4) 安心院康彦：ERにおける意識障害患者の診療：ACECを目指して．「特集：意識障害の初期診療：ACECとコーマルール」，救急医学，33（9）：1005-1009，2009

5) Grrigs, R. C. & Arieff, A. I. : Hypoxia and the central nervous system, In: Metabolic Brain Dysfunction in Systemic Disorders（Arieff, A. I. & Grrigs, R. C. ed.），pp39-51, Little Brown, Boston, 1992

6) 脳血流と脳血流量．第2章 頭蓋内の生理と頭蓋内圧亢進．「神経救急・集中治療ガイドライン」（アランHロッパー，ダリルRグレス 編，有賀徹，堤晴彦，坂本哲也 監訳），p12，メディカル・サイエンス・インターナショナル，2006

7) Shapiro, H. M. : Intracranial hypertension: therapeutic and anesthetic considerations. Anesthesiology, 43（4）：445-471, 1975

8) Jordan, J. D. & Powers, W. J. : Autoregulation and Acute Ischemic Stroke. Am J Hypertens, 2012 May 10. doi: 10.1038/ajh.2012.53. [Epub ahead of print]

9) Enevoldsen, E. M. & Jensen, F. T. : Autoregulation and CO2 responses of cerebral blood flow in patients with acute severe head injury. J Neurosurg, 48（5）：689-703, 1978

10) Chesnut, R. M., et al. : Early and late systemic hypotension as a frequent and fundamental source of cerebral ischemia following severe brain injury in the Traumatic Coma Data Bank. Acta Neurochir Suppl（Wien），59：121-125, 1993

11) Manley, G., et al. : Hypotension, hypoxia and head injury: frequency, duration and consequences. Arch Surg, 136（10）：1118-1123, 2001

12) 重症頭部外傷治療・管理のガイドライン第2版．神経外傷，29 suppl：1-115, 2006

13) 4) 脳出血．1. 脳血管障害（脳卒中）．3神経系の蘇生を要する疾患と病態（成人）．第6章神経蘇生（NR）．「JRC蘇生ガイドライン2010」（日本蘇生協議会・日本救急医療財団 監），pp296-297，へるす出版，2011

14) Austen, F. K., et al. : Neurologic manifestations of chronic pulmonary insufficiency. N Eng J Med, 257：579, 1957

15) Harper, A. M. & Glass, H. I. : Effect of alterations in the arterial carbon dioxide tension on the blood flow through the cerebral cortex at normal and low arterial blood pressures. J Neurol Neurosurg Psychiatry, 28（5）：449-452, 1965

16) Leech, P. & Miller, J. D. : Intracranial volume--pressure relationships during experimental brain compression in primates. 3. Effect of mannitol and hyperventilation. J Neurol Neurosurg Psychiatry, 37（10）：1105-1111, 1974

17) Ropper, A. H. : Lateral displacement of the brain and level of consciousness in patients with an acute hemispheral mass. N Eng J Med, 314：953-958, 1986

18) 3) 頭蓋内圧亢進．2. てんかん重積状態．2 蘇生前後の神経症候．第6章神経蘇生（NR）．「JRC蘇生ガイドライン2010」（日本蘇生協議会・日本救急医療財団 監），p288，へるす出版，2011

19) 1. 急性期意識障害．2 蘇生前後の神経症候．第6章神経蘇生（NR）．「JRC蘇生ガイドライン2010」（日本蘇生協議会・日本救急医療財団 監），pp284-285，へるす出版，2011

20) 第4章 外傷と意識障害．「改訂第3版 外傷初期診療ガイドラインJATEC」（日本外傷学会・日本救急学会 監，日本外傷学会外傷研修コース開発委員会 編），pp61-70，へるす出版，2008．

21) Pupillary responses. Chapter 2 Examination of the comatose patient. In: Plum and Posner's Diagnosis of Stupor and Coma, Fourth Edition, pp55-62, Oxford University Press, 2007

22) Clasen, R.A., et al. : Experimental study of relation of fever to cerebral edema. J Neurosurg, 41：516-558, 1974

23) Carlsson, A., et al. : The effect of hyperthermia upon oxygen consumption and upon organic phosphates glycolytic metabolites, citric acid cycle intermediates and associated amino acids in rat cerebral cortex. J Neurochem, 26 : 1001-1036, 1976

24) Danzl, D. F. & Pozos, R. S. : Accidental hypothermia. N Engl J Med, 331 : 1756-1760, 1994

25) Brain Trauma Foundation Management and Prognosis of Severe Traumatic Brain Injury. American Association of Neurological Surgeons, 2001

26) Levy, D. E., et al. : Prognosis in nontraumatic coma. Ann Intern Med, 94 : 293-301, 1981

27) Hamel, M. B., et al. : Identification of comatose patients at high risk for death or severe disability. SUPPORT Investigators. Understand Prognosis and Preferences for Outcomes and Risks of Treatments. JAMA, 273 : 1842-1848, 1995

28) Sacco, R. L., et al. : Nontraumatic coma. Glaogow coma score and coma etiology as predictors of 2-week outcome. Arch Neurol, 47 : 1181-1184, 1990

29) 安心院康彦：クリニカルマップとは．救急医学，35：1683-1687，2011

30) Green, C., et al. : Addison's disease presenting with cerebral edema. Can J Neurol Sci, 23 : 141, 1996

31) Arieff, A. I., et al. : Neurological manifestations and mobidity of hyponatremia: Correlation with brain water and electrolytes. Medicine, 55 : 121, 1976

32) Pesantes-Morales, H. : Volume regulation in brain cells: cellular and molecular mechanisms. Metab Brain Dis, 11 : 187, 1996

33) Vannest, J. & Hage, J. : Acute severe hypophosphatemia mimicking Wernicke's encephalopathy. Lancet, 1 : 44, 1986

34) Bolton, C. F. : Mechanism of coma in central nervous system infection. Chapter 11 Infections of the central nervous system. In: Coma and impaired consciousness: a clinical perspective（Young, G. B. et al. ed.），pp.227-231, McGraw-Hill, USA, 1998

35) 3.中枢神経系感染症．3神経系の蘇生を要する疾患と病態（成人）．第6章神経蘇生（NR）．「JRC蘇生ガイドライン2010」（日本蘇生協議会・日本救急医療財団 監），pp.304-309．へるす出版，東京，2011

36) Young, G. B. : Sepsis-associated encephalopathy. Chapter 12 Other inflammatory disorders. In: Coma and impaired consciousness: a clinical perspective（Young, G. B. et al. ed.），pp.271-278, McGraw-Hill, USA, 1998

37) Eiderman, L. A., et al. : The spectrum of septic encephalopathy. Definitions, etiologies, and mortalities. JAMA, 275 : 470-473, 1996

38) 亀井徹正 ほか：急性中毒の標準治療 急性中毒の対処療法 痙攣対策．中毒研究，18（3）：263-266，2005

39) 白川洋一：有機リン．2．農薬．II中毒医療ガイドライン（中毒起因物質標準治）．「急性中毒標準治療ガイドライン」（日本中毒学会 編），pp.138-146，じほう，2008

40) 山本五十年：一酸化炭素．3．工業用品・その他．II中毒医療ガイドライン（中毒起因物質標準治）．「急性中毒標準治療ガイドライン」（日本中毒学会 編），pp179-186，じほう，2008

41) Young, G. B. : Carbon monoxide intoxication. Chapter 15Anoxic and ischemic brain injury. In: Coma and impaired consciousness: a clinical perspective（Young, G. B. et al. ed.），pp.428-430, McGraw-Hill, USA, 1998

42) Maloney, G. : Carbon monoxide. Section16 Injuries. In: Emergency Medicine-A comprehensive study guide, 7th（Tintinalli, J. E. ed.），pp.1410-1413. American Collage of Emergency Physicians, McGraw-Hill, 2011

43) 浅利靖：青酸化合物．3．工業用品・その他．II中毒医療ガイドライン（中毒起因物質標治）．「急性中毒標準治療ガイドライン」（日本中毒学会 編），pp166-171，じほう，2008

44) Dematte, J. E., et al. : Near-fatal heat stroke during the 1995 heat wave in Chicago. Ann Intern Med, 129 : 173-181, 1998

45) Argaud, L., et al. : Short- and long-term outcomes of heatstroke following the 2003 heat wave in Lyon, France. Arch Intern Med, 167 : 2177-2183, 2007

46) 6.熱暑環境による中枢神経系障害．第6章神経蘇生（NR）．「JRC蘇生ガイドライン2010」（日本蘇生協議会・日本救急医療財団 監），pp311-312，へるす出版，2011

第1章 総論

原因疾患を見落とさないために！

4 Secondary Survey
～系統的な全身検索と鑑別診断のコツ
① 病歴聴取のコツ

若杉雅浩

Point
- 目撃者を探せ：患者から聞けない情報は目撃者から
- 話はよく聴け：再現フィルムができるくらい詳細に
- 青信号は青くない：訴えは誤解せず正しく解釈
- 人の話しは鵜呑みにしない：先入観はもたずに客観的に
- SAMPLEをサンプルに：系統的に漏れがなく

● はじめに

　病歴聴取によって6～8割の症例で診断を導くことが可能と言われる．しかし残念なことに意識障害患者から直接病歴聴取することは困難である．だからといって意識障害症例において病歴聴取を省略してよいはずはない．誰が適切な人か，の見極めが難しいという側面はあるが，適切な人からの要を得た病歴聴取により無駄のない検査にもとづいた素早い診断，そして治療へと結びつけることが可能となる．物申すことができぬ意識障害患者のため，どうしたらうまく病歴を聴取できるかを考えてみよう．

1 目撃者を探せ

　意識障害患者の診察にあたり，発症時の状況を確認することは非常に重要である．発症状況や前後の症状から確定診断に至る場合も少なくはない．しかしながら診察時に意識障害が続いている場合には患者本人から病歴を聴取することは不可能である．そこで本人以外に情報をもつ人を探すことが必要となる．意識障害患者は救急搬送されて来院することが大半である．この際に発症の現場に居合わせた人ではなく，状況を知らない家族や知人のみが同乗してくることがよくある．可能であれば救急隊に，発症時の状況を目撃した人を病院まで連れてきてもらえるように要請する．事情が許さない場合でも，救急隊員には目撃者から必要な情報を詳細に収集したうえで，後程医師から目撃者に状況を直接伺うことがあるかもしれない旨を伝えて連絡方法を確認しておいてもらうとよい．

❷ 話はよく聞け

　患者の訴えを傾聴するということは単に道徳上の問題ではない．病歴聴取には診断への大きなヒントがあるのだ．話をよく聞くことは意識障害症例においても診療の原点である．ここで大事なことは，キーワードのみを聞き出して満足しないことである．実際に起こった出来事をできるだけ具体的に，時系列に従って物語としてまとめることができるように聞き出す努力が重要である．病歴聴取をする医師は，再現フィルムを作る映画監督である．今，目の前で患者が発症したのを目撃したかのように理解できるだけの情報を聴取することができれば，自ずから病歴はまとまり，そこから鑑別診断を考えるのは容易となるであろう．

❸ 青信号は「青く」ない

　「患者の訴えは患者の言葉で診療録記載するのがよい」こともしばしば指摘されることである．われわれは通常，「患者の訴え」を「医療用語に脳内変換」して「医学的なキーワード」である主訴を判断し，それにそって診療を開始する．ここではじめの「患者の訴え」を誤って理解すると進むべき道を誤り，永遠に真実に向かっては進めないということになる．青信号の「青＝Green」は，青空の「青＝Blue」と違うことは日本人なら誰もが知っている．しかし何の前置きもなく「青」といったときに思い浮かべる色は人それぞれで一様ではないかもしれない．

　われわれ，医療従事者は「突然」発症したという病歴を聴いた場合には危険な疾患を思い浮かべることが多い．しかしこの「突然」という表現は人によって解釈が異なる可能性がある．一般の方にとって病気は非日常的なものであり比較的急性の経過をすべて「突然」の発症と表現されることがある．発症から1時間かけて徐々に症状が増強してきたとしても，それに困って救急外来を受診している本人にとっては「突然」の出来事なのであろう，なかには多少大袈裟に脚色した症状の方が医師はきちんと診察してくれると考えて「突然」と表現する人もいるかもしれない．「今朝，突然に意識がなくなりました」と来院されたが，よく聞くと実は数日前から徐々に意識レベルが低下し最終的に応答がなくなったのが今朝，という具合に徐々に意識障害が進行していたということもある．こちらからはあえて「突然」という言葉を使わずに，具体的に「何をしているときですか？」とか，「ポンと，ある一瞬を境に急激に始まりましたか？」などとできるだけ時間を限定できるよう質問するのも1つの手段である．あるいは症状の経過を図示してもらうと発症様式はよりはっきりとするであろう．

❹ 人の話は鵜呑みにしない

　「話をよく聞け」という教えとは矛盾するようだが，「人の話は鵜呑みにしない」ことも時に重要である．意識障害患者の病歴聴取では第三者からの情報収集が主体となる．このため悪意はなくとも，その人の主観が事実を脚色してしまうことがある．人が頭に手をもっていったと

きに「頭痛で頭を抱えていた」という人もいれば,「風で飛びそうな帽子を押さえていた」と解釈する人もいるかもしれない．病歴を取るときは，先入観をもたずになるべく複数の筋から情報を確認し，客観的事実のみを抽出することも必要である．特に精神科疾患の既往やアルコールがらみの患者であるという事前情報に対しては陰性感情を抱きやすい．ここは一歩下がって冷静に感情を自己コントロールして患者と素直に向き合うことも必要である．

❺ SAMPLE をサンプルに

効率よく的確な情報を得るためには，必要な病歴聴取項目を普段から覚えやすい形式に整理して確認しておくのもよい方法であろう．PCEC[1]ではBAGMASK（p.236），SAMPLE などの覚え方が紹介されている．

1 S：Symptom

いつから，どのような症状があったか？ 特に発症の様式とその時間経過は疾患の鑑別にとても有効である（表1）．突然に発症した場合は「破れる」「詰まる」「捻じれる」の3つの危険な病態を考えねばならない．意識障害では血管が破れたり，詰まるといった一瞬で起こった疾患が疑われる．それに対して炎症性の疾患や代謝性の疾患では急性に発症するとしても，病勢の進行には時間が掛かるため発症はより緩徐となる．

発症時の活動状況，発症場所や状況の情報も診断のうえで貴重な手掛かりである．起立時，排尿時の一過性意識消失は失神を予測させるが，安静臥床時では器質的疾患を考えねばならない．薬物や環境因子による意識障害は現場の状況が不明な場合には診断・治療に難渋する．現場周辺の臭いや換気条件，散らばっている薬物や，吐物の様子なども重要な情報である．

表1 発症様式から予測される疾患

発症様式	Sudden	Acute	Subacute	Chronic	Reccurent
症状完成までの時間	突然	急性（数分から数時間）	亜急性に（時間から日）	徐々に（週単位）	くり返す
	症状／経過（分）	症状／経過（分～時間）	症状／経過（時間～日）	症状／経過（週～日）	症状／経過（週～月）
可能性の高い病態（一般論）	血管障害	閉塞・捻転	炎症・代謝性疾患	腫瘍・変性	代謝性疾患
可能性の高い疾患（意識障害の原因）	くも膜下出血 心停止・不整脈 大動脈解離	脳梗塞 低酸素 低血糖 薬物中毒	髄膜炎・脳炎 敗血症　　　　肝性脳症 腎性脳症	脳腫瘍	てんかん 肝性脳症 低血糖

2 A：Allergies・ADL

　アレルギー歴の確認は以後の検査や治療の際に必要となる重要な情報である．アレルギーによるショック，血圧低下，低酸素などが意識障害の原因そのものかもしれない．

　新たな障害が生じたか否かを判断するためにADLを確認しておくことは重要である．高齢者では普段のADLを確認しないと症状の変化が理解できないこともある．ADLの低下した高齢者では感染症での発熱・脱水のみで，高度の意識障害を呈することもある．

3 M：Medication

　薬剤服用の有無・内容は既往歴とも密接に関係する．既往歴が不明の場合でも使用薬剤から既往歴が類推されることもある．処方内容のみでなく実際の服薬状況を確認することも重要である．病院からの処方薬以外の薬物摂取（違法・脱法ドラッグ）に関しては本人，周囲の人間共に使用を否定することも多いが，あくまでも治療のために必要な情報であることを示して話しやすい環境にすることも必要となる．

4 P：Past medical history

　既往歴は現在の病態解明の手掛かりとなることが多い．既往歴から予測される鑑別疾患を念頭において，さらに病歴聴取で情報を集めることで診断に繋げることが可能である（表2）．

表2　既往歴から予測される疾患

既往歴	予測される疾患
高血圧	脳卒中，心・血管障害
心疾患	不整脈，心筋梗塞・心原性ショック，血栓塞栓（脳・肺）
神経疾患	てんかん，ミトコンドリア脳筋症
呼吸器疾患	CO_2ナルコーシス，低酸素脳症
肝疾患	肝性脳症，吐血・出血性ショック
腎疾患	尿毒症，電解質異常
糖尿病	低血糖，ケトアシドーシス，高浸透圧性昏睡，脳卒中
内分泌疾患	甲状腺クリーゼ，副腎不全
感染症	髄膜炎・脳炎，敗血症，熱性痙攣
外傷	慢性硬膜下血腫
悪性腫瘍	転移性脳腫瘍，てんかん発作，がん性髄膜炎
アルコール依存	Wernicke脳症，慢性硬膜下血腫，離脱症状
精神疾患	ヒステリー，薬物中毒，悪性症候群

5 L：Last oral intake・Loss of consciousness

　　発症時の意識消失の有無も重要な情報であるが，患者本人からは確認できないことも多い．外傷による意識障害という事前情報でも，よく状況を確認すると実は意識消失後の転倒による外傷である場合も多いので注意する必要がある．最後の食事からの経過時間は全身麻酔・気管挿管などの処置に際して嘔吐・誤嚥のリスク評価するために必須の情報である．また原因不明の意識障害では毒キノコ，野草，フグなどの中毒物質の誤摂食の可能性も考慮するべきである．

6 E：Event preceding the incident

　　意識障害を招く疾患の多くは意識障害発症前に前駆症状を伴う．発熱・頭痛などの随伴・前駆症状が全くない場合には心原性（危険な不整脈）や外因性（外傷・中毒）を疑う（表3）．

> **One More Experience**
> **話を聞くには我慢も大事**
> 　　夜中にほろ酔い気分で来院された中年男性．2，3日前から徐々に体動時の腰痛がひどくなってきたという．「おいおい勘弁してよ」と思いながら診察したが，いわゆる腰痛にしては痛がり方が変である．よくよく話を聞いてみると5日前に「突然」頭痛がして一瞬意識を失ったことがあるとのこと．実はくも膜下出血による髄膜刺激症状としての腰痛であった．患者を守るためにも，自分を守るためにも，やっぱり話はよく聴いてみるものである．

表3　前駆症状から予測される疾患

前駆症状	予測される疾患
なし	不整脈，中毒，外傷
胸痛	急性冠症候群，大動脈解離，肺塞栓
動悸	不整脈，低血糖，甲状腺クリーゼ
呼吸困難	肺塞栓，喘息，肺炎
頭痛	くも膜下出血，髄膜炎・脳炎，脳出血
痙攣	てんかん，不整脈，アルコール離脱
嘔気	髄膜炎，DKA，失神
発熱	髄膜炎，敗血症，熱中症
冷汗	失神，ショック，低血糖

Pros & Cons 賛成論 反対論

❖ ほんとうに病歴聴取だけで診断がつくのか？

よく「病歴で8割の診断がつく」などと言われるが果たしてエビデンスはあるのだろうか？本項でも病歴聴取の有用性について述べてきたが実はその根拠は少し怪しいものがある．過去の文献[2〜4]を探ってみるとやはり6〜8割の患者で病歴聴取の結果が診断と一致すると報告されているが，どの論文の研究デザインもエビデンスレベルとしてはあまり高くはない．かのティアニー先生も「患者から医師に提供される病歴情報とは，実際は以前に外来を受診したり入院したときの一連の臨床検査・画像診断データの要約にほかならない」[5]とも言っている．病歴も身体所見も検査結果のいずれも，1つの手段のみにこだわることなく等しく結果を吟味して正確な診断にたどり着くことこそが重要であろう．

文献・参考図書

1) 「PCECコースガイドブック」（意識障害に関する病院前救護の標準化委員会 編），へるす出版，2008
2) Hampton, J. R., et al. : Relative contributions of history-taking, physical examination, and laboratory investigation to diagnosis and management of medical outpatients. Br Med J, 31; 2（5969）: 486-489, 1975
3) Peterson, M. C., et al. : Contributions of the history, physical examination, and laboratory investigation in making medical diagnoses. West J Med, 156（2）: 163-165, 1992
4) Kanich, W., et al. : Altered mental status: evaluation and etiology in the ED. Am J Emerg Med, 20（7）: 613-617, 2002
5) 「聞く技術―答えは患者の中にある」（Tierney, L. & Henderson, M 著，山内豊明 訳），日経BP，2006

第1章 総論

原因疾患を見落とさないために！

4 Secondary Survey
~系統的な全身検索と鑑別診断のコツ

② 身体所見・神経学的所見の見方とコツ
習うより慣れろ！意識障害患者の初期診察

中田一之

Point
- 現場百回！ 診断の手がかりは常に現場にあり
- 正解は電カルの画面上にあるわけではない
- 見落としてはならない所見を確実にとるべし！ 多すぎる情報は時にノイズとなる！
- 一度の診察ですべてを判断するな！
- 異常所見は受け入れ，正常所見は疑ってかかれ！

◎本項は，時間に余裕のある方，今目の前に患者が到着しようとしており急いでいる方で読み方が異なります．
→時間に余裕のある方は※1に，ない方はこのページ下段※2にスキップください．

● はじめに

　学問は知識と経験の積み重ねである．臨床診断も同様に，可能性を有する多くの疾患から不要な疾患を除外して最後に残る疾患が確定診断となる．このような地道な作業の積み重ねでようやく回答にたどりつくのが診断学であるが，救急医療においては経験の浅いものに対しても容赦なくさまざまな患者が来院する．そして，正解へたどり着くために用意された時間も方法もきわめて少ないことがほとんどである．したがって，救急患者に対しては，正解を求めるのではなく見逃してはならない疾患を確実に否定することが優先される．

　【※1】意識障害の患者が来たらどうするか？ 分厚い成書がたくさん刊行されています，そちらをお読みください．こちらは，患者も医者も急いでいる人専用となります．

1 身体所見

　意識障害を認める患者の診療を開始するにあたり，ERとして行わなくてはならないのは"緊急を要する"状態であるのか，そうではないのかを見極めることであり，他方行ってはならない対応は，これを"見誤る"ことの一点につきる．そのために必要な診察は，【※2⇒】まず呼

吸の有無・**気道の確保状況・循環状態の3つ**を迅速に確認することであり，これは心肺停止患者の対応となんら異なるものではない．呼吸と循環がある程度維持されているならば，その後の診察や検査，治療は比較的猶予があると考えられる．図1には，意識障害患者に接触した後のダイアグラムについて示した[1, 2]．（次は【※3】へすすむ）

> **重要**
>
> 意識障害患者も初期診療で重要なのは，A（airway）→B（breathing）→C（circulation）！

　一方，呼吸循環が安定していると判断された患者が，経過中病状が急速に増悪することも珍しくない．原疾患各論で述べられている通り，疾患によっては急な病状変化から心肺停止にいたることも少なくないことを知っておく必要がある．したがって，次に意識障害患者の身体所見を観察するにあたり重要なことは，生命にかかわる呼吸循環状態が増悪しているのか否かを常に注意深く観察することである．診察に没頭するあまり，患者の呼吸が停止していることもあるかもしれない…．

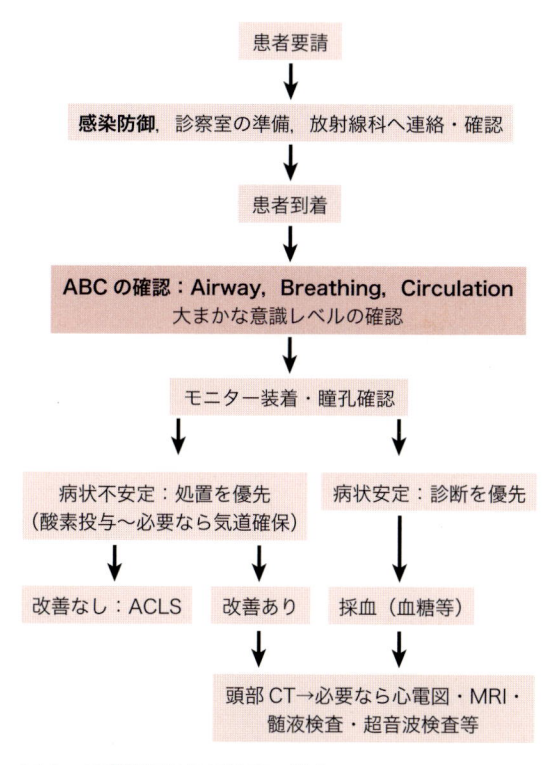

図1　意識障害患者診察の流れ
文献1を参考に作成

いよいよ，具体的な身体所見のとり方について解説する．順番は以下に示した通り，
①バイタルサイン
②理学的所見
③神経学的所見
で行っていく．ただし，"意識障害患者"の診察であることから，**第一に"意識レベルの確認"を行う**ことはいうまでもない．また，順番に固執することなく患者の病状により適宜対応する順応性もあわせて養っていただきたい．

1 バイタルサイン

①**血圧**：患者の病態，すなわち重症度評価や原因推定において重要な指標の1つとなる身体所見．
②**脈拍**：拍動の緊張度の確認とあわせて，回数と規則性の両者を測定する．
③**呼吸数**：回数のみならず，呼吸状態・様式（深さ・リズムなど．表1参照）[3]の観察も重要である．ただし，これは"**患者の異常を察知する**"意味では重要であるが，鑑別診断を行うための手段ではない．
④**体温**：体温の高値には注意を払うが，そうでない場合にはとかく重要視されない傾向がある．体温が正常であっても重篤な感染症をきたしている場合は少なくない．

2 理学的所見

通常は患者の訴えにある不調部位周辺の診察が主となるが，意識障害患者では自覚症状や先行する臨床経過が確認できない場合が多いため，全身の観察をくまなく行うことが必要となる．診察の順番に決まりはないが，慣例的にあるいは方法の容易さから，頭部より開始して胸部→腹部→四肢の順番で行うとよいであろう．この際，視診→聴診→触診の順番で診察を行うことを勧める．

表1 異常呼吸の所見と原因疾患

呼吸様式	病変部位・原因疾患
中枢性過呼吸	中脳〜橋，視床下部障害
Kussmaul大呼吸	糖尿病性ケトアシドーシス，尿毒症
Cheyne-Stokes呼吸	大脳半球障害
持続性吸息呼吸	低血糖，髄膜炎
群発呼吸	橋〜延髄障害
失調性呼吸	延髄障害
Biot呼吸	髄膜炎，脳炎

意識障害をきたす原因疾患を図2に示した．これを前提として，観察するべき内容を下記に示したが，これをすべて暗記することは煩雑であるため，（【※3】⇒）表2（**これだけ覚えていれば現場では概ね大丈夫であろう！**）を参照したうえで他項に述べられている"見逃してはならない疾患"について習得してほしい．ようするに，細部の診察にとらわれてしまい，**緊急対応が遅れてしまうことさえしなければいい**のである．

①視診：頭部から胸部，腹部，四肢の順に肉眼でするべきことは，
⇒眼瞼・眼球結膜，頸静脈の怒張，甲状腺腫大の有無，胸壁の心尖拍動，指の長さや爪の正常，腹部膨満の有無，浮腫所見，皮膚所見．加えて，精神症状，嘔吐・失禁の有無等を観察する．

②聴診：頸部血管雑音の有無，肺の呼吸音（⇒左右差，強弱，雑音の有無）や胸膜摩擦音，心音（⇒過剰心音の有無，心雑音の有無），腹部血管雑音等．

③触診：腹部圧痛の有無，腹部腫瘤や腹水の有無

④臭診：通常，理学的所見は視診・聴診・触診・打診の4つであるが，意識障害の身体所見では"臭い"に異常をきたす疾患があるため，造語であるがこのような項を設けた．

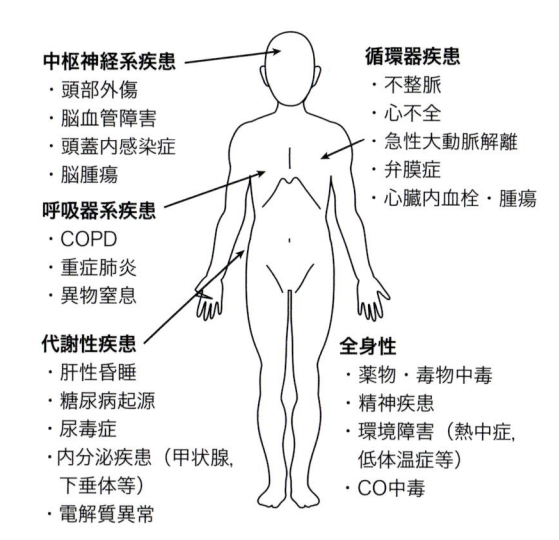

中枢神経系疾患
・頭部外傷
・脳血管障害
・頭蓋内感染症
・脳腫瘍

呼吸器系疾患
・COPD
・重症肺炎
・異物窒息

代謝性疾患
・肝性昏睡
・糖尿病起源
・尿毒症
・内分泌疾患（甲状腺，下垂体等）
・電解質異常

循環器疾患
・不整脈
・心不全
・急性大動脈解離
・弁膜症
・心臓内血栓・腫瘍

全身性
・薬物・毒物中毒
・精神疾患
・環境障害（熱中症，低体温症等）
・CO中毒

図2　部位別意識障害の原因疾患

表2　意識障害の原因診断に有用な身体所見

バイタル所見
- 血圧：**著明な増加**⇒副腎クリーゼ（褐色細胞腫等含），**低下**⇒各種ショック
- 脈拍数：**著明な増加**⇒甲状腺クリーゼ・急性大動脈解離，**減少**⇒Adams-Stokes症候群
- 体温：**著明な上昇**⇒敗血症，**低下**⇒低体温症
- 呼吸：**大呼吸**⇒糖尿病性ケトアシドーシス，**失調性**⇒大脳・脳幹障害

視　診
- 皮膚：黄染⇒肝不全，紫藍色⇒心不全，鮮紅色⇒CO中毒
- 蒼白⇒ショック・低血糖
- チアノーゼ・バチ状指⇒COPD増悪呼吸不全
- 腹部膨隆⇒肝硬変・腹腔内出血
- 水疱⇒バルビタール中毒，ヘルペス感染症（小水疱）

神経所見
- 痙攣：てんかん・中枢系感染症・脳腫瘍・薬物中毒
- 項部硬直：髄膜炎，くも膜下出血
- 片麻痺：脳血管障害，頭部外傷

臭　診
- アルコール臭⇒アルコール中毒
- にんにく臭⇒肝性脳症
- アセトン臭⇒糖尿病性昏睡
- アンモニア臭⇒尿毒症
- ガス臭⇒CO中毒
- 腐敗臭⇒嫌気性感染症

❷ 神経学的診察

　神経内科を専門とする医師であるならばともかく，一般の医師にとっては神経学的所見をすべて行う（full study of neurological findings）ことは，とても難しいものである．かくいう私も，正確には身に付けられていないのが現状である．しかし，ここでは難しい神経疾患の診断を最終目的とするのではなく，意識障害の原因検索をスクリーニングすることが目的であり，必要最小限の神経学的診察であるなら，若い医師諸君にも診察は可能であるものと考えられる，おそらくは……．

> **MEMO ①　画像検査の発達は，神経学的所見の重要性を低下させてしまった？**
>
> 日本はお金持ちらしく（私は貧乏ですが…），CTやMRIといった高額医療機器を有した診療施設が多数存在する．これによる問題としては，下記があげられる．
> ①画像に頼り，診察をおろそかにしてはいないか？
> ②過剰に検査を行い，被曝や経済的な問題が発生しないか？
> ③医師が必要ないと判断しても患者側から要求されると安易に応えていないか？

■神経学的所見

① **意識状態**：重症度の評価として重要な意識評価法には，Japan Coma ScaleやGlasgow Coma Scaleが臨床現場では広く用いられている．詳細な分類については，他項（p.15）に譲る．一言述べさせていただけるなら，このような詳しい分類を暗記することに時間を費やすことは可能なら避けたいと思われる．ここで，多くの若い読者は疲れ果ててしまうからである．確かに，診療録には正確な意識状態の記載が必要であるし，上級医に報告するにも必要であろう．しかし，暗記などせずとも本を見ながらでもよいし，**外来にコピーを張っておいてもよい**のである（これを許さない上級医もおいでになるとは思いますが）．臨床現場は学生時代のような暗記試験は基本的に要求されない，**open book examination**（辞書持ち込み可能な試験）の世界なのであるから．

② **運動機能**：運動機能障害とは，すなわち麻痺のことである．脳血管障害，脊髄疾患，末梢神経疾患などの脳脊髄神経系疾患に加えて，中毒や時に外傷といった外因性疾患で出現する．中枢系・脊髄系の運動支配領域，これも前記した意識障害の診断基準と同様に，カンペを見ながら診察を行ってもよいし，具体的な障害領域の評価は，"右半身"とか"両下肢"といった程度でも構わない，と筆者は考えている．「どこが障害されているのか」「左右差はあるのか」程度で初期診察はよい，ただし所見の変動を念頭においておくべきではある．

③ **知覚機能**：デルマトームを思い出して"どの髄節レベルでの機能障害であるか"を詳細に診断しないといけない，などとは②の運動機能と同様に考えなくともよい（神経内科専門の先生，申し訳ございません）．くり返すが，ER診療で必要なのは正確な診断ではなく，

見落としたら致命傷となるような疾患を見逃さないことである．したがって，極論するなら脳血管障害であるのか否か，脊髄障害なら頸髄レベルでの障害が疑われるのかの判別がなされていれば，あとは専門医に"お願いします"でよいのである．

④脳神経所見
第Ⅰ嗅神経から第ⅩⅢ副神経までを暗記できれば，これはすばらしい．しかし，しつこいようだが救急医療では診断の確定は二の次，重篤あるいは重症化する可能性を有する疾患を確実に捉えることが重要と考える．それをふまえて，最も重要な所見は瞳孔である．

【※4】瞳孔所見：大きさ，左右差を確認する．表3には瞳孔の所見から疑われる病変部位，代表的疾患をあげた．覚えてほしいのは，**太字**で記載した"**pin pointとなる疾患**"である．

⑤病的反射
・脳血管障害：Babinskiを代表とする病的反射には，数多くの名称が存在する．しかし，私はBabinski反射のみ記憶していれば，ERの現場では十分対応できると思っている．ただし，これは多くの名称と所見を知らなくてよいといっているのではなく，またCTやMRI等の画像検査で代用できるといっているのでもない（MEMO参照）．あくまで，ER診療の特性を考慮した意見である．

・髄膜炎：項部硬直は広く知られた所見の1つであるがすべての患者に認めるものではなく，髄液検査も絶対的診断法ではない．KernigやBrudzinski徴候も同様である．しかし，細菌性髄膜炎や結核性・真菌性髄膜炎の治療開始の遅れは致命傷であり，診察所見や検査結果にとらわれ過ぎず，細菌性髄膜炎が疑われたら迅速に治療を開始する勇気をもつようにすべきである，お互いに（笑）．

表3 瞳孔所見別原因疾患・病変部

瞳孔	所見	原因
👁 👁	瞳孔径2〜5mm	正常
👁 👁	瞳孔（右縮瞳）	右視床障害（出血等）
👁 👁	瞳孔対抗反射減弱	視床障害
👁 👁	瞳孔中間位固定	中脳障害
👁 👁	瞳孔（右）散大	右動眼神経障害 片側眼科手術
👁 👁	瞳孔 pin point	橋障害（出血） 有機リン・麻薬中毒

One More Experience

常に基本を忘れるべからず

　先日経験した症例．『肥満男性が昏睡状態で要請．経過中除皮質肢位をとり血圧210 mmHg，瞳孔不同あり』とのことにて脳出血の診断一点買い！結果は血糖値28 mg/dL，頭部CT等に異常なくブドウ糖投与にて無事回復．後に他院にて糖尿病薬投与中で食事摂取不良にもかかわらず服用を遵守していたことが判明した．ガックリ……

疑いは重要，除外は慎重に

　これも以前経験した症例．意識障害で救急搬送，飲酒しており採血・頭部CT・胸腹部X線に異常なし，ビタミンB1で経過観察．翌日，覚醒したら対麻痺を認め体幹CTで胸部下行大動脈に解離を認めた．よくよく看護記録を見てみると，確かに下肢が動いている記録はなかった…．原因としてさまざまな可能性は疑うべきであり，それを除外するのは確実な根拠があるときだけである！

Pros & Cons 賛成論 反対論

❖その患者の診察要請，受け入れる？　断る？

　救急隊からの患者要請，内容は"80歳，女性．意識障害，3ケタ（開眼しない状態），呼吸・バイタルは安定．そちらにかかりつけです"．今当直している施設は救急病院ではないし，臨床検査技師も放射線科技師もオンコール体制で，夜中に呼び出すのはしのびない．"知識は多少自信あるけど経験がないし，緊急手技もできるか心配．今時は善意で行ったことでも結果が悪ければ訴えられるし，もうこうなったら断っちゃえ！"…，このような医師を責めるつもりはないが，ただ，もしあなたが一生懸命患者さんを診療しているならば，神様はきっとあなたを守ってくれるに違いない．

文献・参考図書

1）「ISLSコースガイドブック―脳卒中初期診療のために」（日本救急医学会，日本神経救急学会 監，『ISLSコースガイドブック編集委員会』編），へるす出版，2006
　↑コンパクトだし，一見の価値あり．

2）高橋千晶，奥寺 敬：意識障害の評価．「脳・神経系管理Q&A」（坂本哲也 編）．救急・集中治療，20（1・2）：p123-128，2008
　↑難しい解説ではなく，現場の質問に答えています．

3）森田明夫，吉澤利弘：意識障害．「脳神経疾患ビジュアルブック」（落合慈之 監，森田明夫，吉澤利弘 編），pp.41-44，学研メディカル秀潤社，2009
　↑イラストが多く，見やすい本です．

第1章 総論

原因疾患を見落とさないために！

Secondary Survey
～系統的な全身検索と鑑別診断のコツ
③検査の優先順位とタイミング，データの解釈のポイント

清田和也

> **Point**
> - Secondary Survey（SS）では意識障害の原因となる生命にかかわる危険な疾患の鑑別を行う
> - Primary Survey（PS）で得られた所見を参考に蘇生処置と同時進行で行っていく
> - 検査は原則として非侵襲的，短時間に実施可能なものから行っていく

● はじめに

意識障害の原因病態は多岐にわたる．

まずい！ 意識に障害，試して酸素

という標語のような"覚え方"が提示されている[1]．15のそれぞれのさす病態は表1に表されるが，AIUEOTIPSと対応する部分と一部新たに作られた項目がある．

ACECの基本コンセプトである「意識とは呼吸・循環・脳機能のモニター」にもあるように，呼吸・循環の異常による意識障害を網羅する形になっているのが特徴である．特に，意識障害の原因となる危険な疾患として，心筋梗塞や大動脈疾患などが組み込まれていることに注意されたい．本書の各論では，この新しい病態項目に従って詳述されている．それぞれについて，PS，SS，TSのどの段階で診断されるべきか，それに必要な検査について表1に示した．

1 SSで鑑別すべき意識障害の原因となる危険な疾患

15の意識障害を起こす病態のうち，生命の危険を生じうる危険な病態をSSの検査で鑑別する必要がある．急性心筋梗塞（AMI），重症不整脈（arrhythmia），肺塞栓症（alveolar），大動脈解離・破裂（aorta），出血性脳卒中（特にくも膜下出血，aneurysm），脳梗塞（infarction），外傷（injury），慢性頭蓋内圧亢進疾患（chronic ICP）である．これらを覚えやすいように，5A & 3I'sとして記憶する（表2）．これらの診断のための代表的な検査として，12誘導心電図とCTがあげられる．

表1　原因病態と診断・検査

PCECにおける原因病態			AIUEOTIPSにおける原因病態			診断すべき段階	参考にする検査
頭文字	原因疾患		頭文字	原因疾患			
ま	麻薬，覚醒剤	薬物中毒	O	Opiates	薬物中毒，COなど他の中毒物質	SS	病歴，トリアージ®，血液ガス
ずい	髄膜炎・脳炎	中枢神経感染症	E	Encephalopathy	脳卒中，脳炎	SS, TS	頭部CT，髄液検査
			I	Infection	髄膜炎，肺炎，敗血症	SS	血液検査，胸部X線，髄液検査
い	インスリン	インスリン低血糖，糖尿病性昏睡	I	Insulin	糖尿病性昏睡，低血糖性昏睡	PS	病歴，血糖
し	失神	Adams-Stokes症候群	S	Syncope	失神，てんかん	PS, SS	モニター，心電図，心エコー
き	胸部大動脈病変	大動脈疾患				SS	胸部造影CT，エコー，経食道エコー
に	尿毒症	腎不全	U	Uremia	尿毒症，その他の代謝性異常	SS	生化学検査，尿検査
しょ	消化器疾患	肝疾患・消化管出血					
う	うつ病	精神疾患	P	Psychiatric	ヒステリー，カタトニー	TS（除外）	除外診断
が	外因性	頭部外傷，頸髄損傷，窒息	T	Trauma	外傷，慢性硬膜下血腫	SS	頭部CT
い	飲酒	アルコール	A	Alcoholism	エタノール中毒，振戦，せん妄	TS	アルコール濃度（血清浸透圧）
た	体温	熱中症・低体温				PS	病歴，モニター
め	めまい					TS（除外）	頭部CT，頭部MRI
し	心筋梗塞	急性冠症候群				SS	心電図，生化学検査
て	てんかん	痙攣・てんかん	S	Syncope	失神，てんかん	SS	病歴，頭部CT
酸素	低酸素					PS, SS, TS	モニター，血液ガス，胸部X線，胸部（造影）CT，肺血流シンチグラム

❷ SSにおける検査の優先順位

　　検査の優先順位は非侵襲的に行えるものを先にするのが原則である．血液検査，尿検査はPSの段階で静脈路確保と同時に行う．12誘導心電図は短時間にベッドサイドで行えることからす

表2 SSで鑑別すべき病態

検査	念頭におく病態・疾患	ニーモニック		各種病態
ECG	急性心筋梗塞	AMI	5A & 3I's	
	重症不整脈	Arrhythmia		
CT	肺塞栓症	Alveolar		
	大動脈解離・破裂	Aorta		
	出血性脳卒中（特にSAH）	Aneurysm		SAH, ICH
	脳梗塞	Infarction		
	外傷	Injury		
	慢性頭蓋内圧亢進疾患	chronic ICP		慢性硬膜下血腫，水頭症，脳腫瘍
血液検査 尿検査 トライエージ®	中毒 代謝性疾患 敗血症			

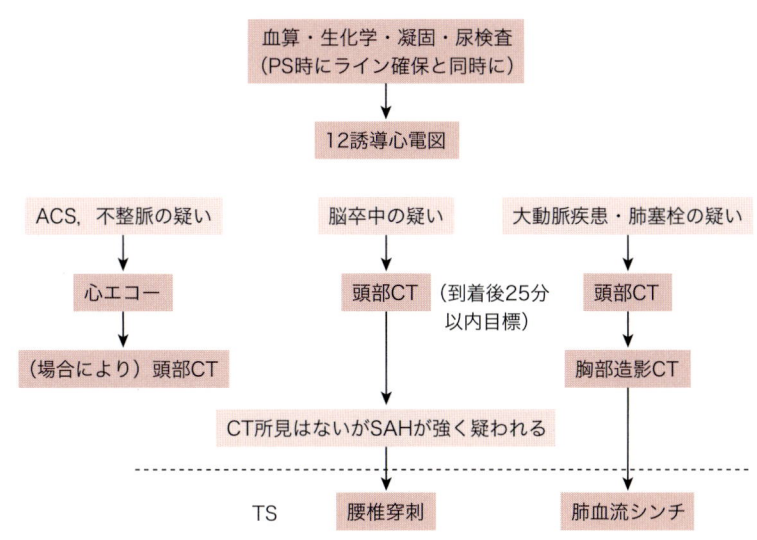

図1 SSにおける検査の手順

べての患者にまず行うべき検査である．病態により次に行うべき検査は異なってくると考えられる（図1）．JATECで力説されているように，CT検査に行く前には，再度患者の呼吸・循環が安定していることを確認する．CT室への搬送時には患者の状態を頻回に観察し異変があればただちにABCの確認を行い，蘇生が必要な場合には無理にCT検査を施行せず，いったん初療室へ引き返す．こういった諸検査は突発的な急変に対応可能な設備や医療従事者がいないところで施行するべきではない[2]．

> **重要**
> ・検査は侵襲度を確認
> ・ABCの安定が第一

　造影CTは腎機能の評価を行ってから行うことが理想的ではあるが，強く大動脈疾患が疑われるときには行うべきである．造影剤投与後では評価がしにくくなるので，造影する前に頭部CTを行う．

1 12誘導心電図

　急性心筋梗塞をはじめとする急性冠症候群や不整脈では必須の検査である．注意すべきは，発症超急性期や一過性虚血，側副血行・再灌流による虚血の改善，小虚血巣ではST変化がとらえにくい．また，非ST上昇型の急性心筋梗塞では心電図のみでは確定診断が行えない．経時的変化や，心エコー所見，心筋逸脱酵素の推移などを総合的に評価する必要がある．

　肺塞栓症では，肺高血圧・右室負荷に伴う心電図異常を伴う．ＳⅠQⅢ，右軸偏位，右脚ブロック，QT延長を伴うＶ1-3の陰性Ｔ波が特徴的である（図2）．洞性頻脈，心房細動などの非特異的な所見のみのこともある．

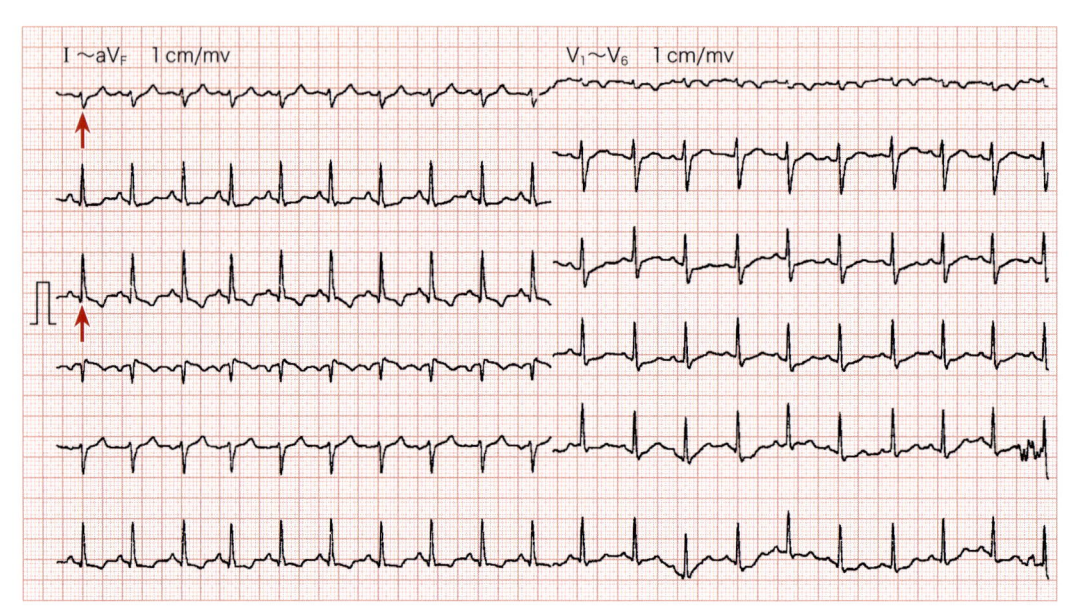

図2　肺塞栓症の心電図
ＳⅠQⅢパタン，V1での陰性Ｔ波を認める．

2 頭部CT

　意識障害のある患者に対して，器質的異常の有無を診断するための最も優れた検査である．
　脳卒中の患者に対しては，病院到着後25分以内の検査実施，45分以内の読影完了が推奨されている[3]．これは発症3時間以内での血栓溶解療法を見据えたものである．
　激しい頭痛の後の意識消失など，臨床的にくも膜下出血（SAH）が強く疑われるにもかかわらずCT上異常を認めない場合，ガイドライン2000[4]では腰椎穿刺を推奨していたが，ガイドライン2005[3]では記述が見られなくなっている．救急蘇生法の指針[5]では，「腰椎穿刺が行われるべき」としており，ただし，「手技に伴うtraumatic tapによる血液混入が診断を難しくしたり，痛み刺激による血圧上昇で脳動脈瘤が再破裂することが危惧されるため，熟練者が施行することが望ましい」とされている．「脳卒中治療ガイドライン2009」[6]や「JRC蘇生ガイドライン2010」[7]では腰椎穿刺に関する記載はないが，いずれにも「診断の遅れが予後の悪化につながるため，迅速で的確な診断と専門医による治療が必要である」とされている．見逃しを防ぐという意味で，ACECではTSで行われるべきものと考えられる．

Pros & Cons 賛成論 反対論

❖ SAH除外のためにMRIを利用できないか？

　出血量が少量のSAHの場合，CTでは検出できないことがあるのは本文で述べた通りである．SAHの除外のためには，腰椎穿刺が必要であるが，侵襲があることは確かである．出血後の時間経過にもよるが，MRIにより出血が検出できる可能性がある．また，MRAにより脳動脈瘤を検出できるかもしれない．脳動脈瘤の検出のみの目的では3DCTアンギオも利用できる．

　慢性頭蓋内圧亢進疾患として，慢性硬膜下血腫（図3），正常圧水頭症（NPH）（図4），脳腫瘍などがある．慢性硬膜下血腫のCT値は脳より低吸収域から等吸収域，高吸収域とさまざまなdensityをとるため，等吸収域の病変では見逃されることがあり，脳の圧排所見，正中偏位に注意する．

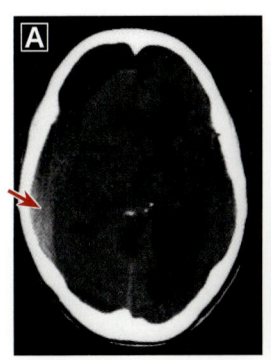

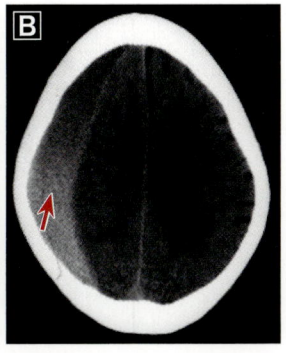

図3　慢性硬膜下血腫の頭部CT
右硬膜下にlow～iso～highの血腫を認める

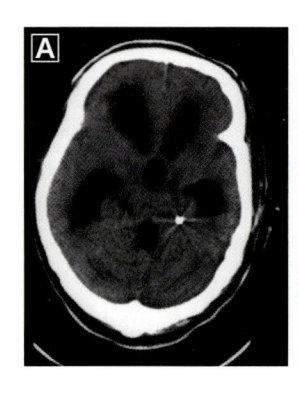

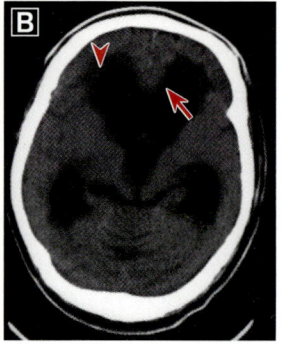

図4　SAH後のNPHの頭部CT
脳室の拡大（→），PVL（▷）を認める

3 胸部造影CT

　　胸部大動脈瘤，胸部大動脈解離などでは診断的価値が高い．片麻痺，失語などの脳卒中症状を呈する大動脈解離もあり，単純写真で疑いがもたれるときには除外する必要がある．また，脊髄虚血から下肢麻痺を呈する大動脈解離もあり，胸腹部の造影CTを必要とすることもある．
　　肺塞栓症では明らかな血栓による欠損所見があれば胸部造影CTで診断できることもあるが，必ずしも検出率が高いとはいえない．肺野病変に乏しく低酸素血症の原因が肺自体に起因すると考えにくい場合，心電図で前述の所見がある場合には肺塞栓症の可能性も考慮する．凝固検査では血栓形成を反映し，FDPやD-dimerなどの線溶系マーカーの上昇がみられるので，参考にする．最終的には肺血流シンチグラムにより確定診断がなされるが，放射性物質の入手の問題から緊急に行える施設は限られてくるため，臨床的診断から治療を開始するのが望ましい．

4 血液ガス

　　PaO_2や$PaCO_2$は酸素化や換気能の指標となるため，呼吸循環に直結する検査である．
　　異常ヘモグロビン（COHbやMetHb）は中毒の診断に有用である．

> **One More Experience**
> **COHb正常値の一酸化炭素中毒もある**
> 　　一酸化炭素中毒による意識障害であっても，曝露されてから長時間経過していると，必ずしも高値を示さないことがある．練炭などの一酸化炭素発生源が完全に消火してしまって発生しなくなった場合などである．COHb値と中毒の重症度が必ずしも相関しないことが多く報告されている．

　　代謝性アシドーシスは全身の循環の不全を示す場合（乳酸アシドーシス），乳酸以外の酸の蓄積（ケトアシドーシス，メチルアルコール中毒など）を示す場合がある．アニオンギャップや乳酸値を参考にして判断する必要がある．

5 血算・生化学・凝固機能検査

　　出血性疾患によるショックの場合，来院当初では貧血がみられず，時間の経過・輸液負荷に

より貧血が進行するようにみられるので注意する．白血球やCRPも感染当初では上昇がみられなかったり，ステロイドなどの免疫抑制剤の投与を受けていると修飾されるので判断に注意が必要である．

通常の凝固検査以外にFDPやD-dimer，AT IIIなどの検査を行うことによりDICや血栓症の早期診断に役立つことがある．

6 尿検査

通常行われる試験紙によるケトン体の検出はニトロプルシッド反応を利用しアセト酢酸が検出されている．このため，糖尿病性ケトアシドーシスやアルコール性ケトアシドーシスで増加が著明なケトン体であるβハイドロキシ酪酸は検出されないので注意が必要である．

ベンゾジアゼピン類，フェノバルビタールなどの医療用薬剤に加え，覚醒剤や麻薬類を検出する検査キットトライエージ®があり，薬物中毒の鑑別に有用である．検出できる薬物が限られていること，必ずしも中毒量の摂取を意味しないこと，偽陽性があることに留意する必要がある．

文献・参考図書

1) 意識障害の原因検索 日本語版AIUEOTIPS．「PCECコースガイドブック」（日本臨床救急医学会 監，意識障害に関する病院前救護の標準化委員会 編），pp.23-28，へるす出版，2008
　↑病院前での意識障害のガイドラインコースのテキスト．

2) Secondary Survey．「改訂第3版 外傷初期診療ガイドラインJATEC」（日本外傷学会・日本救急学会 監．外傷初期診療ガイドライン第3版編集委員会 編），pp.12-20，へるす出版，2008
　↑外傷診療では必須．

3) 成人の脳卒中．「AHA心肺蘇生と救急心血管治療のためのガイドライン2005 日本語版」（American Heart Association，日本蘇生協議会 監），pp.143-154，中山書店，2006

4) 急性脳卒中．「AHA心肺蘇生と救急心血管治療のためのガイドライン2000 日本語版」（American Heart Association，岡田和夫，美濃部嶢 監），pp.235-248，中山書店，2004

5) 脳卒中．「救急蘇生法の指針2005（医療従事者用）改訂3版」（日本版救急蘇生ガイドライン策定小委員会 編著，日本救急医療財団心肺蘇生法委員会 監），pp.149-154，へるす出版，2007
　↑3)～5) 1つ前のガイドライン．

6) IVクモ膜下出血　2．初期治療．「脳卒中治療ガイドライン2009」（篠原幸人 ほか 編，脳卒中合同ガイドライン委員会）http://www.jsts.gr.jp/guideline/187_192.pdf
　↑日本の学会ガイドライン．

7) 神経蘇生．「JRC蘇生ガイドライン2010」（日本蘇生協議会・日本救急医療財団 監），p.297，へるす出版，2012
　↑日本版の最新ガイドライン．

第1章 総論 — 原因疾患を見落とさないために！

5 Tertiary Survey
〜見落としを回避するために！

土井智喜，森村尚登

Point

Tertiary Survey（TS）は
- Primary Survey（PS）およびSecondary Survey（SS）に引き続いて行われる
- 意識障害の原因疾患の見落としを回避するための再診察のことである
- "頭から足先まで"の体系的な診察による身体所見，細部にわたる病歴の見直しと病歴聴取の追加を基本にして実施される
- 画像検査や血液検査の追加やくり返し，髄液検査の実施などが重要な役割を果たす

● はじめに

　Tertiary Survey（TS）は，Primary Survey（PS）およびSecondary Survey（SS）から引き続いて行われる再診察のことであり，意識障害の原因の見落としを回避し，将来危機的な状況をもたらす原因となりえるものを見出すことを目的としている．また，併存する重篤な病態の見落としも併せて回避することも目指す．SSが終了した時点で，頻度が高くかつ典型的な所見を呈する病態の原因を同定することは概ね可能である．しかし時間経過を経ないと症状や画像所見が顕在化しない場合があるのでTSを行う必要がある．本項ではTSの必要性，方法，ピットフォールに陥りやすい病態，注意を要する病態について解説する．

1 なぜ見落とすのか？：TSの必要性

　なぜTSが必要なのか．答えは単純明快，「SSだけでは不十分だから」である．原因は①思いこみ，②不十分な病歴，③検査の限界（SSの段階で偽陰性），④時間経過とともに現れる病態（SSの段階でははっきりしない），の4つに大別できる（表）．

①思いこみ

1）後医は名医？

　院内の他の診療科からの転科症例や他の医療機関からの転院症例の場合は，実は診断にあたっ

表　見落としの原因：頭文字のLEFT，すなわち「残された」で記憶しよう
①思いこみ（Lie：「物が人を欺く」の意） ②不十分な病歴（not Enough） ③検査の限界：SSの段階で偽陰性（False negative） ④時間経過とともに現れる病態：SSの段階でははっきりしない（Time）

て落とし穴があり気をつける必要がある．確かに後から診れば「時間経過とともに現れた新たな所見」や「後から判明した詳細な病歴」などを得られるので，前医より比較的診断が容易とされている．他方，前医の紹介状の病名や治療方針を鵜呑みにすると疾患を見逃すことがある．偏見なく客観的にはじめから再診察を行うことが大事である．

2) 併存する疾患を見落とす可能性

複数の症状を示している場合には，1つの疾患によってすべてを説明する，いわゆる一元的に病態を考えることが重要である．しかし特に高齢者の場合には，複数の疾患を合併したり，基礎疾患が隠れていたりすることは稀ではない．したがって1つの疾患の存在を発見した後に他の疾患を見落とす可能性があり，注意が必要である．まずは一元的に病態を説明することから試みるが，それでも説明がつきにくい場合には複数疾患の存在の可能性を考慮する必要がある．

②不十分な病歴

意識障害を呈している患者本人から詳しく病歴聴取できないために，病歴が不十分になることは多い．たまたま居合わせた目撃者から原因診断の鍵となる前駆症状や普段の日常生活動作の程度を聞き出すことは困難であり，昨今目撃者すらいないこともしばしばである．いたとしても訳ありで詳しく聞くことがままならないことも経験することがあり，初期に情報を集めることは難しい．

③検査の限界：SSの段階で偽陰性

頭部CTにおけるくも膜下出血診断の感度として，「経験したことのない最悪の頭痛」発症後6時間以内では100％だったがそれ以降に撮影した症例では85.7％，といった数字をみる．CTの場合，機械の性能（時間分解能と空間分解能）によって描出能力が異なってくるので，当然ながら機械の世代が感度に影響を与える[1]．発症から3〜4日経った場合では，CTよりMRIの方が感度は高い．このように，検査そのものに「絶対」はない．身体所見，病歴，検査のくり返しと追加，そしてその組み合わせが診断精度を高めていくうえで重要なのである．

④時間経過とともに現れる病態：SSの段階でははっきりしないことがある

脳梗塞はその代表で，発症6時間以内の脳梗塞診断の感度はCTで約40％，MRIで97％という報告[2]をみても，検査のくり返しの重要性を知ることができる．くも膜下出血の項部硬直も初診時には認めないことがあるし，発症12時間以内の腰椎穿刺では，キサントクロミーが認められない．

❷ TSの方法

原則として発症後24時間以内にTSを開始する．

① 病歴を見直す．病歴聴取を追加する

　　意識障害を呈している患者本人から病歴を詳しくとれない場合でも，病院に同伴してきた人や家人からも積極的に情報を得るようにする．救急隊や警察の情報も適宜見返すことも重要な疾患の見落としを回避する鍵になる．またTSの時点で意識障害が改善した場合には，患者本人から聴取した病歴は診断をするうえできわめて重要な根拠をもたらす．実はこのごろ悩んでいて大量に薬を飲んでいた，実は感冒症状が先行していた，実はてんかんと言われており薬を処方されていた，などなどの情報が得られたらしめたものである．

> **重要**
> 病歴を可能な限り細部にわたり聴取し直す．

MEMO ❶ 診断の鍵となる病歴情報

後からわかった患者本人や目撃者からの情報を大事にする
- 胃切除の既往（ダンピング症候群）⇒ 低血糖・高血糖
- 飲酒ばかりで食事摂取不良⇒ 栄養障害（Wernicke脳症など）
- 胸痛の先行や前駆症状のない失神⇒ 心原性失神
- すみやかに意識が改善．眼前暗黒感や血の気が引く感じなどが先行していた⇒ 神経調節性失神
- 臥位や坐位での失神⇒ 神経調節性失神以外
- 痙攣の先行⇒ てんかん
- 大量服薬⇒ 急性薬物中毒
- 感染の先行⇒ 髄膜炎・脳炎

② 体系的に診察する

　　意識障害の原因は血圧が高いほど頭蓋内疾患の可能性が高く，血圧が低いほどその可能性が低いという報告[3]もあるが，当然バイタルサインだけでは原因を同定できない．SS同様に"頭から足先まで"見落としがないように再診察することが重要である．その際に，MEMO 2に示したような診断の鍵となるような症状や徴候がないか，注意深く所見をとっていく．頭蓋内疾患にとらわれることなく，特に呼吸器，循環器など頭蓋外疾患も原因になりうることを念頭において診察を進める．

> **重要**
> "頭から足先まで"漏れがないように再診察をする．

MEMO ❷ 診断の鍵となる症状や徴候
- 息切れ，両下肢の浮腫，心雑音 ⇒ 心疾患
- 突然の胸痛，上肢血圧の左右差 ⇒ 大動脈解離
- 頻呼吸，チアノーゼ，SpO_2の低下 ⇒ 肺炎，肺塞栓，心疾患
- 神経学的巣症状 ⇒ 脳卒中，てんかん
- タール便，下血 ⇒ 消化管出血
- 悪寒，SIRS ⇒ 敗血症

③ 検査を追加する，くり返す

SSの結果を踏まえた画像検査や血液検査の追加やくり返し，髄液検査の実施などが必要になる．特に髄液検査は，くも膜下出血を疑う病歴や症状であるがCTで異常を認めない場合や，髄膜炎・脳炎を疑う場合には実施すべきである．

❸ ピットフォールに陥りやすい病態

① 薬物中毒（アルコール含む）

薬物の過量内服やアルコール多飲を伴う意識障害では，内因性疾患の存在を修飾するので注意が必要である．見落としやすさとの関連では，「薬包が周囲に多く落ちていた」とか，「アルコールを飲んでいて」という病歴が思いこみを生み，それ以上の検索意欲を削ぐのである．

② 高体温や発熱：意識障害の「原因」？ それとも「結果」？

高体温は，体内と環境との間における熱の出納バランスが崩れて体内に過剰な熱が蓄積して体温上昇をきたした状態であり，熱中症が代表的である．発熱は，発熱物質によって視床下部の体温調節中枢の体温設定点が上昇し，体内の体温調節機構の反応によって体温が上昇した状態であり，感染がその代表である．さて，両者ともに意識障害の「原因」となりえる．Ⅲ度の熱中症で意識障害を呈するし，髄膜炎・脳炎は意識障害の鑑別の代表的疾患である．髄膜炎・脳炎を診断するには腰椎穿刺をして髄液検査をする必要がある．他方，意識障害の「結果」として誤嚥性肺炎をはじめとした感染を併発したり，高温環境下で動けなかったために高体温をきたした症例も経験される．体温上昇の程度にもよるが，このように体温の上昇ひとつとっても意識障害の原因検索のプロセス上の大きなピットフォールになるのである．

> **One More Experience**
>
> **脳梗塞が先？ 肺炎が先？**
> 　48歳，男性．糖尿病既往あり．8月に数日間連絡がとれなくなったので心配した知人が自宅を訪問したところ，部屋の中で倒れているところを発見．救急外来搬入時，JCS 300．大気下SpO$_2$ 85％．体温39.5℃．胸部単純X線写真では左下肺野に浸潤影をみとめ，頭部CTで後頭葉を中心に低吸収域の散在をみとめた．ここ数日同様の病態を呈した「熱中症と肺炎」を診察していた初診医は，高温環境下での熱中症に伴う意識障害が先行，脱水による多発性脳梗塞と誤嚥による肺炎と考えて治療を進めたが，その後の諸検査の結果，実は「脳膿瘍」であることがわかった．詳細に病歴を見返すと肺炎の先行がありそうで，どうやら敗血症性の塞栓らしい．CTもその目で見れば病変の区域性に乏しい．このような例はまさにピットフォールである．真冬だったら診断仮説の立て方が違っていたかもしれない？？

③ 痙攣・てんかん

　痙攣が起きたことを確認できている場合は，痙攣後の麻痺（トッド麻痺：Todd palsy）の診断は容易であるが，これが確認できない場合は診断に難渋する可能性がある．また眼球偏位だけで四肢の硬直がない痙攣もあるため注意が必要である．痙攣による嫌気性代謝の亢進で血清乳酸値が上昇することや筋硬直で血清クレアチンキナーゼ値が上昇することがあるため，診断の補助となる．

④ 精神症状を伴った意識障害

　強烈な印象を視覚的に与えるため，基礎疾患にある精神疾患を原因と考えてしまう傾向にあるが，髄膜炎・脳炎といった感染症や薬物中毒を否定する必要がある．
　例えば精神疾患を有する患者が不穏を呈した場合には，病態そのものと治療薬によって意識評価の結果が程度の差こそあれ修飾される．しかし，もし不穏イコール精神疾患の増悪という短絡的パターン認識の下に，身体抑制し，逆に体を抑制しなければいけないほど力強いから元気だと思いこみ，重篤な病態の存在を見落としていたら大変である．そもそも不穏は低酸素，ショック，低血糖のいずれの原因でも起こり得る症状であり，これらはすでにPSで評価されているはずの病態である．**パターン認識による先入観は，PSひいてはSSを不十分にする可能性を秘めており，ピットフォールに陥りやすい**のである．

❹ 注意を要する病態

① 外傷後の頭部外傷によらない意識障害の遷延

　受傷後早期に頭部外傷を合併しない意識障害を認めた場合，脂肪塞栓，椎骨動脈損傷など他の外傷に起因する可能性を念頭におく必要がある．もともと鑑別診断に入れていないとACECのSSの段階においても見落とす可能性がある．

1) 脂肪塞栓

脂肪塞栓は長管骨骨折患者の0.5〜3.5％に起こる[4,5]．髄内釘挿入時またはreamingによる発現頻度は，0.5〜0.8％[6]で，骨盤骨折を含めた検討では0.26〜11.0％[7,8]である．全身性の塞栓を起こすことが知られているが，そのうち脳への脂肪塞栓を脳脂肪塞栓（cerebral fat emboli：CFE）と呼ぶ．CFEの機序は主に卵円孔を介した心内シャント，または脂肪滴の肺血管通過が考えられている．CFEの神経症状は多彩かつ非特異的であり，頭痛，巣症状，混迷，失見当識，興奮，せん妄，痙攣，昏睡などをみとめる．時に頭蓋内圧亢進に似た症状も認める場合もある．典型的には受傷後最初は意識清明で，24時間以内に中枢神経障害が出現するという経過をとる．診断には頭部MRIが有用であることは本邦から世界に向けて多く発信されている．T2強調画像で小さな円形〜長円形のびまん性高信号像を認め，白質にも灰白質にも認められる．

2) 鈍的頸動脈・椎骨動脈損傷

鈍的頸動脈・椎骨動脈損傷（blunt carotid and vertebral artery injury）も頭部外傷以外の意識障害の原因の1つである．はじめは神経学的異常所見がなく経過観察中に症状が憎悪することが多いとされる[9]．50年近く前の報告になるが，平均年齢47歳の健常者ボランティアでの検討で，頭部回旋により約9％に椎骨動脈の閉塞所見がみられたという[10]．頭部外傷や軽微な頭部回旋の機転などが明らかになればこれらを鑑別診断にあげることは比較的たやすい．

One More Experience

頭部外傷を合併しない意識障害を認めたら？？

53歳．男性．歩行中に軽トラックにはねられて受傷．両下腿骨折・骨盤骨折・頸椎骨折の診断で入院し，下腿骨折部位に対して創外固定を行った．人工呼吸器離脱を図るため鎮静薬中断後も意識障害が遷延したため，第22病日にMRIを施行したところ，T2強調画像で円形〜長円形の高信号像の散在の所見が得られ，脳脂肪塞栓と診断した（図）．

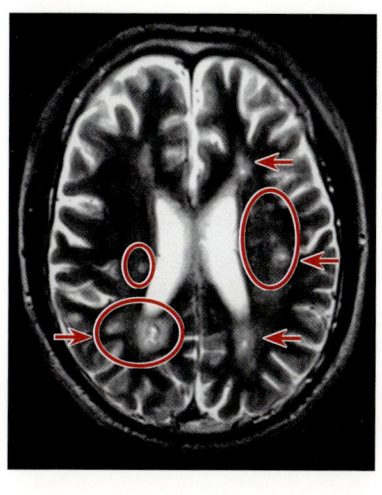

図 頭部MRI（T2）所見
円および矢印が病変部を示している．

2 年齢，リスクファクターなどが疾患の典型に合わない場合

例えば，意識障害の直接の原因としてCTで脳梗塞を指摘できたが，若年，あるいは脳血管障害のリスクファクターをみとめなかった場合には，脳梗塞の原因検索において奇異性脳塞栓を疑い，全身の精査を進める必要がある．

> ### One More Experience
> **若年の脳梗塞，リスクファクターもないのに…？？**
>
> 　36歳，女性．めまいと構音障害を主訴に来院．頭部MRI拡散強調像で脳梗塞と診断され治療を開始した．入院後の血液検査では異常値を認めず．経食道心エコーを実施したところValsalva負荷をせずに左房内へのマイクロバブルの流入を認めた．また胸部造影CTで左肺S8に肺動静脈瘻（pulmonary arteriovenous fistula：PAVF）を認めた．以上よりPAVFに伴う奇異性脳塞栓による脳梗塞と診断された．後日PAVFに対して外科的切除術が施行された．
>
> 　診断の決め手は，リスクファクターのなさ，若年性，そしてよくよく聞いて判明した「症状をくり返していた」という病歴であった．脳梗塞患者のなかには卵円孔開存やPAVFによる奇異性脳塞栓が含まれている[11]．その割合は脳梗塞のなかで4％程度とされる[12]が，疑わないと診断できないものの1つである．PAVFの症状は無症状のものから致命的になるものとさまざまであり，症状としては呼吸困難，喀血，チアノーゼ，脳梗塞，脳膿瘍などがある．既報告[13]によれば，塞栓術を行った76人のPAVF患者のうちで，症状を伴う脳梗塞は18％，TIAは37％，痙攣は8％に認められている．梗塞部位によっては意識障害を呈することがあるため，鑑別にあたって本症も念頭におく必要がある．

文献・参考図書

1) Perry, J. J., et al. : Sensitivity of computed tomography performed within six hours of onset of headache for diagnosis of subarachnoid haemorrhage: prospective cohort study. BMJ, 343 : d4277, 2011
   ↑カナダの11の三次救急病院における，頭痛患者に対するCTによるSAH確認の感度に関する検討．第3世代以降のCTでは感度，特異度ともに良くなっていることを示している．

2) Mullins, M. E., et al. : CT and conventional and diffusion-weighted MR imaging in acute stroke: study in 691 patients at presentation to the emergency department. Radiology, 224 : 353-360, 2002
   ↑救急外来受診患者を対象とした，CT, MRの脳梗塞診断の精度を比較検討したもの．

3) Ikeda, M., et al. Using vital signs to diagnose impaired consciousness: cross sectional observational study. BMJ, 325 : 800, 2002
   ↑バイタルサインに注目して収縮期血圧が90 mmHg以下は脳卒中の可能性が低く，170 mmHg以上は可能性が高いことを示した単施設研究．

4) Gurd, A. R. : Fat embolism: An aid to diagnosis. J Bone Joint Surg Br, 52 : 732-737, 1970

5) Johnson, M. J., et al. : Fat embolism syndrome. Orthopedics, 19 : 41-49, 1996

6) Muller, C., et al. : The incidence, pathogenesis, diagnosis, and treatment of fat embolism. Orthop Rev, 23 : 107-117, 1994

7) Robert, J. H., et al. : Fat embolism syndrome. Orhop Rev, 22 : 567-571, 1993

8) Fabian, T. C., et al. : Fat embolism syndrome: Prospective evaluation in 92 fracture patients. Crit Care Med, 18 : 42-46, 1990
   ↑4)～8)いずれも脂肪塞栓の頻度に関する検討．特に4)は脂肪塞栓の有名な診断基準の1つであるGurdの基準を提唱したもの．

9) Hwang, P. Y., et al. : The epidemiology of BCVI at a single state trauma centre. Injury, 41 : 929-934, 2010
   ↑鈍的頸動脈・椎骨動脈損傷（blunt carotid and vertebral artery injury）では，はじめは神経学的異常所見がなく経過観察中に症状が憎悪することが多いとされる．

10) Farris, A. A., et al. : Radiologic visualization of neck vessels in healthy men. Neurology, 13 : 386-396, 1963
    ↑平均年齢47歳の健常人ボランティアを対象とした検討で，頭部回旋により約9％に椎骨動脈の閉塞所見がみられた．

11) Kitagawa, K., et al. : Aortogenic Embolism and Paradoxical Embolism due to Patent Foramen Ovale and Deep Vein Thrombosis.Jpn J Neurosurg, 17 : 901-908, 2008
    ↑脳梗塞患者のなかに卵円孔開存やPAVFによる奇異性脳梗塞が含まれていると指摘した．

12) Reguera, J. M., et al. : Paradoxical cerebral embolism secondary to pulmonary arteriovenous fistula. Stroke, 21 : 504-505, 1990
    ↑奇異性脳梗塞の割合は脳梗塞のなかで4％ほどであった．

13) White, R. I., et al. : Pulmonary arteriovenous malformations: techniques and long-term outcome of embolotherapy. Radiology, 169 : 663, 1988
    ↑塞栓術を行った76人のPAVF患者のうちで，症状を伴う脳梗塞は18％，TIAは37％，脳膿瘍は9％，頭痛は43％，痙攣は8％に認められた．

14)「改訂第3版 外傷初期診療ガイドラインJATEC™」（日本外傷学会・日本救急学会 監．外傷初期診療ガイドライン第3版編集委員会 編），へるす出版，2008
    ↑外傷における3段階の「Survey（評価・査定）」のプロセスを明確に説明している．ACECのアプローチはこのガイドラインから多くのエッセンスを取り入れている．

Column

名人伝　～snap diagnosis～

堤　晴彦

　中島敦の「名人伝」という小説を読んだことはありますか？ 若い頃，この小説を読んで，物事を"極める"ということは，こういうことかと妙に納得したことを思い出します．

　なぜ，このような話をするかと申しますと，本書では系統的な診断法に力点を置いて執筆しておりますが，臨床の現場では，系統的に診るだけでなく，時には，見た瞬間に診断することも（snap diagnosis）重要だということを強調しておきたいという意味なのです．

　私が最も臨床に没頭していた頃には，"意識障害＋ショック"の患者を見た瞬間に「これは青酸カリだ！」と診断したことがあります．手がかりは，「呼吸状態が悪いのにSpO_2は悪くない」「職業が貴金属加工業」くらいでしょうか．現場にいた同僚は皆「？！」と呆れておりました．そして，皆の手が止まったときに，胃液を採取し10円硬貨に垂らし，ピンピカになっていくところを実演した次第です．系統的な診断に拘っていると，救命は覚束ないでしょう．

　そして，こんなことで驚いていてはいけません．私の診断能力が最高潮に達していたときには，救急隊からの要請電話が鳴った瞬間に，「これはCPAだ」とか「意識障害の要請だ！」とわかったくらいですから…（ホンマかいな…）．

　今の私は，「名人伝」の最終章の状態です．「エッ，意味がわからない？」，ぜひ，名人伝を読まれることをお勧めします（ネット上で読むことができます）．人間，物事を"極める"とどうなるかが，わかります（笑）．

Column

AEIOU TIPSはもう古い

堤 晴彦

　意識障害の診断に際して，見逃してはいけない，あるいは見逃しやすい疾患をリストにして覚えやすく工夫したものがいくつか作られております．最も有名なものが，AEIOU TIPS〔"アエイオウは意識障害鑑別のTIPS（秘訣）〕ではないでしょうか．私はこれまでてっきり，これは日本人のオリジナルであるとばかり思っておりました．今回，あらためて調べてみますと，何とCarpenterという人の著書からの引用であることがわかりました．実に1975年に発表されたもので，いまだに，しかも日本においても使われていることに大きな驚きを禁じ得ません．要するに，ほとんどこの分野の進歩がなかった，ということかもしれませんが…．

　ところで，世の中には，つねに新しいものを作り出すというエネルギーがみられるものです．1996年には，Handler and Huntによって新しい覚え方が提唱されております．それは，PET VICTIMSと言われるものです（表A）．しかしながら，結局，言い方が違うだけで本質的には同じようなものです．

　ところが，実は何と1994年に，本邦で画期的な意識障害の鑑別のリストが作られていたのです！

　それは，意識障害のアルファベット！（A to Z）（表B）．勿体ぶるのはやめましょう．実はこれは私共が作ったものです．以前ある出版社から「意識障害」についての原稿を依頼されたとき，いつまでも千年一日のごとくAEIOU TIPSではないだろう，それならわれわれの手で新しいリストを作ろうではないか，という単純な発想で作ったものです．医局員が集まって思い思いのことをワイワイ言いながらの作業でした．XとかYとかWあたりが，結構苦心したところです．なかなか素晴らしい出来ではありませんか．

　ところが，ところが，です．このすばらしい作品は，その後誰からも引用されず，世の中に全く普及することなく埋もれてしまっているのです．過去にも，多くの重要な研究が，あまりに早く発表されてしまったがゆえに，時代のなかに埋もれてしまったように…（これが普及しなかったのは，ただ単に，アルファベットで26個も覚えることが不可能であっただけの話ではないか，という人もいますが…）．

　本書では，「まずい！意識に障害，試して酸素」を使用しております．我ながら，良い出来と自画自賛しています．ダメでしょうか？！

〔LiSA，11（3）：320-322，2004より〕

表A　意識障害の原因の検索（PET VICTIMS）

P	Psychiatric disorder	（精神科疾患）
E	Eclampsia	（子癇）
T	Temperature	（体温異常：低体温，高体温）
V	Vascular problem	（血管障害：脳卒中，高血圧性脳症）
I	Intoxication	（中毒：医薬品，薬物，アルコール）
C	Cancer	（脳腫瘍）
T	Trauma	（頭部外傷）
I	Inflammatory prosess	（炎症性疾患，血管系の膠原病）
M	Metbolic	（血糖異常，電解質異常，尿毒症，肝性昏睡）
S	Seizure	（痙攣発作，発作後のもうろう状態）

表B　見落としやすい意識障害のA to Z

Alcoholism, Adams-Stokes synd. / Blood loss / CO$_2$ narcosis, CO intoxication / Drug intoxication, Aortic Dissection / Endocrine disorder / Fat embolism, Fulminant hepatitis / Gonadal disorder / Hypothermia, Hypoglycemia, Hysteria, Hyperviscocity syndrome / Insulin overdose / Jacksonian march / Ketoacidosis / Laryngeal edema / Myocardial infarction, Menigitis / Narcolepsy, Non-ketotic acidosis / Orthostatic hypotention / Psycological disorder, Postictal state / QT- prolongation synd. / Reye's syndrome / Subacute bacterial endocarditis, SLE, Syphilis, Sinus thrombosis, Sepsis / Thyroid disorder, Tention pneumothorax / Uremia / Vitamin deficiency, Vasculitis synd. / WPW syndrome / Xylocaine intoxication / Yakovlev circuit / Zoster encephalitis

（救急医学，18：525-528，1994より引用）

第2章

【ケーススタディ】
原因疾患への対応とコーマ・ルール

まずい！ 意識に障害，試して酸素

- ま)麻薬) 薬物・毒物中毒 …………… 72
- ずい)髄膜炎) 脳炎・髄膜炎，脳症 …… 80
- い)インスリン) 低血糖・高血糖 …… 90
- し)失神) 失神 …………………………… 99
- き)胸部大動脈解離) 急性大動脈解離 …… 109
- に)尿毒症) 腎不全と意識障害 ………… 116
- しょ)消化管) 消化器・内分泌疾患 …… 122
- う)うつ) 精神疾患 ……………………… 131
- が)外傷) 頭部外傷 ……………………… 140
- い)飲酒) アルコール …………………… 153
- た)体温異常) 体温異常 ………………… 164
- め)めまい) めまい ……………………… 173
- し)心筋梗塞) 急性冠症候群 …………… 184
- て)てんかん) 痙攣 ……………………… 192
- さん)酸素) 低酸素症 …………………… 204
- そ)卒中) 脳卒中（脳血管障害） ……… 211
- 脳腫瘍・悪性腫瘍／癌 ………………… 221

第2章【ケーススタディ】原因疾患への対応とコーマ・ルール

1

【ま】麻薬
薬物・毒物中毒

村岡麻樹

Point

・薬物中毒に限らず意識障害患者の初期診療では，ABCの評価を行う
・麻痺などの神経学的異常所見のない意識障害では薬物中毒を念頭におく
・病歴，現場状況，周囲からの情報収集がきわめて重要である
・対症療法が基本だが，呼吸・バイタルの観察は怠ってはならない

■ はじめに

筆者が医者になった頃は，「意識障害＝脳外科」というのが一般的な認識であったが，これを読んでいる読者のなかにはまさかそんな人はいまい．

実際，意識障害患者のなかでは脳神経領域ではない患者の方がむしろ多い（図）．ましてや麻痺などの神経学的異常所見がなければ，他の原因を考えた方がよい（くも膜下出血は注意＝後述）．

そのなかで薬物中毒は症例数も多く，意識障害患者の初療においては，常に念頭におくべき病態といえる．

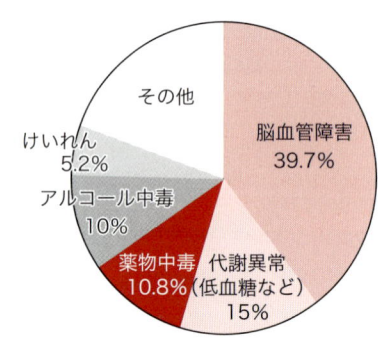

図　戸田中央総合病院における成人意識障害患者の原因分類（外傷は除く）

脳血管障害 39.7%
代謝異常（低血糖など）15%
薬物中毒 10.8%
アルコール中毒 10%
けいれん 5.2%
その他

Coma Rule

・脳卒中らしくない意識障害：意識障害でまよったら
　まっさきにトリアージ®
　まさか麻薬？（意識障害では常に薬物中毒を念頭に）
　まずは情報収集（病歴・状況聴取が最重要）
　ましてやSAHは忘れずに
・意識障害ではABCDT（バイタルサイン＋トリアージ®）

問題解決型ケーススタディ

症例　来院前情報呈示（ホットラインからの情報）

師走に入ったばかりの当直明け，朝の6時30分に救急隊よりホットラインが鳴った．内容は以下の通り．

60代の男性が自宅台所で倒れているところを家族が発見した．テーブル上に空のコップと約20錠分の錠剤の空包があった．

救急隊現着時の意識レベルはJCS Ⅲ-100で明らかな麻痺はなく，バイタルサインも異常なしとのことであった．全身冷感著明で腋窩温は30.6℃．既往歴に特記すべきことはないが，最近不眠で近くのメンタルクリニックに受診，投薬を受けている．

⇨ホットラインを受けて

「また薬中か…．不眠で処方されているのならベンゾジアゼピンだろうな…ま，20錠なら心配ないだろう．帰れれば帰したいな」そう思って受け入れを快諾したが不安も湧いてくる．

「そういえば低体温っぽかったな．冬の朝だからな…昨夜から倒れてたのかな．そうなるとVFにならないか心配だな．待てよ…脳血管障害の可能性も捨てきれないな．まあ，とにかくABCの確認と心電図モニター，あとは保温だな．除細動器もすぐに使えるように置いておこう」

● 来院時の状況

意識レベルJCS Ⅲ-100，GCS E1V1M5．疼痛からの逃避運動に左右差・上下肢差はない．血圧98/46 mmHg，脈拍54回/分，心電図モニター上は洞性徐脈．呼吸数22回/分，やや浅い．SpO_2は5 L酸素マスクで99％．瞳孔左右同大1 mm，対光反射はっきりせず．

全身冷感あり，直腸温は32.6℃．口角に流涎の跡がみられる．

テーブルの上にあった薬の空包はベンゾジアゼピン系抗不安薬21錠分で，薬手帳の記載と一致した．薬手帳によるとそれ以外の処方はなかった．

すぐに末梢血液検査所見と血液ガス分析の結果が得られた．BE-3.2の軽度代謝性アシドーシスと呼吸性代償がみられたが，それ以外には明らかな異常所見はなかった．

↳ まずABCDT

やや頻呼吸だが気道は保たれており，問題はなさそう．SpO_2もいい．顔を近づけると呼気にわずかな異臭がある気がする．なんの臭いだろう．何度か嗅ぎ直したがその後は臭わなくなった．

血圧は低めで脈拍も徐脈だ．ちょっといやだな．でも治療が必要な範囲ではない．低体温の影響もあるかも．慎重なモニター観察が必要だな．十二誘導心電図もとって

おこう．

　麻痺はなさそうだが，バイタルが落ち着いていれば頭のCTは撮って脳血管障害は除外しておこう．

　現時点では，ベンゾジアゼピンによる薬物中毒＋軽度低体温でも話は合いそうだ．ただ，あの臭いが引っかかるな．他の薬剤の可能性も含め，トライエージ®はやっておこう．

経過　急変への対応

　頭部CTを撮影中に，全身性強直性痙攣を起こした．心電図モニターではVTなどの変化はなかった．

　ただちに救急室に引き返しジアゼパムを投与し痙攣は消失した．その後十分に鎮静し気管挿管を行った．引き続いて経鼻胃管を挿入したところ，白乳色の強い臭気を伴う液体が排出された．血液生化学検査の結果が出た．コリンエステラーゼ活性の低下が認められた．

⇨ 診　断

　そうか，あの臭いの正体はこれだった．有機リン中毒．

　ただちにアトロピン硫酸塩とPAM投与を開始，胃洗浄して吸着剤を投与，このまま集中治療室へ．

　介入した警察が調査したところ，台所の棚にスミチオン®の瓶が置かれていた．

教　訓

- "ちょっと気にかかる"ことにこだわろう．→この症例では「臭い」「縮瞳」「徐脈」など
- 特に中毒の場合，本人や周囲からの状況聴取はきわめて重要．自殺企図の場合には他の薬剤や手段との複合も考慮が必要
- 原因不明の意識障害では突然のVTや痙攣，呼吸停止などに常に対応できるよう心得ておく必要がある

解説：薬物中毒による意識障害

1 初期診療のポイント

　中毒にかかわらず，意識障害の患者でまず行うことは呼吸・循環の確認，いわゆるABCの評価である．A（Airway）に問題があれば気道確保．B（Breathing）に問題があれば酸素投与や人工呼吸．ただし中毒においてAに問題がある場合には，時間の経過とともにBが悪化する可

能性が高いため躊躇せず気管挿管をした方がよい．C（Circulation）の異常に対しては輸液負荷や昇圧薬投与などの対応を行う．

また，アシドーシスや低体温，嘔吐による窒息や誤嚥など，ABCを脅かす状況の存在も考慮しなければならない．

2 診断のポイント

初期診療に続いて，意識障害の鑑別診断を行う．

❶ 身体所見

麻痺などの神経学的異常所見がある場合には脳血管障害を疑いやすいが，逆に神経学的異常所見がない場合には常に薬物中毒を念頭におく．また先に呈示した症例のように説明できない身体所見（臭い・瞳孔所見・徐脈・流涎など）を見逃さないように留意する．

❷ 状況聴取

薬物中毒の場合本人や周囲からの状況聴取が非常に重要であるため，少しでも疑う状況にあればなるべく詳細な状況を得るように努力する．また本人が会話可能な場合には，その後意識障害が進行する可能性があるので早めに病歴聴取をする．

また自殺企図の場合，他の薬物や手段との複合も考慮しなければならない．今回の場合は精神安定剤と農薬であるが，例えば薬物とアルコール，薬物と覚せい剤や麻薬，薬物と一酸化炭素などの可能性もあるので注意を要する．

❸ 画像診断

あらゆる意識障害に対してくも膜下出血は否定し難い．明らかに薬物中毒であるという確信がない場合には，（神経学的所見に異常がなくても）頭部CT検査は行うべきである．

❹ トライエージ®

あらゆる薬物を網羅しているわけではないが（表1），外来で短時間に簡単にできるため，非常に利便性が高い．診断の確定しない意識障害にはやっておくべきである．ただし，市販の風邪薬などで偽陽性に出たり，服用直後では検出されない，薬物常用者では陽性に出るなどの問題もあり，あくまでも診断の補助として使用すべきものである[1]．

> **MEMO ❶**
> 市販の風邪薬の成分で，「エフェドリン→覚醒剤」「コデイン→麻薬」と偽陽性に出ることがある．病院処方薬以外に市販薬の服用もチェックが必要である．

❺ 診断的薬物使用

ベンゾジアゼピン系薬物による中毒に対するフルマゼニル（アネキセート®など）や，麻薬

表1　トライエージ®により検出できる薬物と注意点

項目	薬剤	注意点
PCP	フェンシクリジン（幻覚剤）	
BZO	ベンゾジアゼピン	クロチアゼパム（リーゼ®），エチゾラム（デパス®）では感度が低い
COC	コカイン	
AMP	アンフェタミン メタンフェタミン	覚醒剤 感冒薬で偽陽性になることあり
THC	大麻	
OPI	オピエート（モルヒネ・コデイン・ヘロインなどの麻薬）	市販の鎮咳薬でも陽性になることがある
BAR	バルビツレート	
TCA	三環系抗うつ薬	

中毒に対するナロキソン（ナロキソン塩酸塩など）投与による覚醒によって診断がつくこともある．ただし両薬剤とも作用時間が短いので，覚醒しても時間の経過とともに再び意識障害，呼吸抑制をきたすことがある．診断的使用に留め，治療としては使用しない方が無難である．

3 治療のポイント

❶ 初期治療および対症療法

薬物中毒に限らず意識障害の患者ではABCの評価と，その後の呼吸循環管理を必要に応じて行う．特に薬物中毒の場合には，経時変化による意識・呼吸・循環の状態の悪化の可能性が高いため，慎重な経過観察を要する．

❷ 吸収の阻害

胃洗浄は胃内に残留する薬毒物を胃管により回収する手段である．飲んでから時間が経過するほど効果が下がるため，基本的には1時間以内に実施することが望ましい．しかしときに重大な合併症を起こすので，慣習的に漫然と行うことは許されず，適応を選ぶ必要がある[2]．適応と禁忌を表2に示す．

活性炭は緩下剤などとの組合わせで「万能解毒薬」と称されることがあるが，厳密には解毒薬でなく吸収阻害が目的である．

❸ 排泄の促進

強制利尿は古くから薬物中毒の治療として行われてきたが，現在ではバルビタール，サリチル酸などごく一部の薬剤を除いては効果がないとされている．しかし，脱水の補正・防止と腎血流量維持のための一定量の輸液は行うべきであろう．また血液吸着や血液透析も，薬物によっては考慮される．

表2 胃洗浄の適応と禁忌

●適応
次の3条件のすべてを満たすことが適応になる
①毒物を経口的に摂取していること
②大量服毒の疑いがあるか，毒性の高い物質であること
③胃内に多く残留していると推定できる理由があること

なお，活性炭投与が不適当な中毒症例（活性炭に吸着されない毒物，きわめて大量の服毒，麻痺性イレウス例など）は胃洗浄の最もよい適応である

●禁忌
①意識障害や痙攣を起こしている患者で，気管挿管されていない場合
②石油製品，有機溶剤（ただし，有機リン系農薬などでは気管挿管下に行う）
③酸やアルカリなどの腐食性物質
④胃の生検や手術を受けた直後で，出血や穿孔の危険がある場合
　胃切除後の患者
⑤明らかな出血性素因，食道静脈瘤，血小板減少症がある場合

日本中毒学会ホームページを参考に作成

表3 おもな拮抗薬と解毒薬

中毒物質	薬剤	ひとこと
ベンゾジアゼピン系薬剤	フルマゼニル	診断的投与は有効
麻薬	ナロキソン	鎮痛作用も除去する
アセトアミノフェン	l-アセチルシステイン	肝障害の予防 4時間毎に18回投与
有機リン	PAM アトロピン	できるだけ早期に使用 縮瞳が改善するまで使用
シアン化合物	亜硝酸アミル 亜硝酸ナトリウムおよび チオ硫酸ナトリウム	アンプルを破砕して吸入 併用すると相乗作用がある

❹拮抗薬，解毒薬

薬剤によって前述のフルマゼニルのほかPAMやl-アセチルシステインなどが用いられる（表3）．

4 麻薬・大麻・覚醒剤などによる意識障害

それぞれの詳細については成書[3]を参照されたいが，症状が比較的わかりやすい（他の疾患では説明しづらい）のと，周囲の状況から診断しやすいケースが多い．麻薬・大麻・覚醒剤ともにトライエージ®でも診断可能である．

これらの中毒はわかりやすい半面，痙攣や不整脈による急激な状態の悪化に注意しなければならない．特に麻薬中毒では呼吸抑制，血圧低下，意識障害などを起こしてから搬送されるこ

と[4]）やCPAでの搬送も多い．しかも興奮状態や錯乱状態を大勢で押さえつけたり，緊急に鎮静薬を使ったりすることも多いので，厳重な注意が必要である．

One More Experience

バルビツレートは要注意！

　バルビツレート（ラボナ®など）を多量に内服している場合は，呼吸抑制を起こす可能性が高いので要注意．バルビツレートはトライエージ®で診断可能である．

くも膜下出血の見逃しに注意！

　筆者は救急患者を見続けて20年になる．ほとんどのケースで脳血管障害とそれ以外の意識障害は判別できると自負しているが，くも膜下出血だけはわからない．薬物中毒として搬送された患者がくも膜下出血だった経験もある．あらゆる意識障害患者でCT撮影の余裕がある場合には，くも膜下出血だけは否定しておきたい．

Pros & Cons　賛成論　反対論

❖ 麻薬中毒に出会ったら

　麻薬4法すなわち①麻薬及び向精神薬取締法②大麻取締法③あへん法④覚醒剤取締法のなかでは，麻薬中毒者に関してのみ，都道府県知事への届け出が義務付けられている（表4）．しかしトライエージ®だけでは確定診断にならないし，警察が介入することが多いので，診察した医師が直接知事に届け出る機会はまずないといってよい．

表4　麻薬及び向精神薬取締法　第五十八条の二

医師は，診察の結果受診者が麻薬中毒者であると診断したときは，すみやかに，その者の氏名，住所，年齢，性別その他厚生労働省令で定める事項をその者の居住地（居住地がないか，又は居住地が明らかでない者については，現在地とする．以下この章において同じ．）の都道府県知事に届け出なければならない．

　一方警察への情報提供および証拠提出に関しては義務付けられていない．警察官が血液や尿などの検体提出を求めてくることがあるが，原則として本人の同意なしに検体を提出することはできない．一般人の犯罪告発の権利，公務員の犯罪告発の義務と医師の守秘義務との兼ね合いになる[5]）が，法的な統一がなされていない現在では施設ごとにある程度の基準を決めておくことが望ましい．

文献・参考図書

1) 守屋文夫：トライエージDOAスクリーニングの有用性と限界．中毒研究，21：273-283，2008
   ↑トライエージを行う際に一度目を通しておくことをお勧めします．

2) 岡田保誠，ほか：急性中毒治療における消化管除染の位置づけ．救急医学，29：507-512，2005
   ↑胃洗浄などの消化管除染について知識を整理しておく必要がありますね．

3) 「急性中毒標準診断ガイド」（日本中毒学会 編），じほう，2008

4) 岩崎康孝，黒澤尚：麻薬および抗精神薬中毒治療の現状と問題点．中毒研究，6：131-135，1993
   ↑中毒治療の問題点がわかりやすく列記されています．

5) 清田和也，ほか：覚醒剤中毒患者の警察への通報について．中毒研究，21：429-430，2008
   ↑臨床で巡り合う疑問をわかりやすく解説しています．

Column

原因は必ず既知の疾患である

堤　晴彦

　今から20年数年前の話である．ある学会で，ある施設から「原因不明の意識障害例の臨床的検討」というような名前の演題が発表されました．私は，たまたまその会場内に座っていたのですが，学会のプログラムを開いてこの演題名を見た瞬間，本能的に「この演題は危ない！」と察したのでした．案の定，口演が終わるや否や，座長が言葉を発する前に，フロアーから一斉に手があがり，演者は「滅多打ち」になっておりました．終いには，「結局，原因が不明というなかには検査が不十分であったというものが少なからず含まれている，ということですよね！」と言われる始末．

　このような質問が出る背景には，「意識が障害される場合には，必ず原因がある．」そして，「その原因は既知の疾患である．」という理論上の"観念"が皆頭のなかにあるからでしょう．でも，臨床医の感覚としては，「原因不明の意識障害」は，少なからず経験しますよね．そして，「原因不明の意識障害例では，その予後は良好である．」という印象をもっております．

　そして，この話にはさらに"オチ"があります．このとき，最も凄かったのは，そのときの座長でした．実は，その座長はその演題の共同演者だったのです．しかしながら，その座長，顔色を少しも変えることなく，涼しい顔で，これらの質問に対応しておりました．これに対して演者の方は，「ムッ」とした表情で…（この演題を発表しろと言ったのは，あなたではないですか，私はやりたくなかったのに）…というような表情を浮かべ，座長を見つめておりました．

　いつの時代にも不条理なことはあるのです…．

第2章 【ケーススタディ】原因疾患への対応とコーマ・ルール

髄膜炎
脳炎・髄膜炎, 脳症

熊井戸邦佳

Point
- 髄液糖は通常, 血清糖の60％〜80％である.
- 炎症の治療とともに脳の保護を同時に行っていくことが重要
- 年齢を問わず積極的に脳圧モニターを設置しよう

■はじめに

　発熱に意識障害となれば, 発熱＝炎症そして意識障害＝脳疾患と, まずは単純に思いを巡らせる. そして, 脳の炎症＝髄膜炎・脳炎と考えを進めていく. そう, まずは物事を単純に考えることである. そうすれば, 発熱と意識障害をきたす状態では, 髄膜炎や脳炎は必ず考えなくてはならない病態だと結論付けられるのである. さらには, それらの症状が急激に生じた際には非常に怖い, 死に至る病態が隠れていることを予想しなくてはならないのである.

Coma Rule
- 髄膜炎や脳炎は, 疑ったら, ルンバール（腰椎穿刺）
- 腰椎穿刺をするときに, 「困ったら脳外科医に相談を」
- 「右手にルンバール針, 左手にはマニトール（グリセオール）」

問題解決型ケーススタディ

症例　来院時の状況

　16歳男性. クラブ活動中に, 急に頭痛と発熱を生じた. すぐに近医に搬送され, 髄膜炎と診

断された．入院し，抗菌薬の点滴静注による治療を受けた．一時，改善傾向を認めたが，発症5日目から痙攣発作が出現した．抗痙攣薬による治療を行ったが，痙攣はおさまらず，痙攣重積状態となった．翌日，鎮静下に気管挿管され人工呼吸器管理された状態で当院に転院してきた．

> **何を考えるか**
>
> この経過から研修医の三田（ミタ）君は以下のように考えた．
> ① 頭痛・発熱をきたす疾患はいろいろ考えられるが，まず考えなくてはいけないのは髄膜炎・脳炎である．上記のそのまんまの思考を試ミタ（でも正解）
> ② 先行する感染はあったのか：中耳炎・蓄膿症（副鼻腔炎）などからの細菌性の感染を考えてミタ
> ③ 風邪をひいたりしていなかったか：ウイルス性の感染を考えてミタ
> ④ 随分と急な症状の変化だし，抗菌薬は効いていないのかな：ウイルス性かな，抗菌薬が当たっていないのかなと考えてミタ
>
> **シニアレジデントの反応**：頭痛・発熱で髄膜炎・脳炎は考えているようだな．

● 入院時所見

意識レベルJCS 300，GCS E1VtM1，瞳孔差なく瞳孔径3 mm，対光反射：迅速，**項部硬直は認めなかった**．体温40℃，血圧117/57 mmHg，脈拍144回/分，呼吸数12回/分，**酸素飽和度84％**（酸素10L投与）であった．

> **ミタ君の思考**：
> この意識障害はどう考えようかな．
> 深昏睡だが，対光反射は保たれている．中脳は機能しているとミタ．
> 自発呼吸もあったとのことだし，延髄の機能も保たれているとミタ．
> つまり，脳幹の機能は保たれているようだ．
> 痙攣も続いていたようだし，痙攣による意識障害が主体とミタ．
> ちょっと酸素飽和度が低いのが気になる．肺炎でも合併しているのかな？
>
> **シニアレジデントの指導**：
> 「バイタルは安定しているようなので採血と画像検索に進んでいこう．炎症所見のチェックと頭部CT検査をしよう．もちろん血糖チェックも忘れずにね．CTは造影検査もするよ．胸部X線とついでに胸腹部もCTで検査しよう」
>
> **ミタ君の疑問**：
> 「血糖チェックを忘れずに」って，こんなに若くて糖尿病でもないだろう！
> ま，一連の採血には入っているからいいか．
> それから，項部硬直もなかったなあ．なんでだろう．調べておこう（MEMO1）．

> **MEMO ①** 髄膜炎といえば，髄膜刺激症状：項部硬直，Kernig 徴候，Brudzinski 徴候と考える人が多いと思う．しかし，項部硬直は感度 30％，特異度 68％，Kernig 徴候は感度 5％，特異度 95％と**臨床的意義は高くない**のである[1]．

経過1 検査所見①

血液検査：

白血球数	7,000 / μL	腎機能	正常
赤血球数	428万 / μL	CRP	4.3 mg/dL
血小板数	10.7万 / μL	CPK	7,489 IU/L
肝機能	正常	血清糖	122 mg/dL

入院時画像所見：頭部単純CT検査では軽度の脳浮腫を認めたのみであった．
　　　　　　　　頭部造影CT検査にて**髄膜の増強所見**を認めた（図1）．
　　　　　　　　胸部CT検査では右肺炎の所見を認めた．

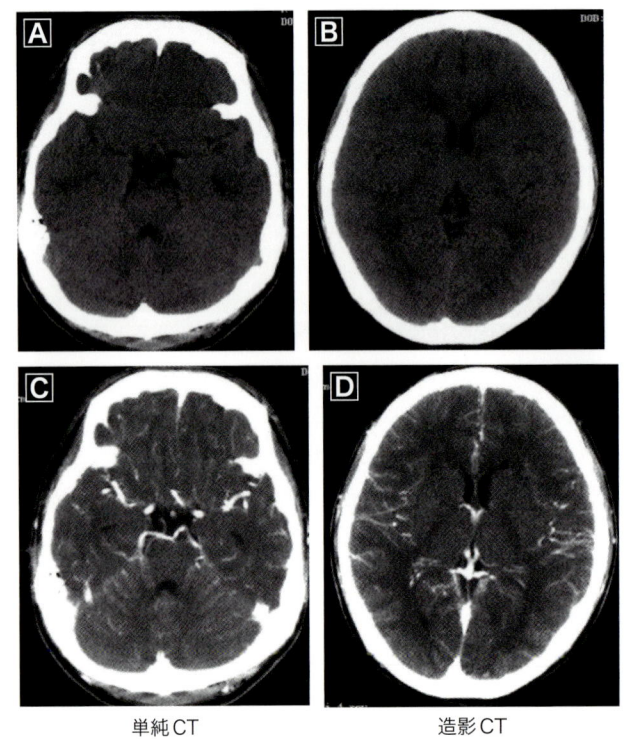

図1　初診時のCT所見
A, B) 頭部単純CT所見 & C, D) 頭部造影CT所見
全脳にわたり脳表が脳溝に沿って造影されている

単純CT　　　　造影CT

→ **シニアレジデント**：白血球数とCRPから，炎症所見は肺炎も含めてひどくはないようだね．
　　　酸素飽和度低下の原因が肺炎の併発だとわかったね．

CTでの髄膜増強所見から髄膜炎があることはかなり確定的だね．
CT画像上は**鞍上槽**も確認できるし，**脳圧**も極端に高くはなさそうだね．
では，髄膜炎がかなり強く疑われるので，腰椎穿刺をしよう．
脳外科の先生にも連絡して，来てもらおう．
ミタ君：ルンバールなら僕にもできますよ．
シニアレジデント：もちろんだよ．でも，もし脳圧が異常に高かったらどうする．
そんなときには，われわれだけでは対応しきれないだろう．
ミタ君：はい，わかりました．すぐ連絡します．

> **MEMO 2** 脳神経外科医には，たいてい術後の感染の経験がある．こうした頭部手術後の感染症や開放性の頭部外傷による感染症には，意識障害・発熱・痙攣発作はつきものである．意識障害，特に昏睡状態や錯乱状態となっている患者を前に，落ち着いて対応するというのはかなり難しいと思われる．異常に脳圧亢進している場合の対応は，脳外科医なしでは考えられないのである．

経過2 検査所見②

髄液検査の結果：髄液の培養検査も同時に提出した．

初圧	180 mmH$_2$O
色調	無色透明
細胞数	306/mm^3・好中球優位
タンパク	63 mg/dL（高値）
糖	123 mg/dL（高値：血清糖122mg/dL）

➡ ミタ君：細胞数が高い，好中球が優位なことから，髄膜炎それも，細菌性髄膜炎かな？でも，細菌性では髄液糖が低くなると聞いていたが？合わないなあ．
シニアレジデント：髄膜炎が確定したね．しかもウイルス性か！
なんでシニアレジデントはウイルス性と決めつけたのか？（MEMO3, 4）に注目

> **MEMO 3** ここで注目：**髄液糖は血清糖を考慮する．**
> 髄液糖は通常，血清糖の60％～80％であることを覚えておこう．
> つまり，この症例は血清糖が122 mg/dLであるため高値と判断できたが，血清糖が高値となる糖尿病等の状態では血清糖との比較が必要となる．例えば血清糖200 mg/dLならば123mg/dLでも正常の判断になる．

また、髄液がtraumatic tapによって血性になっても血液が混じったならば血液中の赤血球と白血球の割合の分は白血球が存在してよいことになる。つまり、血中の赤血球数が400万/μLで白血球数が7,000/μLのときには、髄液中赤血球数が4,000あれば髄液には白血球は血中値の1/1,000の7はあってもよいことになる。簡単な計算である。

> **MEMO ④ みんなの常識？：ウイルス性の髄膜炎の髄液所見は単核球優位？**
> 実は病初期にはウイルス性の髄膜炎でも多核球優位となることがある。

こうしたことを考え、急激な変化を前提に前医での抗菌薬無効を考慮して、髄液所見からウイルス性髄膜炎の診断を行ったのである。後日確認された髄液の培養の結果でも、菌は認められなかった。

↳ 治　療[2, 3)

① すぐに抗ウイルス薬のアシクロビルの投与を開始した
② 肺炎もあり、二次感染の可能性もあるため抗菌薬を髄液移行の良いCTX（またはCTRX）にVCMを併用しよう（前医ではカルバペネムが使われていた）（**Pros & Cons**）。
③ 脳圧管理は非常に大事である。脳圧が高まり**脳ヘルニア**を生じてしまってはいけない。これをできる限り防がなくてはならない。**脳圧モニター**を設置しよう（大がかりではないが**脳外科医の応援のもと、手術が必要**である）

最終経過

臨床経過と転帰：

症例は脳圧が異常に高い状態が続き治療に苦慮したが、長期にわたりしっかりとした脳圧管理が行われた。患者は命を落とすことなく経過したが意識障害を強く残した状態で他院に転院となった。

Pros & Cons 賛成論 反対論

❖ 髄膜炎へのステロイドの使用

細菌性の髄膜炎の診療に関してはガイドラインが提示されている[4〜6)]。

細菌性髄膜炎にはガイドラインに示されているように副腎皮質ステロイドを併用する。

ウイルス性髄膜炎に対する**ステロイド**の使用は是非が分かれるところである。症例では使用していない。しかし、その使用に関しては現在も議論がありtrialが行われ検討されている最中である[7)]。

解説：脳炎・髄膜炎治療の基礎知識

　以前は，といってもかなり古い話ではあるが，意識障害といえば脳神経外科医が呼ばれていた時代に原因不明の発熱と軽度の頭痛と意識障害で運ばれ入院となった患者が急激な意識障害の進行と痙攣重積状態，さらに脳圧亢進による脳ヘルニアをきたした．すぐに緊急手術で両側の大開頭による外減圧術を行ったが救命できなかったという苦い経験がある．

　読者の方々には，現場で少しでも慌てないようにするために，以下に基礎知識として知っていただきたい項目を述べていくこととする．

1 脳の特徴を知ろう

① **脳は守られている**：脳は柔らかい．といっても木綿豆腐ぐらいの硬さはあるが，周囲全体を骨により守られているのは脳および脊髄だけである．そして，脳脊髄液の中に脳は浮いている．そうか．まるで，培養細胞のようではないか．

　しかし，安心しすぎたのか．

② **脳には免疫機序がない．白血球すらいない**

　培養細胞では少量の抗生剤で雑菌の繁殖を抑えているのに．

③ **でも，BBB（血液脳関門）があるじゃないか．と反論される方には**

　その通り．しかし，

④ **抗菌薬も BBB があって脳へは届きにくい．**

　と言い返せるのである．

　こうした脳の特徴は大事である．

　次に，髄膜炎や脳炎は要所を押さえて，疑うことが大事である．そして，「**疑ったら，ルンバール（腰椎穿刺）**」と覚えておこう．

　しかし，脳圧が非常に高いことが予想されたならば，「脳圧亢進時の腰椎穿刺は，禁忌」を思い出してほしい．そんなときには，「**困ったら脳外科医に相談を**」を合言葉に，気軽？に相談してみよう．

2 治療上の問題点

① 痙攣発作が発熱に加えて起こってきたならば，髄膜炎・脳炎を強く疑い，即，抗痙攣薬による治療を開始しなければならない．こうした際の痙攣は脳の高温・異常活動によるエネルギーと酸素の過剰消費と合わさり，その後に続く脳のダメージを増悪させる原因となる．

② 脳の炎症に対する治療は，原因がつかめれば開始可能だが，脳は機能を温存させることが重要である．

　つまり，**炎症の治療とともに脳の保護を同時に行っていくことが重要**となる．

　こうした状況を何かに例えて言えば

　BBB という鉄壁の城壁の中，安心しきった王（脳）は，城壁の外に護衛隊をも派兵していた．

その手薄になった防衛の隙を突いて空と地下から外敵がやってきた．といった状況である．
敵には2つの場合があった．

1つは細菌性：相手の弱点がわかるまでは通常の部隊 all rounder（empiric therapy：経験的治療）で対応しなければならない．相手の弱点がわかれば専門部隊をつくり攻撃し撃退する（培養および感受性検査で使用抗菌薬を決める）．

2つ目はウイルス性：映画「バイオハザード」のように次々とゾンビ化し増殖していく相手だが，ワクチン部隊が間に合えば事態は収束できる．そういえば映画でも世界中がゾンビ化していたなあ．罹ってしまっては遅い！そこで特効薬の出番だ．そう，抗ウイルス薬がある．アシクロビル（Acyclovir：Acv）と，その無効例に対するビダラビン（Adenine-arabinoside：ara-A）である．間に合うのか？

実際にはその他の場合や，城壁内の王の親衛隊も強いとは限らないわけである．
そこで，相手を知ることが重要なことがわかる．

ここで復習．
頭痛・発熱で，髄膜炎？・脳炎？…「**疑ったら，ルンバール（腰椎穿刺）**」という言葉を覚えていただきたい．
この際，必ず脳外科医に一言相談しておこう．
そして，「**右手にルンバール針，左手にはマニトール（グリセオール）**」を準備する．

> **MEMO ⑤**　実際の腰椎穿刺の際には，採取量より多量の髄液が硬膜外腔へ流出することは覚えておこう．通常の圧測定管では一本で 200 mmH$_2$O まで測定できる．そこで，それ以上は測定せずに終了しよう．

Pros & Cons　賛成論　反対論

❖ これは邪道？

腰椎穿刺時に細菌性髄膜炎を強く疑ったときにゲンタシンの髄注を行うことがある．
抗菌薬の髄注は行われるが，種々の抗菌薬のなかで経験的によく使用されるのは，ゲンタシンであろう．他の抗菌薬の髄注では痙攣の合併がよく見られた．しかし，ゲンタシンもほんの5 mg 程度を十分に希釈しての注入といった手段でしか行ってはならない．
こうした報告がなされたのは40年近く前である．ABPC や CET を 50 mg 程度髄注した報告がある．アミノグリコシド系は静注ではほとんど髄液移行がないことが報告されている[8]．

こうした情報をしっかり頭に入れた状態で腰椎穿刺は行われる．
もし，はじめから非常に脳圧が高いことが懸念された場合，救命の意味での両側**減圧開頭**を行

う必要が出てくることもある．この減圧開頭の際に術野から髄液を採取することは可能である．以上におけることは治療に直結することである．

3 脳の保護と脳圧モニター

次に大事なことは王（脳）を守ること，つまり，脳の保護である．

王がパニックを起こしたり（痙攣），状況を悲観して自殺したり（脳ヘルニア）しないように配慮しなくてはならない．

① 痙攣が起きると，通常に比べ脳に余計な活動が起こることになる．そのため，相対的脳虚血が生じ，Todd麻痺といわれる麻痺や意識障害を生じたりする．そこで，抗痙攣薬の投与が必要である．

② 脳ヘルニアの予防は脳外科医の永遠のテーマである．脳出血や脳梗塞等の血管障害や脳腫瘍，頭部外傷，水頭症に至るまで緊急手術の対象となるのは，この脳ヘルニアを未然に防ぐためである．ここに，脳炎・髄膜炎という脳圧亢進状態を強く引き起こす病態も加わる（図2）．

脳ヘルニアの予防には脳圧のコントロールが重要であり，脳圧を正確に測定し適宜対応することが必要となる．

小児ではとかく敬遠され，大人でさえも敬遠されがちな脳圧モニター装置の設置であるが，あえて，「**年齢を問わず積極的に脳圧モニターを設置しよう**」と提言したい．

脳圧モニターは4〜5日以降は感染の可能性が高まるとされている．しかし，脳の感染症の症例に長期間挿入し，良好な結果を得た症例を自験例ではあるが報告した[9]．こうした脳圧測定の技術のない時期に初めに記載したような治療困難であった症例も経験した．

各施設で，脳圧を測定できるようにしよう．

4 その他のポイント（抗菌薬，MRI）

治療は成書を見ればよい．

抗菌薬には**組織内移行性**の問題があるが，上述したように抗菌薬の髄注は非常に限定されている．細菌性の髄膜炎には当初は髄液移行の良い第3世代セフェム（CTXまたはCTRX），カル

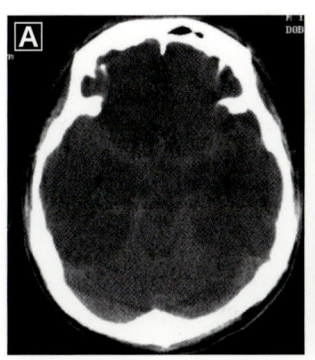

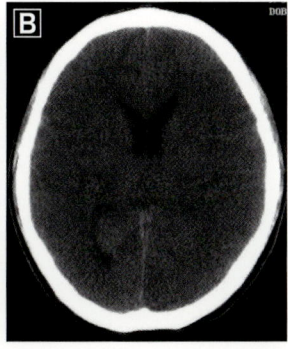

図2　脳圧モニター開始時の頭部CT所見
脳圧亢進による鞍上槽の消失（A），および脳溝の消失（A, B）を認める

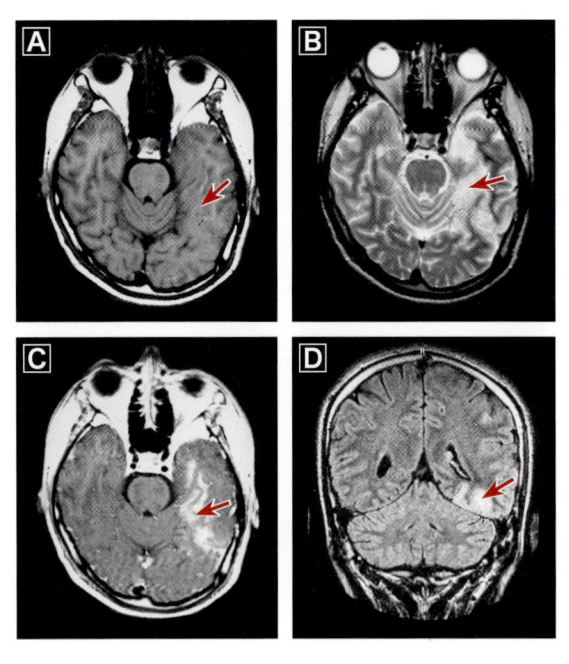

図3 ウイルス性髄膜炎MRI画像
A）T1WIでは左側頭葉の皮質部に腫脹を認める．B）T2WI左側頭部の皮質に高信号域を認める．C, D）造影MRI T1WIでは腫脹部の皮質に沿った造影効果を認める．

バペネム（PAPM/BPまたはMEPM）を選択する．こうした治療に関しては日本神経感染症学会，日本神経治療学会，および日本神経学会からガイドラインとして提示されている[4~6]．

ウイルス性に関してはMRI（単純および造影検査）による画像診断が可能な場合がある．経験例の画像を提示する（図3）．ヘルペスウイルスによる髄膜炎例であるが，時に急激な脳腫脹により死に至る例もあり，初期治療をしっかりしなくてはならない．

また，脳炎が限局した**膿瘍**は時に脳腫瘍と診断を誤ることがある．この際はMRIの**DWI：拡散強調画像**が非常に診断に有用な情報を提供してくれる．膿瘍は高輝度を呈す．稀に腺癌の脳転移で同様の所見を呈することがあるので気を付ける必要がある．画像情報に関しての文献も多数見受けるが特にMRI画像に注目している[10]．こうした治療が終わった後にも**水頭症**の合併に気を付けなければならない．

以上，本項が読者の治療の一助になれば幸いである．

文献・参考図書

1) 田代 淳，田代邦雄：神経症候，髄膜刺激徴候．Clin Neurosci, 23：742-743, 2005
   ↑髄膜刺激徴候に関して，感度と特異度を文献的に報告している．

2) 亀井 聡：単純ヘルペス脳炎．Clin Neurosci, 28：267-270, 2008
   ↑単純ヘルペスウイルスの診断治療に関して2008年の米国感染症学会のガイドラインを踏まえ概説している．

3) Tunkel, A. R., et al.：The Management of Encephalitis: Clinical Practice Guidelines by the Infectious Diseases Society of America. Clin Infect Dis, 47（3）：303-327, 2008
   ↑2008年の米国感染症学会が公表した脳炎の診療ガイドラインである．

4) 「細菌性髄膜炎の診療ガイドライン」（日本神経治療学会，日本神経学会，日本神経感染症学会 監，細菌性髄膜炎の診療ガイドライン作成委員会 編），2007
   http://www.neuroinfection.jp/pdf/guideline101.pdf

5) 日本神経治療学会ホームページ：「細菌性髄膜炎の診断ガイドライン」（日本神経治療学会，日本神経学会，日本神経感染症学会 監，細菌性髄膜炎の診療ガイドライン作成委員会 編） http://www.jsnt.gr.jp （Top＞ガイドライン・標準的神経治療）

6) 日本神経学会ホームページ http://www.neurology-jp.org/guidelinem/zuimaku.html

↑4)～6) 細菌性髄膜炎に対し本邦で2007年に日本神経治療学会・神経学会・神経感染症学会が合同で作成した診療ガイドラインである．書籍としては医学書院より出版されているが，提示したホームページに記載されている．

7) Martinez-Torres, F., et al. for the GACHE Investigators : Protocol for German trial of Acyclovir and corticosteroids in Herpes-simplex-virus-encephalitis (GACHE) : a multicenter, multinational, randomized, double-blind, placebo-controlled German, Austrian and Dutch trial [ISRCTN45122933]．BMC Neurol, 8:40 : 2008

↑単純ヘルペス脳炎に対するステロイド併用の有効性に関する他施設無作為二重盲験である．期間は2006年10月から2011年7月．結果は未発表．

8) 神田龍一：抗生剤の髄腔内投与に関する臨床的研究．Neurol Med Chir, 18, PartII：733-741, 1978

↑当時の抗菌薬を髄腔内投与した際の濃度，安全投与量を検討している．

9) 熊井戸邦佳，堤　晴彦，ほか：2週間にわたり頭蓋内圧の著明な変動を認めた重症髄膜炎の1例．脳死・脳蘇生，22（3）：163-166, 2010

↑自験例で，脳圧モニターを長期留置した重症髄膜炎の症例報告．

10) Nickerson, J. P., et al. : Views and Reviews ; Neuroimaging of Pediatric intracranial infection— Part 1: Techniques and Bacterial Infections. J Neuroimaging, 2012（Epub ahead of print）

↑小児の頭蓋内感染症の画像診断に関しての所見とレビューである．

Column

捜査（診断）の基本は"現場（問診）100回"

中田一之

　意識障害の原因が不明である症例の検索には，難渋することが少なくありません．詐病やヒステリーといった症例は，純粋な医師ほど見つけることは困難であるかもしれません．しかし，自然科学者であるわれわれ医師は何事にも疑ってかかることが重要です．

　一方，原因疾患（物質）が稀である場合に，これを特定するためにはどのようにすればよいのでしょうか？"多くの疾患を鑑別としてあげる臨床能力を有する"こと，"特殊な検査手段を有している"ことなどがあげられるでしょう．ではER診療に従事する若き医師は，どのようにすればよいのでしょうか？1つには勇気をもって上級医に相談することです．他の病院の救急医や専門医と連携することも有用でしょう．もう1つ，若い熱心な医師だからこそできることがあります．それは，徹底した情報の収集です．経験豊富な医師は時として"原因疾患を決めうち"したり，（自分の力量では困難と判断すると）検索をあきらめたりする場合があります．しかし，一生懸命情報を収集した結果，意外なところから疑問がほつれたりすることがあります．一例をあげると，「原因不明の若い意識障害患者，経過観察中に腎不全が急速に進行」⇒"エチレングリコール（車の不凍液に使用される）の摂取"が原因でしたが，本例の診断は多方面から熱心に情報収集したことにより診断が可能でした．結果を知るとなるほどと思うのですが，それ以上にくり返す問診でこれをつきとめた医師には"見習うべきものがある"ものだと感じさせられました．

第2章 【ケーススタディ】原因疾患への対応とコーマ・ルール

3 ⓘインスリン
低血糖・高血糖

谷崎眞輔

Point

- いかなる原因の意識障害の場合でも，まずは血糖値を測定するべきである
- 低血糖，高血糖いずれの場合でも，その背景にある原因を見逃さない
- 糖尿病性昏睡の治療では，脱水補正，インスリン投与，電解質補正が重要である

■ はじめに

　意識障害の鑑別において血糖異常の認識が重要であることはいうまでもない．特に，低血糖の認識および補正は意識障害の初期診療における大原則である．本項では，低血糖および高血糖による意識障害の診断，治療について解説する．

Coma Rule

- 何はなくともまずはデキスター
- 原因は1つとは限らない

問題解決型ケーススタディ

症例　来院前情報

　独居の65歳男性．自宅で倒れているところを，訪問した隣人により発見され救急要請された．既往については詳細不明．意識レベル200/JCS，血圧130/80 mmHg，脈拍数115回/分，SpO_2 100％（酸素マスク10 L/分吸入下），麻痺は不明との救急隊の報告．あと5分で到着予定．

⇨ **何を考える？何をするべき？**

意識障害をきたす疾患は多岐にわたり，鑑別のためにさまざまな検査を行う必要がある場合も多い．しかし，**意識障害の鑑別診断は，まず血糖値の測定からはじめるのが鉄則である**．到着までに呼吸循環安定化に必要な気道確保などの準備に加えて，血糖迅速測定器（デキスター）を必ず用意しておく必要がある．

来院時の所見

意識レベル 100/JCS，血圧 120/85 mmHg，脈拍数 120回/分，SpO$_2$ 100％（酸素マスク10 L/分吸入下），体温 37.4℃．瞳孔の左右差なし．結膜貧血・黄疸なし．呼吸音，心音ともに明らかな異常なし．腹部圧痛ははっきりせず．褥瘡なし．明らかな麻痺なし．デキスターは「High」との結果に．

⮕ **所見から何を考えるか？次はどうするか？**

少なくとも低血糖による意識障害は否定的で，ブドウ糖補充を急ぐ必要はないと思われる．しかし正確性を期すため，静脈血による血糖測定を行い，正確な血糖値を知る必要がある．高血糖による意識障害〔**糖尿病性ケトアシドーシス（diabetic ketoacidosis：DKA）**および**高血糖高浸透圧症（hyperglycemic hyperosmolar state：HHS）**〕の鑑別のために，血液ガス分析や尿検査も必要であろう．また高血糖をきたす背景疾患が潜んでいないかの検査も必要となる．

経過 検査結果

WBC	16,000 /μL	γ-GTP	89 IU/L	Cl	92 mEq/L
RBC	4.98×10^6/μL	Amy	36 IU/L	Ca	10.0 mg/dL
Hb	14.6 g/dL	CK	275 IU/L	CRP	20.8 mg/dL
Plt	116×10^3/μL	TP	5.7 g/dL	Fib	321 mg/dL
T-Bil	0.6 mg/dL	Alb	3.5 g/dL	FDP	19 μg/mL
AST	76 IU/L	BUN	25 mg/dL	PT-INR	1.5
ALT	80 IU/L	Cre	1.2 mg/dL	血糖	963 mg/dL
LDH	444 IU/L	Na	133 mEq/L		
ALP	298 IU/L	K	4.3 mEq/L		

動脈血液ガス分析（酸素マスク10 L/分吸入下）：pH 7.366，PaCO$_2$ 42 mmHg，PaO$_2$ 246 mmHg，HCO$_3^-$ 21 mmol/L，BE －0.1 mEq/L

尿検査：糖（4＋），蛋白（2＋），ケトン体（－），潜血（＋），白血球反応（－），白血球 5～15/高視野，細菌（－）

胸部単純X線写真：明らかな浸潤影やうっ血，心拡大なし．特記すべき所見なし．

心電図：洞性頻脈，心拍数 120回/分．明らかなST変化なし．

脳CT検査：明らかな出血性変化なし

⮕ 以上の結果から何がわかるか？

アシデミアおよびケトン体を伴わない高血糖であることが判明し，高血糖高浸透圧症による意識障害の可能性が高いと考えられ，生理食塩水輸液による脱水補正を開始した．またこの段階では貧血，腎疾患，肝疾患，急性冠症候群，頭部外傷による意識障害の可能性は低いと考えられる．血液検査では高CRP血症を認めており，高血糖に影響している可能性が高いと思われる．なお高CRP血症の原因として尿路感染は少なくとも否定的であり，肺炎を積極的に示唆する所見には乏しい．したがって血液培養採取は必須であろう．

最終経過　その後の経過

1時間で1,000 mLの生理食塩水輸液を施行したところで，血糖値を再検してみると883 mg/dLであった．カリウムが4.1 mEq/Lであるのを確認し，レギュラーインスリン5単位/時で持続静注を開始した．その1時間後の血糖値は810 mg/dLと改善傾向が全くなかった．改めて診察してみると，項部硬直があるかも!? 髄膜炎か!? 血培はもう取ってある．すぐに抗菌薬投与をしよう！髄液検査もしなければ！（2-2髄膜炎も参照）

髄液は外観上混濁しており，細胞数は1,032/3，多核球優位との結果であった．後に判明した髄液・血液培養の結果ではクレブシエラ桿菌陽性であった．

教訓

- 血糖異常による意識障害の場合は，誘因として特に感染症を見逃してはならない．また，意識障害をきたす原因が血糖異常以外にもないかどうかを常に考えながら診療にあたる必要がある．感染症が存在する場合の血糖異常は，治療に抵抗性であることはよく経験する．
- また，この症例については家族がおらず，隣人などからの情報量が少なく，意識回復後に患者本人より糖尿病にて通院歴があることが聴取された．

解説：低血糖・高血糖の診断と治療

いかなる原因であっても，意識清明でない場合にはまず簡易血糖測定器で血糖値を測定するべきである．低血糖で麻痺や痙攣など神経局在症候を呈することがあることを知っておくべきである．低血糖や高血糖をきたす疾患の鑑別よりも，まず低血糖による意識障害かどうかを確認することが先決であり，**低血糖が確認されたのならば早急に補正を行う必要がある**．治療のタイミングを逃すと低血糖遷延により不可逆的な脳障害（低血糖性脳症）を引き起こすのみな

らず，場合によっては心肺停止に至ることもある．したがってより生命予後の悪い低血糖による意識障害を否定してから次の鑑別診断へ進める．

また糖尿病の既往歴があることが事前に判明している場合にも，血糖異常による意識障害をまず考える．患者本人もしくは家族から糖尿病の既往歴の情報を得る場合も多いが，既往歴を把握していない患者や関係者もいるため，処方箋や薬手帳，薬剤の入っている薬包などに糖尿病に関係する薬が入っていないか確認する．また最終食事摂取時間と血糖降下薬使用のタイミングも重要である．

血糖異常に先行する下記の症状の有無も診断のてがかりとなる．

　　低血糖：冷汗，動悸，手指の振戦など
　　高血糖：嘔気・嘔吐・腹痛などの消化器症状，全身倦怠感，口渇感の増悪

アルコール依存者の意識障害では，アルコール中毒や頭部外傷だけでなく，低血糖を常に原因として考慮しておく．アルコール依存者は食事を十分に摂取しておらず栄養失調状態にあることが多く，アルコール摂取によりアルコール性低血糖を起こす．

1 病態の解説

ブドウ糖の摂取量は時間によって非常にばらつきがあるため，血糖値を維持するためのさまざまな調節機構（グルカゴン，カテコラミン）が存在する．したがって低血糖はこれらの防御機構をもってしても防ぐことができない，きわめて重篤な状況であることを認識しておく必要がある．

糖尿病性昏睡には**糖尿病性ケトアシドーシス（DKA）**と**高血糖高浸透圧症（HHS）**の2種類がある．DKAは1型糖尿病患者で発症することがほとんどで，インスリンの絶対的欠乏により脂質代謝での異化亢進が惹起され，高血糖とともに高ケトン体血症の状態となる．したがってインスリン補充が治療の必須項目である．HHSは2型糖尿病患者に多く，浸透圧利尿による尿濃縮力低下，それに引き続くブドウ糖の腎排泄障害とインスリン抵抗性悪化が原因であり，高血糖および浸透圧利尿によって引き起こされる脱水が主たる症状である．したがってHHSではインスリン補充よりも脱水補正を優先させる必要がある．

MEMO 1

低血糖発作による片麻痺はよく知られているが，頻度は10％未満とそれほど高くない．低血糖発作による片麻痺は右側に多く，日本人の場合にはほとんどが右側であり，海外の報告でも約8割が右側である．片麻痺を呈する機序はいろいろ考えられているが，現時点では確定されたものはない．現在のところ，①低血糖に対する細胞内代謝の脆弱性が優位半球，非優位半球で異なる，②動脈硬化などによる動脈狭小化が部位によって異なる，③低血糖そのものによって脳血管攣縮が起こる，④低血糖に起因する脂質代謝異常が脳細胞障害を引き起こす，などがあげられている．

2 診断のポイント（図）

　なによりもまず簡易血糖測定器での血糖測定である．血糖値が60 mg/dL以下なら低血糖と考え低血糖の治療を開始する．血糖値が80 mg/dL以下でも臨床的に疑った場合には同様の対応をする．

　高血糖の場合はDKAもしくはHHSのいずれかの糖尿病性昏睡を考慮する．血液ガス分析，尿検査を追加し，アシドーシスの有無，ケトン体の有無を確認する必要がある．DKAおよびHHSの診断は表1のごとく行う．またこれらの糖尿病性昏睡の場合には，何らかの誘因が認められることが多く，その検索および治療も同時に行う．最多の原因は感染症で，その他心筋梗塞，脳卒中，外傷，甲状腺機能亢進症，肺塞栓症，ステロイド治療，手術などさまざまである．HHSでは感染症などのストレスが契機となり一気に悪くなるため，糖尿病の既往がない場合も多いので注意されたい．

3 治療のポイント

❶ 低血糖による意識障害

　簡易血糖測定器で低値との結果が得られたときはいうまでもないが，何らかの理由で血糖測定ができない場合にも，診断的治療として50％ブドウ糖液40 mLを静注する．ブドウ糖投与と同時にビタミンB1を100 mg投与しWernicke脳症を予防する．

　単なる低血糖による意識障害ならば，ブドウ糖補充後数分以内に意識レベルはすみやかに回復する．10％ブドウ糖添加維持輸液の点滴で血糖値を30分後，1時間後，2時間後と定期的に血糖値を再検し，血糖値の推移を確認する．

　同時に使用している経口血糖降下薬やインスリン製剤の種類および使用量を正確に把握する．「いつ，何を，どれだけ使用しているか」をはっきりさせる．**作用時間の長い中間型や持続型インスリン製剤やスルホニル尿素系薬剤を使用している場合は，低血糖が遷延することが多く，**

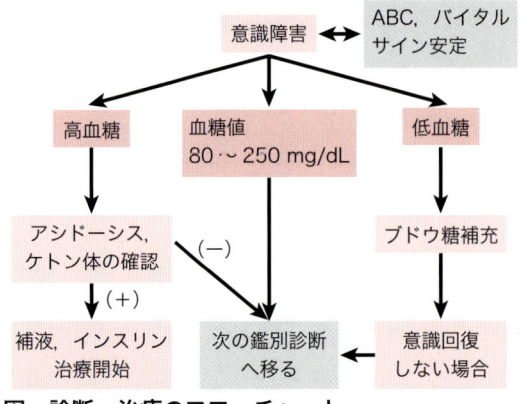

図　診断・治療のフローチャート

表1　DKAとHHSの診断

	DKA	HHS
血糖値（mg/dL）	＞250	＞600
動脈血pH	＜7.30	＞7.30
重炭酸イオン（mEq/L）	＜15	＞15
尿中ケトン	陽性	軽度
血清浸透圧（mOsm/L）	さまざま	＞320

静脈血では，動脈血と比べて重炭酸イオンは2 mEq/L上昇し，pHはほぼ変化なし

経過観察目的の入院が必要と考えるべきである．それ以外の原因が特定され帰宅可能と判断した場合には，再発防止策を具体的に患者もしくは関係者に指示する必要がある．例えば「食事はいつも通りに召し上がってください．今日の夕方と明日の朝のインスリンは4単位にして，そのままかかりつけの医師を受診してください」のように説明する．

意識障害が数分以内に回復しないのであれば，低血糖状態が長期であったために低血糖性脳症に陥った可能性とその他の意識障害をきたす疾患も潜んでいる可能性があるため，次の鑑別診断に移る．糖尿病治療薬以外で低血糖をきたす原因としてアルコール，肝硬変，副腎不全，敗血症，ダンピング症候群，絶食，インスリノーマなどがあげられるが，日常救急診療で遭遇することは少なく，入院後の精査で確定することが多い．

❷ 糖尿病性昏睡

糖尿病性昏睡の治療の基本はDKA，HHSともおおよそ同じで，①輸液による体液量の補正，②インスリンによる高血糖の是正，③治療に伴う低カリウム血症の補正の3項目を主軸に行う．DKAとHHSで異なることは①HHSの方が脱水が高度である，②HHSは脱水が高度である割には，インスリン必要量が少ないの2点である（表2）．

表2　DKA，HHSの治療

■目標血糖降下スピード：1時間あたり70〜100 mg/dL
■K＜3.0 mEq/Lではインスリンをはじめない

輸　液
■最初の1時間で生理食塩水1,000 mLを輸液 　その後500 mL/時で続ける 　輸液流量は，エコー上のIVCや血糖値をみながら調節 　指標がなければ，中心静脈路などを躊躇することなく使う
■血糖値が300 mg/dL程度になったら，5％ブドウ糖維持輸液200 mL/時に変更

レギュラーインスリン
■生理食塩水1,000 mL輸液後からはじめる
■まず0.1単位/kg静注（HHSでは不要） 　次に，0.1単位/kg/時で持続静注を続行 　1時間あたり50 mg/dL下がらなければ，流量を倍量にする
■持続静注終了タイミング 　DKA：アシドーシスが補正されたとき 　HHS：血糖正常化し，意識改善したとき

カリウム
■2時間毎にチェックする ■補充のしかた

血清カリウム値（mEq/L）	〜 6	5	4	3	〜
補充カリウム（mEq/時）	0	10	20	30	40

1) 輸液

DKAで100 mL/kg（成人では5 L以上），HHSで100〜200 mL/kg（成人では10 L前後）の脱水があるとされており，初期治療として生理食塩水の急速投与（1時間で1,000 mLの補液）が必要である．状態改善とともに輸液速度の下降，1/2生理食塩水への変更が必要となるが，基本的には個々の症例で検討するべきである．一般的に輸液は尿量や中心静脈圧，腹部エコーによるIVC径など血行動態を示す指標をもとに調節する．しかし高血糖では浸透圧利尿となるため，尿量は輸液速度調節の指標としては不適切である．特に高齢者や心機能，腎機能低下例では，積極的に中心静脈もしくはスワンガンツカテーテルを挿入し血行動態の把握をすることが望まれる．これらの指標を読み誤れば心不全をきたすこともあり，逆に心不全を恐れて脱水補正失敗となることもある．

初期治療後の輸液製剤は補正Na値を指標に決定する（［補正Na］＝［Na］＋1.6×［グルコース－100］/100）．補正Na値が低ければ生理食塩水を，正常から高値であれば1/2生理食塩水を投与する．

2) インスリン

インスリン投与により，グルコースとともにカリウム，水分も細胞外から細胞内に移動するため，インスリン単独投与だけでは血管内脱水を増悪させる．脱水が高度であるHHSではインスリン投与よりも生理食塩水補充を優先させる．レギュラーインスリン0.1単位/kg静注後，0.1単位/kg/時で持続静注を開始し，1時間あたり70〜100 mg/dLの血糖値下降を目安に投与速度を調節する．HHSでは，最初のインスリン静注は不要である．血糖値が300 mg/dL以下となったところで，5％ブドウ糖添加維持輸液に変更する．シリンジポンプがない場合にはインスリンの筋肉注射による血糖コントロールが有効である．レギュラーインスリン0.2単位/kg静注後に，1時間毎に0.1単位/kgを筋肉注射する．インスリンの皮下注射は吸収率が非常に不安定なため，糖尿病性昏睡の治療法としては不適切である．DKAでは血糖値の補正のみならず，ケトンが消失し，アシドーシスが補正されるまでを目標としてインスリンを継続投与する．

3) カリウム

また生理食塩水による希釈，インスリン治療に伴い，カリウム値は必ず低下する．初期血清カリウム値が5.0 mEq/L未満であれば，20 mEq/時の速度でカリウムの補充を開始し，2時間毎に電解質をチェックしながら血清カリウム値を3.5〜5.0 mEq/Lに維持する．特に，初期血清カリウム値が3.0 mEq/L以下の場合，**補正をせずにインスリン治療を開始してしまうと，低カリウム血症による致死的不整脈が出現し，コントロール不能に陥ることがあるため要注意である**．

アシドーシスの炭酸水素ナトリウム（メイロン®）による補正は基本的に不要である．pH 6.9以下の高度アシドーシスに対してのみ考慮する．

One More Experience

デキスターを100％信用しない

　重症患者，特にショック状態では末梢循環が低下しており，毛細血管から得られた血液では正確な血糖値を反映しないことが多く，本来の血糖値よりも高めに出ることも，逆に低めに出ることもある．したがって耳朶血や指頭血の簡易血糖測定器での測定結果をそのまま信用してはならない．血糖異常となった場合はもちろんのこと血糖正常範囲の結果であっても，必ず静脈血の血糖値の結果を再確認する必要がある．

DKA，HHS鑑別のための血液ガス分析は静脈血でもOK

　動脈と静脈の血液ガス分析を比較してみると，静脈血では，動脈血と比べて重炭酸イオンは2 mEq/L多いが，pHはほぼ変わらないため，臨床判断にはほとんど影響なく，アシドーシスのフォローは静脈血で十分代用可能である．

Pros & Cons 賛成論 反対論

❖ 低血糖治った．入院させる？帰宅？

　低血糖発作がグルコース投与により改善した場合，入院のうえ経過観察とするかどうかについての定まった基準は現時点ではない．短時間作用型インスリンによる低血糖発作で，グルコース投与により症状がすみやかに回復し，救急外来での経過観察で血糖および状態が安定しており，食事摂取が問題なく可能な状況であれば，帰宅可能という判断でも差し支えない．しかし，いずれかが合致しない場合，すなわち，原因が特定できない場合，スルホニル尿素薬などの経口血糖降下薬や長時間作用型インスリンによる低血糖発作の場合，症状がすみやかに回復しない場合，救急外来での経過観察で血糖が安定しない場合，食事摂取が不可能な場合などは入院の適応について検討する必要がある．そのうえで，それぞれの施設の救急外来の状況に応じて，入院もしくは帰宅での経過観察にするか判断する．

❖ オクトレオチド（サンドスタチン®）

　オクトレオチドはソマトスタチンの合成アナログで，成長ホルモン，インスリン，グルカゴン，その他の消化管ホルモンの分泌を抑制する作用を有している．近年，欧米ではスルホニル尿素系血糖降下薬による難治性遷延性低血糖の治療にオクトレオチドが有効であった症例が報告され，薬剤性遷延性低血糖の際に考慮される治療法として認識されつつある．投与方法や期間については確立されたものはないが，50 μg皮下注射を6～12時間毎に投与し，2～3回の投与で回復している症例報告がほとんどである．

　逆に，問題点も指摘されている．現時点では，オクトレオチドは難治性低血糖に対しての保険適用は認められていない．また，オクトレオチドはインスリン分泌のみを選択的に抑制するわけではなく，グルカゴン分泌も抑制するため，難治性低血糖の治療としては不適切であるとする反対意見もある．

文献・参考図書

1) Trachtenbarg, D. E. : Diabetic Ketoacidosis. Am Fam Physician, 71 : 1705-1714, 2005
2) Storner, G. D. : Hyperosmolar Hyperglycemic State. Am Fam Physician, 71 : 1723-1730, 2005
3) Kitabchi, A. E., et al. : Hyperglycemic crisis in adult patients with diabetes : a consensus statement from American Diabetes Association. Diabetes Care, 29 : 2739-2748, 2006
　↑いずれもDKA, HHSに関するレビューで，非常に参考になる．
4) Cryer, P. E., et al. : Evaluation and management of adult hypoglycemic disorders : An endocrine society clinical practice guideline. J Clin Endocrinol Metab, 94 : 709-728, 2009
　↑低血糖に関するガイドライン．

Column

脳神経の覚え方

堤　晴彦

　学生時代，12対の脳神経を覚えるのに苦労した記憶はありませんか．「嗅いで見て，動く車の三つの外，顔きく舌に迷う副舌」というのが，今でも一般的な覚え方と推測しますが…．

　ところで，このようにややこしいものを覚える方法は，日米で意外なほど共通点があることに気づきました．というのも，以前シドニィー・シェルダンの「Nothing lasts forever」という本を読んでいたら，次のような文章に出会ったからです．
"Much of the first two years of medical school was spent memorizing long lists that the students refferd to as the Organ Recital. First the cranial nerves:olfactory,（中略）hypoglossal.
　The students used mnemonics to help them remember.The classic one was "On old Olympus's towering tops,a French and German vended some hops." The modern male version was "Oh,oh,oh,to touch and feel a girl's vagina such heaven."
　何だ，アメリカの医学生もわれわれと同じレベルなんだ！日本でも，心電図の胸部誘導の色の覚え方に，「アキミちゃんのブラは紫（赤黄緑茶黒紫の順）」というのがありますよね．

　ところで，シドニィー・シェルダンの翻訳本は，いわゆる「超訳」いう新しい言葉を生み出した，新しい翻訳の手法として有名になっています．それ故に，この部分が一体どのように翻訳されているか非常に興味がもたれるところではないでしょうか？興味が湧くとそのままにしておけない性格で，忙しいなか，近くの図書館に調べに行ってきました（何のことはない，結局暇なんだろう…）．
「体の器官名を暗記するだけでメディカルスクールでの最初の二年間が費やされてしまうほど，その数は多い．"器官"の"オルガン"と"暗記"の"リサイタル"をもじって，学生達はこの学習を"オルガンリサイタル"と呼んでいる」〔「女医」（天馬龍行 訳），p39，アカデミー出版1998年第4刷〕
　なかなか良い翻訳ではありませんか．続いて，「例えば，"脳神経"だけでも，嗅神経（中略）舌下神経といった具合である．この長いリストを，学生たちは歌にしたり，小話を作って暗記する」
　何じゃ，これは！全部飛ばして訳しているではないか！「超訳」とは，跳躍のことであったのか！それはともかく，ただ「小話」と訳してしまっては，原文の味，あるいはアメリカの医学部の学生達の雰囲気が伝わって来ないので残念です…．
〔LiSA, 11（3）: 320-322, 2004 より〕

第2章 【ケーススタディ】原因疾患への対応とコーマ・ルール

4 ⓛ失神
失神

椎野泰和

Point

- 心血管性失神は失神のうち2割であるが，高齢者ではその割合が増加する
- 心血管性失神であった場合は1年後の突然死のリスクが18〜33％もある
- 失神が疑われる患者では来院後すぐに聴診，心電図検査が必要である
- 意識障害の患者を失神と混同しない
- 病歴，身体所見，検査などからリスクを評価し，総合的に判断する必要がある
- 重大かつ深刻なピットフォールが多数潜んでおり，きわめて危険な症状である

■はじめに

　失神とは「一過性の意識消失の結果，姿勢が保持できなくなり，かつ自然に，また完全に意識の回復が見られること」である．また，病態的には「全脳虚血による一過性の意識障害」であると表現される．よって，失神は多くの疾患で起こりうる症状であって，診断名ではない．失神を主訴とする患者ではきわめて緊急度，重症度の高い疾患が潜んでいるケースがあり，救急外来でのピットフォールとなりうる．また，心血管性失神であった場合は1年後の突然死のリスクが18〜33％もあるため，厳重なリスク評価が必要である．

Coma Rule

- 失神はABCと心電図
- 外傷で脳震盪？←→失神で外傷？
- 慣れないうちはHEARTと誤る．慣れるとHEART以外と誤る
- 入院はHistory&CHESSで決めよう（表4）
- 失神（SYNCOPE）の原因はHEART（表1）

表1 失神（SYNCOPE）の原因はHEART

Situational	状況性（排便排尿によるもの，咳失神なども含まれる）
Vasovagal	血管迷走神経失神（VはYに似ている？？）
Neurogenic	このNeurogenicなものに関しても語呂合わせがあってHEADというが，後述のように脳疾患によって失神が生じることは非常に稀である（失神の原因にTIAを鑑別にあげる人は減ったが，「一応」鑑別に入れるという意見もある．何らかの経験的教訓があるのかもしれない）． Hypoxemia, Hypoglycemia：低酸素，低血糖 Epilepsy：てんかん Anxiety：不安神経症 Dysfunction of brain stem：椎骨・脳底動脈領域の虚血
Cardiac：HEART	コーマルールにのせたHEARTといわれる語呂合わせが有名 Heart attack：虚血性心疾患 Embolism：肺塞栓 Aortic dissection：大動脈解離 & Aortic valve：大動脈弁疾患 Rythm disturbance：不整脈 Tachyarrhythmia：頻脈性不整脈
Orthostatic hypotension （起立性低血圧）	循環血漿量低下のことが多いが，そのほかにも薬剤性，神経障害（糖尿病など），自律神経異常などが含まれる
Psychiatric	たとえ精神科疾患の既往があっても，最初から精神科疾患と決めつけると非常に危険である
Everything else	すべての原因で失神は起きうるということを忘れてはならない

文献1より引用

問題解決型ケーススタディ

症例　来院前の情報呈示（ホットラインのコールから救急隊到着まで）

　「今日は比較的暇だなぁ」と思っていた真夏の10時30分，ホットラインがなった．「28歳女性，会社内で歩行中突然倒れ，顔面を強打したようです．われわれが到着したときには意識は清明，本人は何が起きたのか全く憶えていないとのこと．鼻出血と口唇の挫創がひどいです．血圧98/60 mmHg，脈拍100回/分，SpO_2はRoom airで99％．ネックカラーをつけて搬送したいと思います！」「了解しました．受け入れ可能です．どのくらいで着きますか？」「10分で着きます．なお，既往に統合失調症があるようです…よろしくお願いします」．
　　⇨何を思い浮かべる？
　　　・倒れた理由は？
　　　　→つまずいた？
　　　　→失神？
　　　　→会社の中なら気温は大丈夫かな．状況の情報収集をしよう．
　　　　→心療科的なもの？

　　　　　→妊娠，月経のチェックもいるな．
　　　・外傷？
　　　　　→顔のけがか．Airwayは大丈夫かな？
　　　　　→頭部外傷がないといいが．
　　　　　→頸髄損傷にも気をつけよう．
　　　　　→高エネルギーではなさそうだが，首から下も要注意だ！
　　　・心療科的サポートも必要になるかもしれない．
　⇨ **必要な検査は？**
　　　・心電図
　　　・血液検査
　　　・心エコー
　　　・妊娠反応
　　　・外傷に準じた検査

来院時の症例呈示

　意識清明だが，疼痛のためか若干興奮している．血圧92/48 mmHg，脈拍96回/分，明らかな不整なし，体温36.6℃，呼吸数26回/分，SpO$_2$ 98％（Room air）．
　顔面，口唇からの出血を認めるが，来院時には止血しているようである．会話可能で，胸部も血気胸，肋骨骨折，鎖骨骨折などを示唆する所見なく，心雑音なし．循環動態も安定しているようで，FAST（Focused Assessment with Sonography for Trauma）も陰性．腹部も平坦，軟で圧痛なし．瞳孔に左右差なく，対光反射も正常．視力にも明らかな異常なく，複視もない．頸部に明らかな疼痛を認めず．四肢にも明らかな神経所見を認めない．

↪ ほっと一息してはだめ

　外傷患者としては比較的安定しており，救急外来では少なからず安堵する状況であろう．外傷診療に不慣れな場合には特に外見の印象が強いため，外傷に集中しがちである．しかし，当初の情報からは明らかに失神が疑われる病歴であるため，早期に心電図，目撃者の情報収集が必要である．

　前駆症状，状況，発症形式，意識消失の時間，意識回復後の様子，随伴症状（痙攣など），反復性，既往歴，家族歴などが，失神を診療するうえで重要な情報となる（後述）．また，来院と同時にバイタル確認，十二誘導，静脈確保，心電図モニター装着が必須である．外傷がなく，来院時無症状の失神患者であっても，来院時にはかなりの手数を要する（図）．

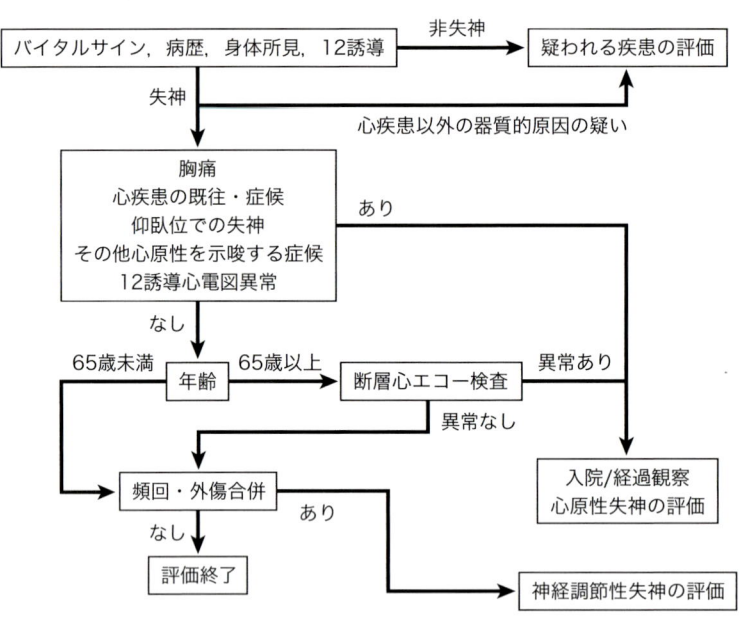

図　救急部門における失神の診療指針
文献3より転載

経過　CT撮影，しかし…

　状態が安定している頭部顔面外傷である．外傷診療の詳細に関しては他書に譲るが，画像検索に移行したいところである．本人に状況を説明し妊娠のないことを確認のうえ，人手も少なかったので，モニターを外しX線，CT検査へ移動．撮影をしてCT室に入り声をかけると意識がなく**死戦期呼吸**をしている．CPRを開始し初療室に戻った時点で心拍再開した．外傷の影響を危惧したが，呼吸音に問題なく，FASTも引き続き陰性．蘇生後はすみやかに意識回復した．

↳ 基本に忠実に

　本症例は，来院前には失神であることを念頭においていたにもかかわらず，患者を前にし，外傷にとらわれ，失神の評価を行うことなく外傷の評価に入ってしまったために患者が急変した事例である．外傷診療において，迅速な対応が必要であることは言うに及ばないが，必ず並行して失神に対しての検索を行わなければならない．外傷としては安定していても，心電図モニター，監視なしでCT室へ移動してはいけない患者であったことは言うまでもない．きちんと失神の評価が並行してなされていたならば，さらに迅速な対応が可能であったであろうし，急変時のモニターがあれば正確な診断に結びついたであろう．

最終経過: 12誘導心電図と目撃者からの情報聴取

頭部顔面CTでは骨折を含み明らかな異常を認めなかった．12誘導心電図ではQT延長を示しており，当初の失神の原因はQT延長症候群と，それに伴うVT（torsades de pointes）と考えられた．また職場の同僚からは以前から似たような発作がときどきあり，向精神薬を多めに内服しながら仕事をしていたとのことであった．今回も歩行中に，かばい手もなく突然倒れ顔面を強打し大きないびきをかいていたとのことであった．

➡病歴の重要性

本症例では，外傷例で病院内で急変をしたが，非外傷例であっても救急外来においてリスクの評価を十分することなく帰宅し急変するケースもある．来院時に一見症状がなくても，意識障害を除外し，病歴，身体所見，検査などにより後述するリスク評価を行い，診断，入院の要否を決定しなければならない．帰宅する場合であっても，患者，家族にそのリスクを説明する必要がある．

教訓

- 病歴，目撃者からの情報の聴取が不十分であった
- 非侵襲的で時間のかからない心電図検査を早期に行うべきであった
- 失神の関与が明らかな病歴であったにもかかわらず，CT検査を優先してしまった
- 失神におけるリスクの評価がされていなかった

解説：失神の診断とリスク評価

今回は外傷を伴った不整脈による失神の一例を提示した．歩行中の失神では何らかの外傷を伴っていることがむしろ普通であり，このような症例は特異なケースではない．一般的な失神についての重要ポイントを解説する．

1 病歴

外傷を伴わない失神の患者では，一般的に来院時にはむしろ無症状であり，主訴のみを判断材料にすると，見落とし，対応の遅れにつながる．失神の患者の診療において，目撃者からの情報がきわめて有用である．

❶前駆症状

失神を発症する前，場合により直前に前駆症状を呈することがある．表2に代表的な前駆症

状をあげる．この他，発汗を伴ったか，不随意運動の有無，咳嗽後かなどの情報も有用である．これらの前駆症状は必ずしも本人が自覚していない，覚えていないケースもあるので，病歴同様，目撃者からの情報を聴取する．表2には必ずしもこれらの疾患が失神を惹起するとは限らないが，失神に類似した症状を呈する疾患も含めた．

❷ 状　況

臥位あるいは，軽度の運動中の失神は器質的疾患の可能性が高く注意が必要である．食事，排便排尿との関連，周囲の温度を含む環境，患者の睡眠状況なども有用な情報となりうる．

●意識のなかった時間

短時間の間に完全に回復をすることが，失神と断ずるにあたり必須である．一般的には失神の継続時間は30秒から2〜3分程度といわれている．長時間持続する場合には意識障害である可能性が高く，対応も異なる．

❸ 痙　攣

片側性の痙攣があった場合は，中枢性，特にてんかん発作などを考慮するが，代謝性疾患でも片側性の症状を呈することもあり限定はできない．目撃者の情報がきわめて有用であり，救急隊にも必ず確認をする．

❹ 反復性

4年以上にわたり発作をくり返している場合は，むしろ心原性の失神である可能性は低くなるとされる[2]．

❺ 既往歴

一般的な既往歴に加え，注意すべき点として心血管疾患の既往があるか[2]，過去に失神，あるいは痙攣があったかどうか，内服薬の種類，それに加えて心血管イベントのリスクとなりうる生活習慣あるいは症状などがあったかなどが，診断，リスク評価において重要である．

表2　失神の前駆症状

胸　痛	急性冠症候群，肺塞栓症
背部痛	急性大動脈解離
呼吸困難	低酸素血症，大動脈弁狭窄，心不全
頭　痛	くも膜下出血
皮膚症状	アナフィラキシーショック
腹痛，下血，鎮痛薬の常用	消化管出血
前駆症状も，状況もなし	不整脈の可能性

❻ 家族歴

突然死，失神の家族歴は心原性失神を示唆する．来院時心電図正常であっても，一過性の不整脈発作などの可能性があり，さらなる慎重な対応が必要となる．

2 検査

失神患者において身体所見に加え，初療の段階でABCの評価および心電図モニター，12誘導心電図をまず行うべきである．心原性失神では急変のリスクとなるため，末梢静脈ルートの確保も必要である．リスク評価および電解質異常，臓器不全の併発などを鑑別するうえで採血も必要である．

純粋な「失神」の患者で，来院時全くの無症状である場合には，ルーチンの頭部画像検査は必須ではないが，頭部外傷の併発には注意が必要で頭部の主訴がなくても，頭髪内まで打撲痕がないか確認をする．

心エコー検査も，急性冠症候群，肺塞栓症などの鑑別診断を行ううえで有用性が高い．一般的な所見は自分でとれるようになりたい．

3 リスク評価

日本循環器学会のガイドライン[3]では65歳以上の高齢者，うっ血性心不全の症候，心血管疾患の既往（うっ血性心不全，心室性不整脈，虚血性心疾患，中等症以上の弁膜疾患），心電図の異常，胸痛を伴う失神をハイリスクとしている．7日以内に重大なイベントが起こるリスクについて，感度96.2％，特異度61.9％で予測可能であるとされるSan Francisco Syncope Rule[4]（表3），および一年後の死亡率を予測するOESIL Risk Score[5]（表4）がよく知られている．San Francisco Syncope Ruleを一項目でも満たせば，原則入院経過観察が必要である．OESIL Risk Scoreはリスク評価のみならず，患者，家族への説明方法としても有用である．また，痙攣発作との区別[6]や血管迷走神経失神の診断[7]に使えるスコアリングシステムもあるので参考にしていただきたい．

表3 San Francisco Syncope Rule (CHESS)

身体所見，検査所見
Congestive Heart Failure：うっ血性心不全の既往
Ht：30％未満
ECG：新たな心電図異常，洞調律以外
Shortness of breath：息切れ
Systolic BP：収縮期血圧90 mmHg未満

文献4より引用

表4　OESIL Risk Score

項目（各1ポイント）	一年後の予測死亡率
年齢＞65歳	0ポイント：0％
既往歴で心血管疾患 （冠動脈，脳血管，末梢血管，弁疾患，CHFを含む）	1ポイント：0.8％
	2ポイント：19.6％
前駆症状なし	3ポイント：34.7％
心電図異常	4ポイント：57.1％

CHF：うっ血性心不全．文献5より引用

●マネージメント

　高齢者ではさらなる評価のため外来滞在時間も長時間になりがちであるし，マネージメントも困難となることが多い．また，無症状であるがゆえ，重症度を軽視しがちである．若年の患者であれば，早期の帰宅を希望するケースもある．しかし，多忙なERであっても，これらのリスク要因をルールにとらわれ過ぎることなく，横断的に評価し，説明のうえ，家族の状況，本人の意志，病院の体制などに合わせてマネージメントを考慮すべきである．

One More Experience

失神にひそむピットフォール

　多くの疾患で失神に類似した症状で来院するが，真の失神はその一部である．失神か否かの鑑別も重要であるが，高齢者などでは鑑別診断を広くとらえ，意識障害の鑑別も行う必要があるケースも多い．

　経験をある程度積んだ後におちいるピットフォールとしては，消化管出血，くも膜下出血，大動脈解離が代表的である．救急医であれば，誰しもが一度は苦い経験のある症状ではないだろうか．無論，筆者も例外ではない．

　また，日本では特にADLの低下した高齢者の「失神疑い」の患者において対応を苦慮することが多い．個人的な経験としては，「食事中の失神，窒息，意識障害」や「物音がするので見に行くと夜間トイレで倒れていた．当初意識がなかったが声をかけつづけると覚醒した」などは重症あるいは予後不良を示唆する情報のように感じている．しかしながら，「食後椅子に座ったまま意識を失っていた．声をかけると起きた」などのようにADL低下，覚醒度の低下が原因と思われるような症状であっても油断できないのが高齢者の失神の恐ろしい所でもある．

Pros & Cons 賛成論 反対論

❖ San Francisco Syncope Rule &（vs）OESIL Risk Score

　もともと両者は目的も異なるものであり，比較されるべきものではない．これらは短期ハイリスク患者の識別能力が高くないという報告もあるが[8]，それぞれのルールでLow riskと判断された患者において退院後の死亡例はなかった．現時点では個々の項目は，臨床判断において重要なものであるという知見に変わりはないと筆者は認識している．

●入院 or 帰宅

　また，実際の運用になるとさまざまな問題に直面する．CHESSに関しても，かかりつけならばよいが，以前の心電図がわからないことも多い．高齢者では息切れもないとはいいきれない状況も多い．Ht＜30％も必ずしも珍しいわけではない．リスク評価を真に受けると「失神が疑われる高齢者」の多くが入院適応となってしまう．リスクを本人，家族に的確に説明したうえで入院をするか否かを決定することになる．

❖ 入院科

　失神の患者の経過観察，精査は「循環器科」でというのは正論ではある．しかし，実際には夜間などは，多忙な「循環器科」の医師に失神の患者を入院させてもらうことは難しいことが多いのではないだろうか．入院ベッドを確保している「救急科」が診療している場合であれば，「救急科」で入院のうえ，モニターをつけ，経過観察し，Holter心電図，脳波検査など計画しチェックしていくこともあろう．救急科，総合診療科などがない，あるいは入院ベッドをもっていない，ベッド状況がきわめて厳しいなどの場合には，急変のリスクが高いことを家族に十分に説明したうえで，帰宅させざるを得ない状況もあるのではないだろうか．そのような場合は，救急外来で一晩モニターをつけて経過観察を行い日中に外来受診を行うなど，病院の状況に合わせたある程度のルールが必要なのではないかと思われる．

文献・参考図書

1）椎野泰和：失神．「特集：意識障害の初期診療」．救急医学，33（9）：1049-1053，2009

2）Alboni, P., et al.：Diagnostic value of history in patients with syncope with or without heart disease. J Am Coll Cardiol, 37（7）：1921-1928, 2001
　↑341例を対象にしたプロスペクティブスタディ．心血管性失神と心血管疾患の既往との関連を示した．

3）井上 博 ほか：失神の診断・治療ガイドライン．「日本循環器学会 循環器病の診断と治療に関するガイドライン（2005-2006年度合同研究班報告）」，Circ J, 71 Suppl.IV：1049-1101, 1103-1114, 2007
　↑教科書的な記述が多いが，読みやすい．日本循環器学会監修であり，心疾患に重点をおいている．日本語でもあり一読をお勧めする．

4）Quinn, J. V., et al.：Derivation of the San Francisco Syncope Rule to predict patients with short-term serious outcomes. Ann Emerg Med, 43：224-232, 2004
　↑San Francisco Syncope Rule．前述のように信頼度は必ずしも高くはないが，救急をやるうえではほぼ常識．

5) Colivicchi, F., et al. ; OESIL（Osservatorio Epidemiologico sulla Sincope nel Lazio）Study Investigators. : Development and prospective validation of a risk stratification system for patients with syncope in the emergency department : the OESIL risk score. Eur Heart J, 24（9）: 811-819, 2003

　↑OESIL Risk Score．詳細は前述．ヨーロッパからのペーパー．病歴と心電図のみで一年後の生存率を予測．

6) Sheldon, R., et al. : Historical criteria that distinguish syncope from seizures. J Am Coll Cardiol, 40（1）: 142-148, 2002

　↑失神と痙攣の見分け方．スコアリングシステムがある．記憶するのは難しいが，項目の一つひとつは参考になる．

7) Sheldon, R., et al. : Diagnostic criteria for vasovagal syncope based on a quantitative history. Eur Heart J, 27（3）: 344-350, 2006 ; Epub 2005 Oct 13

　↑文献6と同著者による血管迷走神経失神の診断に使えるスコアリングシステム．

8) Dipaola, F., et al. ; STePS investigators. : San Francisco Syncope Rule, Osservatorio Epidemiologico sulla Sincope nel Lazio risk score, and clinical judgment in the assessment of short-term outcome of syncope. Am J Emerg Med, 28（4）: 432-439, 2010 ; Epub 2010 Jan 28.

　↑短期ハイリスク患者の識別能力が高くないという報告．しかし，それぞれのルールでLow riskと判断された患者において退院後の死亡例はなかった．

9) Strickberger, S. A., et al. : AHA/ACCF Scientific Statement on the evaluation of syncope : from the American Heart Association Councils on Clinical Cardiology, Cardiovascular Nursing, Cardiovascular Disease in the Young, and Stroke, and the Quality of Care and Outcomes Research Interdisciplinary Working Group; and the American College of Cardiology Foundation : in collaboration with the Heart Rhythm Society : endorsed by the American Autonomic Society. Circulation, 113（2）: 316-327, 2006

　↑AHAのガイドライン．心原性失神の診断と治療が主体であり，プライマリ・ケアの領域では批判も多いが，救急診療の常識．

10) Brignole, M., et al. : Guidelines on management （diagnosis and treatment） of syncope--update 2004. Europace, 6（6）: 467-537, 2004

　↑ヨーロッパ心臓病学会のガイドライン．ボリュームがあり，若干取っ付きにくいが，臨床像，診断戦略，各種検査および診断率，治療，入院適応などわかりやすくまとまっている．

第2章 【ケーススタディ】原因疾患への対応とコーマ・ルール

5 き 胸部大動脈解離
急性大動脈解離
脳血管障害？ 恐ろしきは急性大動脈解離！

山口　充，中田一之

Point

- 胸痛は心臓のみにあらず，意識障害は頭のみにあらず
- いきなりシマウマから追いかけてはいけない．シマウマを無視してもいけない
- 車の運転と同様，"だろう…診断"より"かもしれない…診断"を心がける
- 患者を"帰してはいけない"，そのシグナルを察知できるようになろう

■ はじめに

　初期診療では広い知識が必要とされるにもかかわらず，最近は診療科の細分化により自身の専門分野以外では十分な診療を行うことができなくなってきているように思われる．意識障害の患者は神経内科や脳外科の領域が多いもの，と思うなかれ．心臓血管系，内分泌代謝，呼吸器，血液疾患，さらには精神科，産婦人科，整形外科，と原因は広範囲に及ぶ．特に，見逃してはならない重大な疾患の1つが急性大動脈解離である．

Coma Rule

- LOC（loss of consciousness：意識障害）では，LOC（lesion of carotid：頸動脈病変）を疑え！
  ⇒説明しよう！ 意識障害の患者を診たら，心血管系疾患も疑うのだ．エコーにて心臓や頸動脈病変を観察して，大動脈解離が存在しないかをスクリーニングするのだ．これにより大動脈解離のみならず，時には頸動脈のアテロームや血栓剥離による脳血管障害の発生も診断可能である．

MEMO ❶ いきなりシマウマから追いかけてはいけない，シマウマを無視してもいけない

　私が愛読している感染症の専門家・岩田先生の著書に掲載されていた一文．同先生が刊行された書物には幾度となく"目からうろこを落と"させていただいており，この文言も同先生の本からお借りした．『珍しいものばかりを追いかけていると間違

いが多くなり，よく見かける物でさえいざという時に見逃してしまうかもしれない』とのことである．何と，心にしみる言葉であろうか！

問題解決型ケーススタディ

症例　来院前情報：救急隊からの要請内容

夜の11時過ぎに救急隊からの要請．内容は「60歳代，男性．連夜の残業で疲れきって帰宅，テレビを鑑賞中にうたたねしているのを家族は確認しています．その後，話しかけるも返答なく左半身を動かしていないとの訴えで救急要請．意識レベルⅡ-20/JCS，血圧96/62 mmHg，脈拍72回/分，整．瞳孔は左右3 mmで対光反射は異常認めず，左半身に麻痺を認めます．嘔吐・失禁は認めず，周囲に薬片らしきものはありません．家族に確認したところ，既往に高血圧があり，近医で内服をしていたとのこと」

↳問題点を整理しよう！

問題点についてkey wordを整理するなら，
- 意識障害
- 左片麻痺
- 飲酒中
- 既往に高血圧

である．確かに重要な情報であるが，"高血圧治療中の患者が現在血圧90 mmHg台"という点について注目してほしい．

来院時の症例状況

救急車で患者は搬送された．マスクで酸素投与を2L行い，搬送中に病状の変化はなく病院に到着した．

意識レベルⅠ-1/JCS，心拍78回/分，整，血圧102/78 mmHg，体温36.4℃，酸素飽和度99％．会話可能であり，本人からの情報では"テレビをみていたら胸苦しくなって，その後はよく覚えていない"とのこと．身体所見に特記認めず．麻痺症状なく，腱反射等の神経所見に特記を認めない．

↳再度問題点を整理しよう！

再度問題点を整理すると
- 意識は改善しており，麻痺も一過性である
- 胸の苦しさがあった

との点が追加された．さて，鑑別診断は？

経過呈示

担当医師は，酸素投与を継続しつつ静脈路を確保し血液ガス検査や血糖を含む採血を施行．血糖値の大きな異常は認めず，乳酸の軽度上昇のみ認められた．検尿にて薬物トリアージを含む一般採血を施行するも**白血球や心筋逸脱酵素の上昇といった異常所見を認めず**，十二誘導心電図でも特記所見を認めなかった．担当医は脳血管障害を疑い**頭部CT検査**を行うも，高・低吸収域等の**異常所見は認めなかった**．患者本人は，胸苦しさが消えていないと話しているが，重篤感を有している印象を受けなかった．

▶ 原因検索終了？

診察した医師は，自らの診察中には神経学的異常所見が認められず，情報にあった"一過性左麻痺"はもしかしたら患者が極度の疲労状態にあるのを皆がこのように認識したのかも，と考えた．外来経過中に再度麻痺症状が出現しないことを確認，臨床所見と検査結果よりTIA（一過性脳虚血発作）も否定はできないが，神経症状の再燃・増悪を認めないことから軽症であろうと判断し，帰宅するよう指示しようとした．しかし，本当にこれでよいのであろうか？

最終経過

本症例は確かに当初の検査では全く異常所見を認めなかったが，その後行った頸部エコー検査にて図1の所見を認めた．すなわち，頸部動脈の解離であり，これより急性大動脈解離を疑い全身のCT検査を行ったところ図2の所見が認められStanford A型と診断，緊急手術が行われた．こうした症例を呈示したうえで，急性大動脈解離についての解説を行ってゆく．

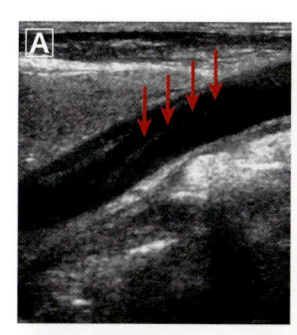

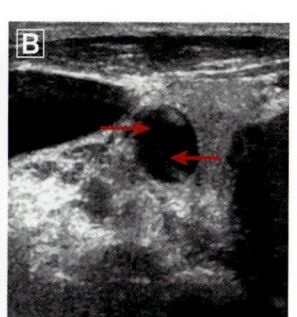

図1　症例A：右総頸動脈解離エコー所見
A）長軸像，B）短軸像．矢印：intimal flap

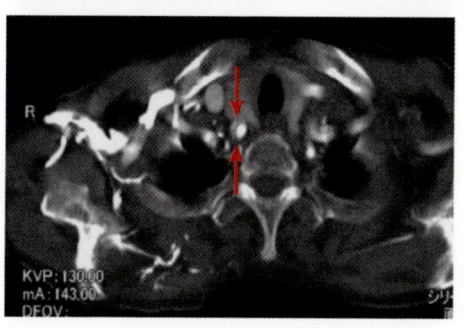

図2　症例A：右総頸動脈解離CT所見
矢印：intimal flap

教訓

　確かに心電図・採血・頭部CT検査に異常を認めないことを確認してはいるが，これは本症例に問題がないことを必ずしも示しているものではない．むしろ，
　①自覚症状が消失していない
　②高血圧症で治療が行われている患者の血圧としては比較的低値である
の2点は無視できないものである．実は具合が悪くて診察に訪れた患者については，入院させるより帰宅させることの方に勇気が必要である．少なくとも筆者はそう思っている．今回のように胸苦しさを訴える患者については心エコーを，意識障害（の情報がある）患者については頸部エコー，可能であれば両方のエコー検査を行う[1]ことが望ましい（⇒「循環器病の診断と治療に関するガイドライン」[2]）．エコー検査はある程度習得するのに時間を要するが，簡便であり非浸襲的検査であることからくり返し施行することが可能である．救急診療においては，必須アイテムの1つといえる．

解説：急性大動脈解離

1 原因疾患

　　A．高血圧症
　　B．炎症性疾患；大動脈炎症候群（高安動脈炎）
　　C．先天性結合組織病；Marfan症候群
　　D．感染性大動脈炎
　　E．外傷性

2 自覚症状

　　胸背部痛

3 解離部位別身体所見

　血管解離が生じた部位によりさまざまな特徴的身体所見を呈する．解離部位別病態について示し，それぞれの病態における身体所見について以下に述べる．

❶ 大動脈起始部

　心臓から大動脈へ移行する部分には大動脈弁があり，その後冠動脈が分枝している．したがっ

て，ここで解離が生じると大動脈弁機能障害（逆流）や心筋虚血所見が認められる．
⇒身体所見は，起坐呼吸やチアノーゼ，大動脈弁逆流時の拡張期雑音など．

❷上行大動脈近位部

　　この心膜起始部（反転部）で解離が生じると，心囊腔に流出した出血により心臓の拡張障害，すなわち心タンポナーデ[3]）が出現する．
⇒身体所見は，頻呼吸，頸動脈怒張，奇脈，心音減弱など．

> **MEMO ❷　Beckの三徴**
> 　　心タンポナーデに認められる体血圧低下，心音減弱，静脈圧上昇の三徴候．有名なので忘れずに！

❸大動脈弓部

　　近位部から分枝する腕頭動脈，中間部から分枝する左総頸動脈，遠位より分枝する左鎖骨下動脈の，いずれで解離をきたし臓器血流障害を生じるかにより，異なった臨床症状・身体異常所見を示す．図3には，左総頸動脈解離のエコー所見を示す．
⇒身体所見としては**血圧の左右差**があり，これは本疾患に特徴的な身体所見である．また，頸動脈解離時所見により**半身麻痺症状**をきたすことがあるが，時に**一過性**であるため本疾患が原因と診断することが困難である場合が少なくない[4]）．

> **MEMO ❸　頸動脈への解離**
> 　　左総頸動脈に比べて腕頭動脈，すなわち右総頸動脈解離による左半身麻痺や広範囲虚血による意識障害をきたす症例が多い．

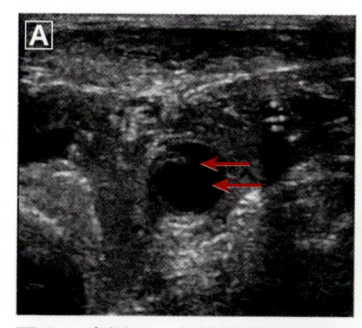

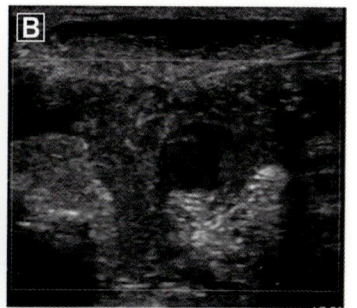

図3　症例B：左総頸動脈解離エコー所見（p.11 巻頭カラーアトラス参照）
A）矢印：intimal flap，B）カラードプラ：右側は真腔

❹ 胸部下行大動脈
　ここより分枝する主要血管は，Adamkiewiczと呼称される脊髄動脈である．
⇒身体所見は，対麻痺を認める．

❺ 腹部大動脈
　肝臓，上腸管膜動脈，腎動脈等の腹部主要分枝血管に解離が及ぶと重篤な所見を呈する場合がある．

❻ 下肢動脈
　両側，あるいは片側の下肢動脈に解離が及ぶ場合に出現する．

　以上より，本症は多彩な臨床所見を呈する疾患であることが理解できる．したがって，明らかな原因を特定できない症例でこそ，常に本疾患を念頭におく必要がある．加えて，本疾患を疑う[2]ことが必要であることも併せて述べておく．

One More Experience

両手の脈を触知
　胸痛患者に遭遇したら，大動脈解離の存在を考慮して両側橈骨動脈の触知を行うことは必要である．しかし，大動脈解離はさまざまな病態を示す疾患であり，ここで紹介したように，意識障害をきたす場合もある．したがって，意識障害患者についても胸痛患者と同様に両橈骨動脈の触知を，可能であるなら血圧測定も両手で行う[2]習慣を身につけてほしい．

意識障害をみたらエコー検査
　採血で血糖値，頭部CT検査，いずれも意識障害の症例では重要な検査法であるが，これらと比較しても侵襲の少ない検査法はエコーである．エコー検査は一部の疾患については効果が不十分であるが，近年では機器の進歩により画像解析も以前と比べて改善しており，気胸といったこれまではエコーで（疑いを含めて）診断が困難とされてきた疾患についても有効性が示されるようになった．頸部（血管），心臓（壁運動・心腔内腫瘤・弁・心嚢液），胆嚢および腹腔内液体貯留が観察できれば重篤な疾患の検索については，ある程度十分といえる．

Pros & Cons 賛成論 反対論

❖ CT検査の必要性

　　CT検査は多くの情報を提供してくれ，時には偶発的に行うことで原因を解き明かしてくれることさえある．しかし，検査部位や検査回数が増えれば被爆量が，造影剤を使用すればこれに伴う合併症出現頻度が増加し，医療費もかさむ．CT検査は何でも教えてくれる万能検査法ではない．CT検査は侵襲性を伴う検査法であることを熟知し，検査の施行理由を理論的に説明できる場合に本検査を行うことが望ましいであろう．

　　⇒ただし，肺塞栓症PEの診断基準「Wells基準」（表）を参照してもらうと"PE以外可能性が低い原因不明の胸痛患者"がスコアに加えられている．したがって，明らかな意識障害の原因が特定できない場合，全身のCT検査を行うことにより原因を同定することがしばしば可能となる．造影CTの施行が望まれるが，アレルギーや腎機能障害などの患者背景を考慮し，副作用についても十分理解したうえで施行すべきである．

表　肺血栓塞栓症の可能性予測：Wells基準（スコア）

PEあるいはDVTの既往	＋1.5
心拍数＞毎分100	＋1.5
最近の手術あるいは長期臥床	＋1.5
DVTの臨床的徴候	＋3
PE以外の可能性が低い	＋3
血痰	＋1
癌	＋1

⇒臨床的可能性
　　低い　：0〜1
　　中程度：2〜3
　　高い　：7以上

文献・参考図書

1) 増山理，辻本正彦：大動脈の超音波検査の実際―②大動脈解離．「血管エコーのすべて」（増山理，辻本正彦 編），pp.98-105，南江堂，2002
　　↑エコーに慣れていない人でも見やすいと思われる．

2) 髙本眞一 ほか：大動脈瘤・大動脈解離診療ガイドライン（2006年改訂版）．「日本循環器学会 循環器病の診断と治療に関するガイドライン（2004-2005年度合同研究班報告）」，Circ J, 70 Suppl.IV：1569-1646, 2006
　　↑数多くの文献をもとに作成されたガイドラインです．一度，目を通しておいては？

3) 鈴木秀一：心タンポナーデの診断と治療．「ショック―実践的な診断と治療」（松田直之 編），pp.123-130，羊土社，2011

4) 安達秀雄：大動脈解離の診断とpitfalls. Heart View, 12：13-17, 2008
　　↑イラストが多くて，直感的に病態を理解しやすい内容です．

第2章 【ケーススタディ】原因疾患への対応とコーマ・ルール

6 に 尿毒症, 腎不全, 電解質異常, 薬物代謝異常
腎不全と意識障害

太田 凡

Point

- 腎不全に伴う急性の意識障害は，尿毒症物質（uremic toxin）の蓄積のみによることは少ない．まずは，気道，換気，循環の安定化をはかる
- 血糖値，電解質，酸塩基平衡の評価，脳血管障害など他疾患の鑑別が重要
- 薬剤の影響も必ず検討

■はじめに

腎不全に伴う急性の意識障害は，尿毒症物質（uremic toxin）の蓄積のみが原因であることは少ない．酸塩基平衡異常，電解質異常，脳血管障害，溢水に伴う低酸素血症，脱水に伴う脳血流低下，高血圧脳症，先行使用薬剤の影響を評価・鑑別することが重要である．

Coma Rule

- 腎不全に伴う意識障害の原因　ABCDE & U
    - A：Acidosis　アシドーシス（酸塩基平衡異常）
    - B：Brain　脳（脳血管障害，慢性硬膜下血腫）
    - C：Circulation　循環（溢水に伴う低酸素血症，脱水に伴う脳血流低下，高血圧脳症）
    - D：Drug　薬剤（薬剤による意識障害）
    - E：Electrolyte　電解質（電解質異常）
    - U：Uremic toxin　尿毒症物質

問題解決型ケーススタディ

症例　来院前の情報提示

救急隊より収容依頼：「76歳女性．独居．糖尿病，高血圧症治療中．本日朝，電話をしても応答なし．心配した娘さんが訪問したところ意識障害あり救急要請．救急隊到着時，意識レベルJCS20，血圧150/80 mmHg，脈拍80回/分 整，SpO_2：98％，呼吸回数16回/分，体温36.5℃，瞳孔3 mm/3 mm，＋/＋，指示には従わないが四肢を自発的に動かす．薬物過量服用の形跡なし．

➡ 何を思い浮かべる？ 必要な検査は？

バイタルサインから，脱水，溢水，敗血症に伴う意識障害の可能性は低そうである．糖尿病の治療中であることから，まず低血糖の鑑別が必要．高血糖昏睡の可能性もある．てんかん発作後の可能性もある．電解質異常，酸塩基平衡異常，アンモニア，腎機能の評価も大切．四肢の運動麻痺は明らかでないが，てんかん発作後，脳血管障害，慢性硬膜下血腫の鑑別は必要．高齢女性で糖尿病治療歴もあり，虚血性心疾患の症状は非典型的になりやすい．心疾患，うっ血の有無の評価を目的として，12誘導心電図，胸部単純X線も行っておく．眠剤など薬物の影響の可能性もあり，薬物服用歴も確認する必要がある．経過によっては腰椎穿刺も考慮する．

必要な検査：①簡易血糖　②動脈血液ガス分析　③血算・生化学検査　④心電図　⑤頭部単純CT　⑥胸部単純X線　⑦薬物スクリーニング検査（トライエージ®）　⑧腰椎穿刺

● 来院時の症例提示

76歳女性．独居．

主訴：意識障害

既往歴：糖尿病，高血圧症

定期薬：経口血糖降下薬（SU薬），降圧薬（カルシウム拮抗薬）

現病歴：1年前，夫の他界後より独居．本日朝，電話をしても応答がないため心配になった娘さんが訪問．本人はベッドに寝たままで，呼びかけに対し開眼するものの，すぐに目を閉じてしまい，返事はするが会話ができず，四肢は動かすが指示に従わないため救急要請．

病院搬入時身体所見：意識レベルGCS E2V3M5，血圧158/84 mmHg，脈拍84回/分 整，SpO_2：98％，呼吸回数16回/分，体温36.4℃，瞳孔3 mm/3 mm，＋/＋，指示には従わないが麻痺は明らかでない．結膜に貧血黄染認めず．舌乾燥なし．頸静脈怒張なし．呼吸音清．心音：正常範囲．腹部平坦軟，圧痛なし．左側腹部から背部にかけて水疱を伴う発赤あり（図）．腸蠕動音正常．四肢に発赤なし腫脹・浮腫なし．身体に打撲痕・皮下血腫なし．項部硬直なし．病的反射認められず．

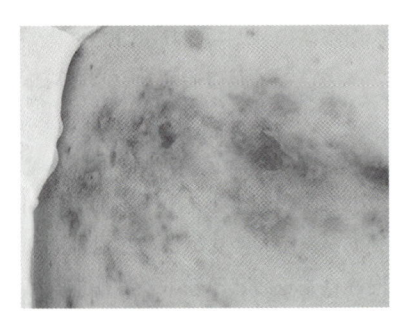

図　皮疹所見（p.11 巻頭カラーアトラス参照）

「病歴に注目」

- 独居 ⇒　前日までの状態，発症直前の様子が明らかでない．外傷の可能性もあり
- 糖尿病治療中 ⇒　低血糖，高血糖の可能性あり
- 高血圧治療中 ⇒　頭蓋内出血，脳血管障害の可能性あり

「身体所見に注目」

- バイタルサイン ⇒　溢水による呼吸不全はなさそう．高血圧脳症も否定的．敗血症，中枢感染症の可能性は低い印象
- 身体所見 ⇒　貧血，呼吸不全，脱水を示唆する所見は明らかでない．皮疹は帯状疱疹を疑わせる

「臨床検査，画像診断が必要」

　まず，簡易血糖を測定し，低血糖，高血糖の有無を評価する．動脈血液ガス分析で酸塩基平衡を確認する．血算・生化学検査にて，貧血の有無，電解質異常，尿素窒素，クレアチニン，アンモニアの上昇の程度などを確かめる．12誘導心電図にて，不整脈，心筋虚血，電解質異常の所見の有無を確認，全身状態が安定していれば頭部単純CTを施行し，頭蓋内病変（特に出血所見）の有無を確認する．肺水腫の有無，心拡大の有無を評価するため胸部単純X線を行う．腰椎穿刺，薬物スクリーニング検査（トライエージ®）は，これらの検査結果をみてから考慮する．

経過　検査結果

救急外来で検査結果が判明した（表）．
心電図：正常洞調律　心拍数80回/分　心筋虚血・電解質異常を示唆する所見を認めず．
胸部X線：心胸比52％　肺うっ血所見・胸水貯留認めず（坐位AP）．
頭部CT：出血病変，粗大病変認められず（単純CT）．
付添の娘さんに確認したところ，これまでに腎不全を指摘されたことはない，眠剤を使用したこともない，皮疹（帯状疱疹疑い）の治療経過については不明とのこと．

表　検査結果

簡易血糖	146 mg/dL	PLT	37.5万/μL	GOT	16 IU/L
<動脈血液ガス分析>		Hb	12.3 g/dL	GPT	18 IU/L
pH	7.39	Ht	37.00%	CK	40 IU/L
$PaCO_2$	37 mmHg	<生化学>		TP	6.4 g/dL
PaO_2	102 mmHg	Na	132 mEq/L	NH_3	36 μg/dL
SaO_2	97.40%	K	5.5 mEq/L	BUN	78.5 mg/dL
BE	−2.8	Cl	103 mEq/L	Cr	7.6 mg/dL
<血算>		Ca	3.9 mEq/L	BS	138 mg/dL
WBC	6,200/μL	Mg	3.1 mEq/L	T-bil	0.4 mg/dL
RBC	401万/μL	LDH	223 IU/L	CRP	0.78 mg/dL

↳「どこでみて」

経過をまとめると以下の通りとなる．

- 76歳女性．独居．糖尿病，高血圧症にて治療中
- 本日，意識障害を主訴に救急搬入．発症時期不明
- GCS E2V3M5　呼吸循環は安定．発熱なし．四肢麻痺・瞳孔左右差なし
- 腹部に帯状疱疹を疑う皮疹を認める
- 血糖値異常なし
- これまでに指摘されていない腎機能低下を認める．電解質異常なし，アシドーシス軽度
- 頭蓋内出血病変，粗大病変認めず
- 外傷は否定的

「何を考え」

- 意識障害と腎不全に関連がある可能性が高い
- 腎不全の経過・原因は不明
- 中枢感染症，眠剤中毒，甲状腺機能異常による意識障害の可能性は残る
- 帯状疱疹に対し治療が開始されていたのかを確認する必要あり．抗ウイルス薬による意識障害の可能性あり

「どう行動したか」

- 腹部超音波検査を行い，膀胱・腎杯拡張のないことを確認．腎後性腎不全を除外した
- 尿道カテーテルを留置し尿検査提出．尿に感染所見なく，尿中ナトリウム値からも腎前性腎不全の可能性は低いと診断した
- 尿による薬物スクリーニング検査（トライエージ®）を施行，薬物反応は検出されず
- 糖尿病，高血圧症で通院しているクリニックに電話連絡．2週間前の定期検査では，

血清クレアチニン1.1 mg/dL　BUN 12 mg/dLであったことを確認した．また，5日前に，腹部の帯状疱疹に対しバラシクロビル（バルトレックス®）3,000 mg/日の内服が開始されていることが判明した
- 念のために施行した甲状腺機能検査，腰椎穿刺では異常所見は認められなかった
- 敗血症の可能性も考慮し，血液培養2セットを提出した（後に陰性と判明）

最終経過

経過提示

腹部の帯状疱疹に対し使用された抗ウイルス薬（バラシクロビル）による急性腎不全，意識障害と診断し入院加療が開始された．乏尿は認められず，バラシクロビルの中止と補液にて経過観察したところ，徐々に意識状態は改善し腎機能も軽快，退院に至った．

教訓

- 腎不全に伴う意識障害は尿毒症物質の蓄積だけが原因ではない
- 薬剤の影響は，疑って調べなければわからないことがある

解説：尿毒症と意識障害

　意識障害の原因鑑別として尿毒症：uremiaがあげられるが，腎機能低下が認められても尿毒症物質（uremic toxin）の蓄積のみが急性の意識障害の原因になるとは限らない．

　尿毒症物質としてはBUN，クレアチニンなどの小分子量物質以外に，グアニジノ化合物を主体とする中分子量物質，副甲状腺ホルモン，プロラクチンなどのホルモン，β_2ミクログロブリン，ポリアミン，フェノール類，インドール化合物などの腎不全で貯留する多くの物質が指摘されている．しかし，実際の臨床現場では尿毒症が非常に高度であっても意識障害をきたしていない症例をしばしば経験する．高度の尿毒症が存在し，循環不全や頭蓋内病変を認めず，他の意識障害の要因も除外され，電解質異常やアシドーシスが改善してもなお意識障害が遷延し，血液浄化によってようやく意識の改善するような病態がuremic toxinによる意識障害と考えられるが，実際にこのような症例は多くない．

　急性腎不全では，高度の脱水に伴う脳血流の低下，溢水による低酸素血症，高ナトリウム血症，低ナトリウム血症，高マグネシウム血症などによる電解質異常，代謝性アシドーシスなどの併発が意識障害の原因となり得る．脳血管障害は血液透析患者の約6％に認められ，慢性硬膜下血腫は血液透析患者では約10倍の頻度で出現するとされている．また，本症例のように，意識障害の出現に先立って使用されていた薬剤が急性の腎障害と意識障害の原因となることもある．特に，抗ヘルペス薬（アシクロビル，バラシクロビル）は，その頻度が高く注意が必要である．

　したがって，意識障害の鑑別診断として「尿毒症：uremia」が浮上した際には，まず，呼吸

循環の安定化，頭蓋内疾患の除外，血糖値異常・アシドーシス・電解質異常の正常化，先行使用薬剤の確認を優先すべきである．

One More Experience

薬物代謝異常と意識障害

　独居患者など意識障害の発症時に目撃者がいない場合，救急担当医が疑わなければ薬物使用の影響が判明しないことがある．救急隊員や家族からの情報が不十分でも，病歴と身体所見からその可能性を疑うことが大切である．腎障害と意識障害に関連する可能性が指摘されている代表的な薬剤としては，抗ヘルペス薬の他に，セフェム系抗菌薬，H_2ブロッカー，糖尿病治療薬（腎機能低下のため低血糖が遷延），エリスロポイエチン（高血圧脳症の発症）などがあげられる．

Pros & Cons 賛成論 反対論

❖ 意識障害と血液浄化療法

　尿毒症物質（uremic toxin）の蓄積により意識障害をきたすほどの病態では，乏尿に伴う溢水，アシドーシス，電解質異常（特に高カリウム血症）を伴うことにより，いずれにせよ，急性血液浄化療法が必要になるのが通常である．したがって，意識障害の原因として尿毒症物質（uremic toxin）単独の影響は評価しにくい．

　また，高度の尿毒症に対し血液浄化療法を行う際には（特に初回）不均衡症候群に対する注意が必要である．すなわち，急激に尿毒症物質を除去すると血清浸透圧の低下から脳浮腫をきたし意識障害が悪化する恐れがあることに留意しなければならない．

文献・参考図書

1) Spektor, M. & Sinert, R. : Emergencies in Renal Failure and Dialysis Patients. In : Tintinalli's Emergency Medicine: A Comprehensive Study Guide, 7 edition, p625, McGraw-Hill Professional, 2010
    ↑尿毒症の臨床所見，救急対応時の注意点が簡潔にまとめられています．

2) 根本 孝 ほか：2．代謝性脳障害（5）腎疾患．「特集：意識障害へのアプローチ；診断・治療のポイントとピットフォール」．救急医学，27（8）：961-963，2003
    ↑尿毒症に伴う意識障害は尿毒症物質の蓄積のみが原因ではないことを中心にまとめられています．

3) 永井道子 ほか：バラシクロビル投与後に意識障害と急性腎不全をきたした2症例．日本腎臓学会誌，51（6）：693，2009

4) 田中章仁 ほか：塩酸バラシクロビル（バルトレックス）により急性腎不全をきたした3例．日本腎臓学会誌，50（6）：713，2008

5) 野中道夫 ほか：Valaciclovirによりaciclovir脳症をきたした透析患者の1例．内科，93（3）：578-580，2004
    ↑抗ヘルペス薬による腎障害・意識障害の症例報告は上記3編の他にも数多くあります．

第2章 【ケーススタディ】原因疾患への対応とコーマ・ルール

7 しょ 消化管
消化器・内分泌疾患

志賀一博，宮田靖志

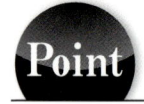

Point

・意識障害の診断に行き詰まったら，消化器・内分泌疾患を必ず鑑別すべし．

■ はじめに

　ERで遭遇する意識障害の病因として，消化器・内分泌疾患は頻度が少ないため，これらはなかなか鑑別にあがりにくい．実際筆者の施設において，2011年4月から2012年1月までに意識障害を主訴に救急外来を受診し入院となった全291名のうち，消化器疾患は18名（6.2％）で，そのうち肝性脳症が7名（2.4％）であった．糖尿病以外の内分泌疾患の患者はいなかった．また患者本人から病歴聴取ができない．さらに症状が非特異的でわかりにくい．しかし意識障害を呈する時点ですでに全身状態が不良のことが多く，診断を進めながら同時に治療を開始しなければならない．これらの理由により，ER医にとって消化器・内分泌疾患による意識障害への対応は，困難なものの1つである．

　本項でははじめに，筆者が経験した症例を，診断と治療の流れに沿って呈示する．自分ならどのように臨床判断を行うか，ぜひ考えながら読み進めていただきたい．

Coma Rule

・診断に悩んだら　消化器と内分泌を考えろ！
　しんだんに　なやんだら　しょうかきと　ないぶんぴつ　を考えろ！

問題解決型ケーススタディ

症例　来院時の状況

56歳女性が，発熱と不穏のため家族に連れられて救急外来を受診した．待合室にてトリアージナースがバイタルサインの異常を確認し，ただちに初療室に入室した．詳しい病歴は未聴取．

↪ 質問①まず初めに何をする？

⇒回答：ABCDEの順にバイタルサインを整理して，全身状態を評価する．
　　A：発声あり開存
　　B：呼吸数36回/分，SpO_2 93％（室内気）→頻呼吸と低酸素血症あり
　　C：血圧90/52 mmHg，脈拍160回/分→頻脈と血圧低下あり
　　D：GCS E3V4M5→意識障害あり
　　E：体温39.5℃→発熱あり

↪ 質問②全身状態から判断した重症度と，次の対応は？

⇒回答：BCDEの4項目に異常あり，重症と判断する．少人数での初療は危険であり，応援を呼んで人手を集める．バイタルサインの異常それぞれに対して観察と処置を始める．
・Bの異常に対してSpO_2と呼吸数をモニタリング開始，酸素投与を開始する．
・Cの異常に対して血圧と脈拍をモニタリング開始，静脈路確保し輸液を開始する．
・Dの異常に対して瞳孔と簡易血糖をチェックする．

経過1　全身状態の安定化

不穏が強く，診察や処置に対して抵抗している．
B：経鼻酸素3L投与にてSpO_2 99％，視診上は陥没呼吸など呼吸努力の徴候は認めない．
C：血圧と脈拍は不変，ECGモニター上は上室性頻拍，末梢脈拍は良好に触知し温かい．
D：瞳孔は両側3.5 mmで対光反射正常．簡易血糖は99 mg/dL．

↪ 質問③全身状態の安定化と並行して行うことは？

⇒回答：全身の身体診察を実施するとともに，家族から情報収集を行う．
　　　　酸素投与で酸素化の回復あり．循環は低血圧と頻脈が続き，依然不安定である．発熱も伴うことから敗血症性ショックも念頭において急速輸液を開始，血液培養を提出する．12誘導心電図をオーダーし虚血性変化や不整脈等のチェックを行う．胸部X線をポータブルでオーダーし心肺の簡易評価を行う．

経過2　家族からの情報と身体所見

　家族によれば，5年程前から頸部腫脹，体重減少，眼球突出，毛髪減少を自覚していたが未治療であった．昨日より40℃の発熱あるも経過をみていた．今朝より嘔吐あり，その後不穏状態となったため，自家用車で救急外来を受診した．内服なし，通院なし，アレルギーなし，家族歴なし．

　身体所見は，るいそう著明，発汗著明，眼球は突出し閉眼困難．甲状腺はびまん性に腫脹し弾性硬，右葉7×5 cm/左葉6×4 cmに触知する．呼吸音に左右差なく副雑音なし，心雑音なし，腹部平坦・軟，両下腿に浮腫あり．ドロップテストで有意な麻痺は認めず．12誘導心電図は上室性頻拍．胸部X線ポータブルは心肺に明らかな異常なし．

➡質問④ 考えられる病態は？ 診断を進めるために必要な検査は？

⇒回答：病歴と臨床所見から甲状腺機能クリーゼを疑い，甲状腺機能検査を提出する．
　発熱（39.5℃），中枢神経症状（せん妄），消化器症状（嘔吐），頻脈（160回/分），心不全の疑い（下腿浮腫）があり，甲状腺クリーゼに合致する症状が揃っている．診断基準（表1）に照らし合わせると，この時点で85点であり**臨床的に甲状腺クリーゼが強く疑われる**．TSH・fT3・fT4をチェックする．

　発熱，頻脈，血圧低下は甲状腺クリーゼだけでも説明可能であるが，感染症を契機に敗血症性ショックを併発している可能性も必ず考慮しておかなければならない．血液培養2セットを提出する．臨床所見および胸部X線にて肺炎は認めないため，尿路感染を検索する．ショックバイタルであり時間尿量のモニタリングが必要と判断し，尿路カテーテルを挿入し尿検査と尿培養を提出する．

経過3　急変への対応

　不穏状態のなかで何とか血液培養と導尿を終えて一息ついた矢先，突然黙り込んで大人しくなってしまった．呼びかけても反応がない．全身を診るとあえぎ呼吸をしており，心電図モニターからは激しいアラーム音で，心室細動．頸動脈の脈も触知しない．

　チームメンバーに心停止であることを大声で伝達し，胸骨圧迫とバッグバルブマスク換気30：2を開始した．直ちに二相性150Jで除細動を行った．

　1回目の除細動直後に体動あり，頸動脈触知，自己心拍再開した．

A：舌根沈下あり
B：呼吸数6回/分，SpO_2 92％（10 Lバッグバルブマスク換気）
C：血圧86/46 mmHg，脈拍170回/分
D：意識JCS Ⅲ-300，GCS E1V1M1
E：体温39.8℃

表1 甲状腺クリーゼの診断基準

体温調節異常		心血管異常	
37.2〜37.7℃	5	脈拍	
37.8〜38.2℃	10	90〜109回/分	5
38.3〜38.8℃	15	110〜119回/分	10
38.9〜39.3℃	20	120〜129回/分	15
39.4〜39.9℃	25	130〜139回/分	20
40.0℃〜	30	140回/分〜	25
中枢神経症状		心房細動	
軽度	10	あり	10
興奮		うっ血性心不全	
中等度	20	軽度	5
せん妄		下腿浮腫	
症候性精神病		中等度	10
高度の傾眠		両側ラ音	
高度	30	重度	15
痙攣		肺水腫	
昏睡		発症契機	
消化管・肝機能異常		あり	10
中等度	10		
下痢			
嘔気/嘔吐			
腹痛			
高度	20		
原因不明の黄疸			

合計点	
〜24点	可能性が低い
25点〜44点	切迫状態疑い
45点〜	クリーゼ疑い

文献1より引用

蘇生したものの舌根沈下あり，徐呼吸あり，昏睡あり，全身状態は不良である．ただちに気道確保と人工呼吸が必要と判断した．鎮静薬と鎮痛薬を投与した後に経口気管挿管を行い，人工呼吸管理を開始した．

経過4

蘇生処置終了後に採血結果が判明した．

<血液ガス>		GPT	18 IU/L	<凝固>	
pH	7.223	γGTP	29 IU/L	異常なし	
PaCO$_2$	32.0 mmHg	LDH	277 IU/L	<検尿>	
PaO$_2$	74.2 mmHg	CPK	323 IU/L	尿蛋白	2＋
HCO$_3$	12.9 mEq/L	BUN	19 mg/dL	尿糖	−
BE	−13.5 mEq/L	Cre	0.55 mg/dL	尿ケトン	−
SAO$_2$	92.3 %	Na	133 mEq/L	尿潜血	2＋
<血算>		K	3.7 mEq/L	RBC	5～9/1視野
WBC	22,770 /μL	Cl	102 mEq/L	WBC	100/1視野以上
Hb	9.8 g/dL	CRP	9.7 mg/dL	細菌	2＋
Plt	10.9万 /μL	BNP	49.9 pg/mL	<尿グラム染色>	
<生化>		TropT	−	白血球に貪食されたグラム陰性桿菌3＋，腸内細菌様	
T-Bil	2.4 mg/dL	TSH	0.015 IU/mL		
D-Bil	1.0 mg/dL	fT3	27.74 pg/mL		
GOT	29 IU/L	fT4	＞6 ng/dL		

画像診断：造影CTで甲状腺両葉のびまん性腫大（→）とのう胞（○）を認めた（図）．

➡質問⑤検査結果から考えられる問題点と必要な治療は？

⇒回答：尿路感染を契機とした甲状腺クリーゼと診断した．致死的不整脈による心停止に至ったが，蘇生により回復した．全身管理に加えて，甲状腺クリーゼに対する薬剤治療，頻脈に対する抗不整脈薬治療，感染に対する抗菌薬治療を行う．

最終経過

その後の経過

ICUに入室し，内分泌科，循環器科と協力し治療開始した．

・全身管理
・抗菌薬治療（セフトリアキソン2 g/日点滴）
・抗甲状腺薬（チアマゾール30 mg/3×点滴）
・ヨード治療（複方ヨード・グリセリン20 mg/1×経管注入）
・ステロイド治療（ベタメタゾン4 mg/1×点滴）
・βブロッカー（プロプラノロール30 mg/3×経管注入）

全身状態は徐々に安定し，第5病日に抜管，第6病日にICU退室し一般病棟に転棟，内分泌

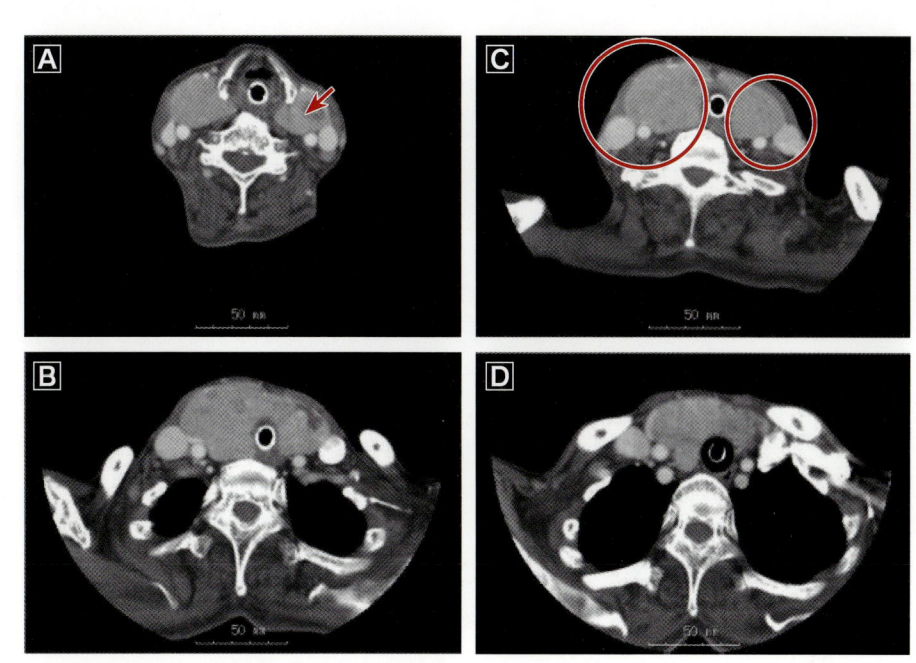

図　症例の造影CT所見

科に転科した．第7病日にTSHレセプター抗体陽性であることが判明し，Basedow病と確定診断した．その後は抗甲状腺薬にて甲状腺機能の調整を行った後に，耳鼻科にて甲状腺全摘術を行った．現在は耳鼻科外来に通院し，甲状腺ホルモンの補充を行っている．

教訓

- 眼球突出，甲状腺腫大，るいそうなど特徴的な臨床所見で早期に疑う．
- ショックや突然の心停止などの急変に即応できる体制を整える．

解説：意識障害を呈する消化器・内分泌疾患

1 甲状腺クリーゼ

❶概　要

手術，外傷，感染，急激なヨード負荷，出産などを契機に生じる．心室性不整脈などの甲状腺中毒症状により致死的となる場合がある．死亡率は20〜30％と高い[2]．

❷ 診 断

1993年にBurchらが提案した診断基準（表1）が用いられる．体温，中枢神経症状，消化器症状，心血管症状，心不全，発症契機を点数化する．45点以上で疑い，25〜44点で切迫状態疑い，24点以下で可能性が低いと判定する．

MEMO ❶ ERにおける甲状腺クリーゼの診断

本診断基準は感度が高く特異度が低いとされているものの，**バイタルサインと症状だけで短時間に判定できる**．甲状腺クリーゼは臨床的に疑った時点で治療を開始せねばならないため，**本診断基準はER医にとって強い武器といえる**．

Pros & Cons 賛成論 反対論

❖ 甲状腺クリーゼの画像診断〜ERでCTは必要か？

甲状腺クリーゼの診断は臨床所見が主体であり，前掲の診断基準（表1）では画像診断が含まれない．日本甲状腺学会と日本内分泌学会が2008年に提示した診断基準もこれに準じており，画像診断が含まれない．

しかし意識障害があれば，頭蓋内病変の除外のために頭部CTを行うという選択枝もあるだろう．この際に頸部まで撮影すれば，甲状腺の画像評価が追加できる．さらに造影CTを撮影すれば，造影剤に含まれるヨードが甲状腺クリーゼの治療の一環となる．

甲状腺クリーゼの診断自体にCT検査は必須ではないが，「頭部撮影をするなら頸部まで撮っておく」ことは有用だろう．

❸ 治 療

甲状腺クリーゼの治療にはICUにおける全身管理に加えて，以下の集約的な治療が必要である．
① **βブロッカー**：頻脈等，カテコラミン由来の甲状腺中毒症状を制御する
② **ヨード**：甲状腺ホルモン放出を抑制する．
③ **ヨード製造影剤**：T4からT3への変換を抑制する．
④ **抗甲状腺薬**：新規ホルモン産生を抑制する
⑤ **ステロイド**：T4からT3への変換を抑制する，相対的副腎不全の治療

最後に，副腎クリーゼと肝性脳症のERにおける診断に関して簡単に解説する．

2 ERにおける副腎クリーゼの診断

症状は食欲不振・嘔気・嘔吐・腹痛・脱力・疲労，徴候はショック・発熱・意識障害と非特

異的である[3]．①内服や吸入ステロイドの中断　②高カリウム血症と低ナトリウム血症の2点があったら，意識障害の鑑別にあげるべきである（表2）．

3 ERにおける肝性脳症の診断

　症状は脱力，黄疸，腹水，手掌紅斑，浮腫，クモ状血管腫，肝性口臭などが見られる[5]．**アンモニアの上昇は特徴的だが特異的ではないため，除外診断を積極的に進めるべきである**．採血では電解質異常，アシドーシス，脱水，感染症など他の病態を鑑別する．病歴で脳卒中や頭部外傷の鑑別を要すれば，頭部CTを行う．
　肝性脳症の重症度分類を表3に示す．

MEMO ❷　肝性脳症とアンモニア

血中アンモニア濃度は，肝性脳症以外にも消化管出血，腎障害，激しい運動，喫煙，門脈-体循環シャント，化学療法，薬剤など他の原因でも上昇する．

表2　副腎クリーゼの臨床像

症　状	頻度（%）
脱力，疲弊	100
食欲低下	100
消化器症状	
嘔気	92
嘔吐	86
便秘	75

徴　候	頻度（%）
体重減少	100
色素沈着	88〜94
検査異常	92
低ナトリウム血症	88
高カリウム血症	64

文献4より引用

表3　肝性脳症の重症度分類

重症度	意識レベル	人格・知性の異常	神経学的異常
0	正常	正常	正常
Ⅰ	昼夜逆転，不眠	健忘，錯乱，興奮，いらいらしやすい	振戦，失効，協調運動障害，筆記障害
Ⅱ	嗜眠，反応が鈍い	見当識障害（時刻），健忘，脱抑制，異常行動	羽ばたき振戦，構音障害，反射の低下
Ⅲ	嗜眠，錯乱	見当識障害（場所），攻撃性	羽ばたき振戦，反射亢進，Babinski徴候，筋硬直
Ⅳ	昏睡	なし	除脳硬直

＊　脳波所見は割愛した．
文献6より引用

One More Experience

意識障害を呈する患者の，検査提出のコツ

- 初期採血時に，簡易血糖と血液ガスを必ず測定する．
  血糖は低血糖と高血糖が瞬時に判定できるため，必須である．
- 血液ガスでは必ず電解質を含めてチェックする．
  特に副腎不全を疑う場合，NaとKの値をできるだけ早期に確認する．
- 頭部のCTを撮るときには頸部まで撮る．

文献・参考図書

1) Burch, H. B. & Wartofsky, L. : Life-threatening thyrotoxicosis. Thyroid storm. Endocrinol Metab Clin North Am, 22 : 263, 1993
   ↑甲状腺クリーゼの死亡率を改善するには早期認知と介入が必要なこと，そして早期診断の鍵となる臨床診断基準を示している．

2) Thyroid storm. UpToDate, 2012
   ↑甲状腺クリーゼの診断と治療に関するレビュー．

3) Clinical manifestations of adrenal insufficiency in adults. UpToDate, 2012
   ↑副腎クリーゼを含めた副腎不全の診断に関するレビュー．

4) Burke, C. W., et al. : Adrenocortical insufficiency. Clin Endocrinol Metab, 14 : 947, 1985
   ↑副腎不全の病因と病態を解説し，さらに症状を頻度別に提示している．

5) Clinical manifestations and diagnosis of hepatic encephalopathy. UpToDate, 2012
   ↑肝性脳症の診断に関するレビュー．

6) Gitlin, N. : Hepatic encephalopathy. In : Hepatology 3rd ed. (Zakim, D. & Boyer, T. D. eds.). p611, WB Sanders, Philadelphia, 1996

第2章 【ケーススタディ】原因疾患への対応とコーマ・ルール

8 うつ
精神疾患
意識障害と精神疾患（昏迷状態）の診断と治療

新井久稔

Point

- 精神疾患特有の昏迷状態や解離症状の診断は，あくまで器質・症状性疾患を除外してから考えていくべきである
- 昏迷状態には，対人関係などで気分が不安定になりそれが心因になって生じやすい解離性昏迷，うつ病の精神運動抑制が強くなって生じるうつ病性昏迷，統合失調症などに由来する緊張病性昏迷などがある
- 精神疾患の患者は，他人からの刺激に対しても過敏に反応しやすいので，診察時における話す言葉にも注意が必要である

■はじめに

　意識障害の鑑別において，はじめから精神疾患と診断するのでなく，あくまで身体疾患を除外していく姿勢が重要である．しかしながら，精神疾患の診断は，詳細な経過の収集や診察による細かい精神症状の評価が必要となってくる．ここでは，意識障害と精神疾患の鑑別において特に重要な**解離（ヒステリー）性昏迷**について症例を呈示し，その対応のポイントについて解説する．

Coma Rule

①精神疾患の昏迷・解離の診断は，器質・症状性疾患の除外から
②身体？ 薬物？ 鑑別重要！
③情報収集の重要性（過去に同様なエピソードがあるか？）
④脳波が教える有用情報

問題解決型ケーススタディ

症例　来院前情報

　28歳，女性．身長162 cm，体重は60 kgと推定される．外出中，買い物をしていたときに，交際相手の男性と口論となり突然崩れるように倒れて，呼びかけにも全く反応しないため救急要請となった．救急隊が到着したとき，意識はなく（JCS3桁），呼吸は正常で目立った外傷はなく，ただちにストレッチャーで搬送され救急外来受診となった．交際相手によると，もともと精神科クリニックにて通院加療しており向精神薬の内服加療が行われているとのことであった．過去にも同様に突然倒れて救急搬送された経緯があるとのことだが詳細はわからないとのことであった．

➜病歴から何を考えるか？

　精神科受診があることと，以前にも同様なエピソードがあることからも精神疾患の可能性があるかもしれない．年齢も若く，特に目立った外傷所見もなく，倒れる直前まで買い物などをしていたことから，急に症状が出現した可能性がある．しかし，意識の反応は乏しく，JCS3桁であり安易に精神疾患と考えるのは危険であり身体疾患の鑑別はやはり必要であろう．

経過1　来院時の身体所見

　来院時閉眼しており，痛み刺激にも反応なく意識レベルはJCS3桁であった．神経所見は，瞳孔は3.0 mm同大，対光反射迅速であり，眼球運動はsaccadic，四肢はやや弛緩しており，反射は正常で病的反射は認めなかった．血圧124/72 mmHg，心拍数90回/分で不整なく，呼吸数16回/分，体温36.8℃であった．特に外傷所見はなく，心音，呼吸音は正常で腹部は柔らかく腹部膨満もみられなかった．酸素飽和度はroom airで98％前後を示していた．

➜身体所見から何を疑うか？

　痛み刺激に対してもこれほど反応が悪いのは精神疾患と考えてよいのだろうか？バイタル所見も特別異常所見は認めず，身体所見も特別に気になる所見は見あたらなかった．神経所見も特に問題となる所見はとれなかった．精神科通院歴があるとのことで，向精神薬の過量服薬も念のため否定しないといけないと思われるが，一緒にいた交際相手に確認するも，倒れる前に薬を過量に服用したことはないとのことであった．交際相手に再度情報を確認していくが，今一つ情報も定かでなく，やはり意識の反応が乏しいこともあり身体疾患の鑑別は慎重にしていかないといけない．しかし，若い女性で倒れる直前まで普通に買い物をしていたのに急にここまで意識の反応が乏しくなるのも不自然な印象がある．

経過2 救急外来での検査結果

通常救急外来で行われる，採血検査を中心とした一般的検査を行った．

血液・生化学検査		Alb	3.4g/dL	尿検査	
Hb	13.6 g/dL	Amy	50 IU/L	尿色	淡黄色
Ht	39.9 %	BUN	7.0 mg/dL	尿潜血	—
WBC	7,100/μL	Cr	0.6 mg/dL	尿タンパク	—
AST	29 IU/L	Na	138 mEq/L	尿糖	—
ALT	32 IU/L	K	3.9 mEq/L	尿比重	1.013
LDH	224 IU/L	Cl	107 mEq/L	薬物反応	—
T-bil	0.35 mg/dL	Ca	4.4 mEq/L	※トライエージ®	
TP	6.8 g/dL	CRP	0.5 mg/dL	妊娠反応	—

胸部単純X線検査：異常なし．心肥大，縦隔の拡大もなく，胸水なし
腹部単純X線検査：異常なし．腸管ガス像は正常範囲内
動脈血液ガス分析：異常所見を認めず
12誘導心電図：洞調律，心拍数80回/分，ST変化なし．他の異常所見も認めず
脳単純CT：出血や占拠性病変なし．他に特記すべき所見なし
脳波検査：基礎律動は10〜11 Hzのα波．発作波（−），徐波・速波の混入なし

➡検査結果から得られた新たな情報は？

　血液・尿検査からは，今回の意識の反応が乏しくなる原因となる所見は見あたらなかった．念のため，薬剤由来のものとの鑑別を念頭に入れてトライエージ®を行ったが特に情報は得られなかった．脳単純CT含め他の身体疾患鑑別のために検査を行うも特に今回のエピソードと関連する所見は見あたらなかった．
　てんかんや意識障害の鑑別のため脳波検査を行うも特に異常所見は見あたらなかった．これだけ反応が悪ければ何らかの脳波異常（徐波など）が出てもよいと思われるが，ここで精神疾患の可能性を考えていく必要があろう．

> **MEMO ①** 実際に精神科疾患の鑑別では基本的な検査として，上記検査項目を身体疾患との鑑別で行っている．ただし，脳波検査は施設によりすぐには行えない場合もあるので時間的にも可能であれば行えると細かい情報が得られる．

経過3 来院後の経過に関して

検査結果が出るまでは，バイタルサインに注意しながら，ルート（静脈路）を確保して経過を

みていった（精神科救急においては，内服が難しい場合に，注射薬としてジアゼパムやハロペリドールなどの静脈注射を行う場合があるため，ルート確保は鎮静や精神症状の安定を図るうえでも重要）．

その後，救急受診した情報を母親が聞きつけて病院に来院されて，以前にも同様なエピソードがあるとのことであった．検査所見や身体所見を確認したが，明らかな異常所見は認められなかったこと，精神疾患の既往があり以前にも同様なエピソードがあることなどから，刺激のインプットはできるがアウトプットはできない昏迷状態を疑った．

患者に対しては呼びかけても反応が乏しかったが，検査の結果で異常がないことをゆっくり説明するなど安心させて体動を促していった．それでも反応が乏しいため，セルシン® 5 mg を呼吸状態に注意しながら確保したルートから緩徐に静注していった．

その後，次第に反応が現れて徐々に動きも正常となり会話も可能となった．会話が可能となったため，本人から最近の様子を聴くと，最近職場のなかでの人間関係で悩んでいたこと，交際相手との関係もうまくいってなく不安になることも多かったとのことであった（その後かかりつけ医に確認ができ，精神科診断は解離性障害で，以前から同様なエピソードで救急搬送されることがあったとのことであった）．

↪ どう診断・治療していくか？

鑑別診断の目的で，検査に異常がないことを確かめたうえで精神疾患を疑っていく．可能であれば，精神疾患の鑑別においては，今までの生活の様子や既往歴，精神科加療の情報を得ていくことが重要である．精神疾患の場合，同様な精神症状を過去にも起こしている場合があるので情報をいかに得ていくかが重要である．しかし今回の症例のように，受診に同伴してきた関係者からの情報も不確かな場合もあるため，場合によっては精神科受診歴がある場合，患者・家族から同意を得たうえでかかりつけの医療機関に情報を問い合わせできるとよい（または情報提供書を送ってもらうなどする）．

実際に情報もなく，解離性障害の診断をつけるのは非常に困難である（患者自身の過去の情報が診断には重要）．

治療や対応に関しては，患者自身に対して安心感を与えてあげることが重要であり，患者のそばで安心を与えるように話しかけながら対応したり，外液（維持液でもよい）などのルートをキープしてあげて経過をみてあげるのも効果的である．それでも反応が乏しければ，呼吸状態に注意しながらジアゼパムなどのベンゾジアゼピン系抗不安薬を静注してあげるとよい（ただし，昏迷状態が改善した後に不安に直面して反応を起こすこともあるので注意する）．

解離性昏迷は，今回のように若い女性に多く，ストレス負荷の強い出来事，あるいは対人関係上の問題などの環境的，心理的な問題などが心因となり生じる昏迷状態をいう．もともとの性格要因をはじめ生活歴が関係してくる場合も多く，葛藤や不安からの現実逃避として無意識に出現する症状とも考えられる．

最終経過 処置後の対応に関して

　意識もはっきりして，表情にも安堵感が出てきて，会話も普通に行える状態になった．家族や交際相手は，普段の生活の不満や患者に対しての対応をどうすればよいのかなどを聞いてきた．今回は緊急の救急対応であり，精神症状や今後の生活の方法などに関しては主治医の先生にも相談していくようアドバイスした．家族にも検査結果や治療した内容などを説明して，かかりつけの病院に紹介状をもたせて精神科外来を受診してもらうこととした．

> 　解離性障害の患者は家族背景が複雑であったり，性格要因も病状に影響していることも多いため，精神科医による長期的なかかわりが必要となってくる．今回のように，精神疾患の患者は，複雑な環境的背景がかかわってくることもあるため，あくまでも緊急的な処置の対応としていったほうがよい場合もある．

教訓

- 解離症状などの精神科診断は，身体疾患を除外した後で診断していかなければならない
- 精神疾患の場合，同様な精神症状を過去にも起こしている場合があるので情報をいかに得ていくかが重要である
- 昏迷状態における精神症状の改善が難しい場合，呼吸状態に注意しながらジアゼパムなどのベンゾジアゼピン系抗不安薬を静注してあげると効果がある場合がある（ただし，昏迷状態が改善した後に不安に直面して反応を起こすこともあるので注意する）

解説：意識障害と精神疾患（昏迷状態・解離症状を中心に）

　救急受診した患者において，意識障害の診断・鑑別においては，身体疾患や薬物に起因する，症状性精神障害・器質性精神障害・薬物誘発性の精神障害かどうか，それらを否定して昏迷状態など精神科特有の疾患の診断を考えていく必要がある．今回は精神疾患特有の**昏迷状態や解離症状**について，また詐病の特徴についても簡単に解説する．

病態の解説・診断治療のポイント

❶昏迷状態について

　意識障害と昏迷状態の鑑別が重要である．昏迷状態とは，意識は保たれているが，精神症状などの緊張が強く外部からの刺激等に反応せず自発的な発語などがない状態である．話しかけても動こうとせず，返事もしないため全くこちらの話を聴いていない印象を受ける．昏迷状態

は重度の意識障害である昏睡との鑑別が重要である．昏迷状態と意識障害の鑑別のポイントに関して表1に示す．

　昏迷状態には，対人関係などで気分が不安定になりそれが心因になって生じやすい**解離性昏迷**，うつ病の精神運動抑制が強くなって生じる**うつ病性昏迷**，統合失調症などに由来する**緊張病性昏迷**などがある．解離性昏迷と同様にストレス負荷の強い出来事や対人関係などの問題が心因となり生じることのある痙攣様発作が**解離性痙攣**である．救急外来において意識障害と鑑別するうえで重要な，**解離性昏迷**，**うつ病性昏迷**，**緊張病性昏迷**，**解離性痙攣**について解説する．

❷ 昏迷状態の分類

1）解離性昏迷について

　比較的若い女性に多く，対人関係などでストレスがかかったのが要因となり環境的，心理的な問題が心因となり生じる昏迷状態である．もともとの性格要因や生活歴に関係することも多く，不安や葛藤からの現実逃避の症状とも考えられる．

　診断に関しては，身体疾患由来のものと薬物由来のものとを鑑別する必要がある．解離性昏迷の特徴としては，もともとの心理的な誘因があることが多く，以前にも同様なエピソードがあることが多い傾向がある．通常目撃者のいるところで生じることが多く，時や場所との関係が深い．倒れた際に外傷を負うことが少なく，尿・便失禁が少なく，人のいないところでは長く続かない傾向がある．

　治療としては，鑑別診断の目的で検査をすすめると同時に，安心させながら動作を促すとよい．改善を認めない場合は，呼吸状態に注意しながら，ジアゼパムなどのベンゾジアゼピン系薬物を緩徐に静注する．生活歴が精神症状に関係していることも考えられるため精神科受診を勧めておくのがよい．

2）うつ病性昏迷について

　うつ病の精神症状である，意欲低下，行動が低下した精神運動抑制，思考力が低下した思考抑制が重度になって生じる．

　診断に関しては，まず身体疾患と薬物由来のものとを鑑別する（血液・尿検査，頭部単純CTなど）．患者自身は，困惑感，悲哀感を認め，言葉では表現できない辛さを訴えてくる．丁寧に

表1　昏迷状態と意識障害の鑑別のポイント（昏迷状態について）

①一見した意識障害の程度に反して呼吸状態が穏やかで舌根沈下はみられない
②閉瞼していることもあるが，瞼を開こうとすると抵抗することが多い．また開口にも抵抗することが多い
③眼球運動はsaccadicである
④瞬時に目を閉じる
⑤反射は正常で，病的反射はみられない
⑥脳波は正常である

文献1より引用

話しかけると，反応しようとする努力が感じられ，緊張病性昏迷のような拒絶的な印象はしない．受診時には，それまで活動性が低下して長期臥床していることも考えられ，栄養状態や，褥創，静脈血栓症にも注意していくことが重要である．

治療に関しては，周りから話しかけられても応えることができない本人の辛さもあり，治療や休息により症状が改善していくことを説明して，受容的な態度で接していくことが重要である．改善を認めない場合，ジアゼパムなどのベンゾジアゼピン系薬物を呼吸状態に注意しながら，緩徐に静注するのも効果的である．急性期の症状が改善したならば，精神科医療機関を紹介する．

3) 緊張病性昏迷について

統合失調症の緊張型などの精神病に由来する場合がある．最近は，統合失調症治療における新規抗精神病薬（リスペリドン，オランザピンなど）の導入により副作用が少なく治療できるようになってきたことや，以前に比較して早めに精神科受診をする傾向が増えて精神科治療への初期介入が可能になってきたこともあり臨床においてみかける頻度は減ってきている．身体症状として，極度の疲労，脱水，低栄養状態などを合併している場合がある．

診断としては，身体疾患由来のものと薬物由来のものとを鑑別しながら，普段の生活状況などの情報を集めていくことが必要である．病態の特徴としては，意味不明な言動や興奮状態を認め，表情は硬さと冷たさがあり拒絶的な態度を示す．同じ姿勢をとり続けることが多く（常同姿勢），内的には幻覚・妄想状態が強く疑われる．不自然な姿勢であっても長期にその姿勢を保ち続けもとに戻そうとしないカタレプシーという状態を認めることがある．

治療としては，極度の脱水状態をきたしたり挫滅症候群によって高ミオグロビン血症をきたすことがあるので適切な輸液療法が必要になることや，尿路感染症や肺炎などの感染症を併発している場合もあるため身体合併症の治療が必要な場合も多い．抗精神病薬による治療は，精神症状の評価をしながらの調節が必要であり，身体的加療が必要でない場合，精神科医療機関に紹介することも必要である．

4) 解離性痙攣について

解離性昏迷と同様に若い女性に多く，ストレスが過度にかかった状態であったり，対人関係などの環境的・心理的な問題などが心因となり生じる痙攣様発作の状態をいう．もともとの性格要因や生活歴に関係することも多く，不安や葛藤からの現実逃避としての症状とも考えられる．解離性痙攣には，身体が仰向きで，頭部と足部だけを床につけて身体を弓上に反らせ弓なりに緊張がみられることがある（ヒステリー弓）．

診断に関しては，まず身体疾患と薬物由来のものとを鑑別する（検査：血液・尿検査，頭部単純CTなど）．可能であれば，脳波検査が行えるとよい（てんかんとの鑑別において；表2参照）．解離性痙攣の特徴は，心理的誘引があって以前にも同様なエピソードがあることが多く，時や場所との関係があって通常は睡眠中や目撃者のいない所では生じない傾向がある．

治療に関しては，身体的検査で異常がない場合，検査に異常がないことを話しながら暗示的に励ますのがよい．それでも改善がなければ，呼吸状態に注意しながら，ジアゼパムなどのベンゾジアゼピン系薬物を緩徐に静注する．痙攣発作が消失して会話が可能になっても，不安症状を呈して急に反応を起こすこともあるため注意する必要がある．

表2 解離性痙攣の特徴（てんかんとの鑑別のポイント）

①心因的誘因があることが多い
②発症時期がはっきりしないことが多い
③以前にも同様のエピソードがあることが多い
④時や場所との関係が深く，通常は睡眠中や目撃者のいない所では生じない
⑤不規則・多彩な痙攣であったり，奇妙な痙攣であったり，解剖学的に矛盾する痙攣であることが多い
⑥周囲の状況に影響を受け，人のいる所では発作が増強することが多い
⑦舌咬傷や外傷を負うことが少ない
⑧尿，便失禁がない
⑨発作の持続時間が長い．数十分〜数時間に及ぶこともある
⑩発作中も対光反射を認める
⑪発作中の病的反射はない
⑫発作後に終末睡眠に移行しない
⑬発作中，発作後，発作間欠期の脳波は正常である
⑭人のいない所では長く続かない

文献1より引用

One More Experience

精神疾患を鑑別していくうえで重要なポイント（家族・関係者・患者自身からの病歴聴取のポイント）

1）精神科の受診歴の有無
2）内服薬の内容（向精神薬の服用歴など）
3）以前にも同様なエピソードがあったかどうか
4）検査としては，意識障害除外のための血液検査，頭部単純CT検査，脳波検査，トライエージ® など（状況により髄液検査等）
5）表情の観察
6）診察に対する態度
7）神経所見

❸詐病について

　詐病とは，経済的または社会的な利益を得ることを目的として病気であるかのように偽る行為のことであり，明らかな目標をもって症状を作る傾向がある．その動機の理由としては，責任の回避，食事や薬物などを手に入れることなどが考えられる．詐病の症状の特徴としては，症状があいまいではっきりしなかったり，訴えと一致しない検査結果であったり，侵襲性の高い検査や治療はむしろ受けたがらない傾向がある．検査などが早期の段階から診断書を求めてきたり，自分にとってメリットがないと判断したら症状を作るのを止めてしまうこともある．

患者の周囲からの情報が重要であり，普段の生活の様子や，今回の症状が出現したのはいつからか，経済状況や対人関係などの情報もわかると症状の評価の参考になる．詐病と診断することは難しい場合が多く，医師は，可能な範囲内で客観的評価を行うとともに，毅然とした態度で患者や関係者に対応することが重要である．精神症状の評価に関して判断が難しい場合は，精神科医と評価しながら治療方針などを検討していくことも必要となってくる．

❹ 精神患者への対応のポイント

　精神疾患による，昏迷状態や解離症状などの診断は，身体疾患を除外した後でなければならない．すぐに精神的な問題とせずに，常に身体疾患を念頭において診断を見直していく必要がある．精神疾患の患者は，他人からの刺激に対しても過敏に反応しやすいので，診察時における話す言葉にも注意が必要である．昏迷状態の患者は呼びかけに全く反応しないものの，意識は保たれているので周囲の発言などは覚えていることもある．不用意な発言は，病状に対してもまた患者・医師関係にも影響してくるため十分な注意が必要である．

　患者自身は，不安や恐怖などに苦しんでいることもあり，それを理解して検査・治療していくことが大切である．また，昏迷状態の症状に対してベンゾジアゼピン系薬物の静脈注射などで対応した場合，突然興奮状態になることもあるので注意が必要である．症状の改善後は，かかりつけの病院があれば精神科外来を受診させることや，対応などで困ったらかかりつけの病院に相談することも大切である．かかりつけの病院がなければ，本人の同意を得てから精神科外来を紹介することも必要となってくる．

文献・参考図書

1）「精神障害のある患者救急患者対応マニュアル」（上條吉人 著，宮岡 等 監），医学書院，2007
　↑精神科救急患者に対する実践に即した対応マニュアル本．

2）浦島 創，西村良二：精神科・リエゾンでよくみられる意識障害の治療．臨床と研究，82（11）：2005
　↑リエゾンにおいてよくみられる意識障害と精神障害との鑑別について述べている．

3）新井久稔，上條吉人：精神疾患．「特集：意識障害の初期診療」．救急医学，33（9）：1071-1074，2009
　↑救急外来における意識障害との鑑別で重要な精神疾患に対して，初期対応の重要な点について述べている．

4）嶋田博之：詐病・虚偽性障害．診断と治療，95（12）：2007
　↑詐病との鑑別で重要な精神疾患との鑑別・対応のポイントについて述べている．

第2章 【ケーススタディ】原因疾患への対応とコーマ・ルール

9 が 外傷
頭部外傷

三宅康史

Point

- 典型例の場合，頭部外傷そのものの診断はそれほど困難ではない
- 重症例，多発外傷例ではJATECの外傷初期診療手順に従い，切迫するDの判断とともに他部位外傷を鑑別する
- ABCに異常があれば，切迫するDよりもABCの蘇生を優先する
- 本人から直接外傷機転が聴取できない場合，頭部外傷が先か，他の病態が先行かの鑑別が必要になる
- 確定診断への鍵は頭部単純CTである．急変への準備をしたうえでできるだけ早期に施行する

■ はじめに

　頭部外傷すなわち外傷性脳損傷（traumatic brain injury：TBI）には，一次性脳損傷と二次性脳損傷がある（⇒MEMO1）．また外傷機転から局所性（直達外力によるもの）とびまん性（回転加速度や減速による脳組織の位相のズレや振動によって起こるもの）に分類される．実際の症例では，それら4つが混在していることも少なくない．外傷初期診療については**JATEC**，重症頭部外傷については**神経外傷学会ガイドライン**を読み込むことをお勧めする．ここでは，特に結果として頭部外傷に至る過程に焦点を当て，ピットフォールに陥らないような診断手順を疑似体験する．

Coma Rule

仔馬（coma）と虎馬（trauma），どっちが早い？

MEMO ① 一次性脳損傷と二次性脳損傷

　　一次性脳損傷とは，脳が外力を受けた瞬間に生じる脳の損傷をさし，高度に発達した脳の構造的な破壊そのものは修復できないのが現状．これに対し二次性脳損傷とは，血腫の圧迫によって生じる周囲の正常脳の虚血，出血性ショックや拘束性ショックに伴う頭蓋内血流の低下による脳虚血，低酸素血症による脳の低酸素症，高二酸化炭素血症による頭蓋内圧の上昇，低二酸化炭素血症による脳虚血，高体温による脳の直接障害などをさし，的確な外傷初期診療により予防が可能．頭部外傷の初期治療はまさにこの部分に焦点が当てられている．

問題解決型ケーススタディ

症例　病院前情報呈示

60代，男性

現病歴：午前11時頃，自宅の屋根の上で雨漏りの修理中に，屋根から庭に約3m転落し受傷．大きな音に気づいた妻が屋内から出てみると，現場で頭から血を流し，呼びかけに反応しない患者を発見し119番した．

救急隊現場到着時，意識100/JCS，気道閉塞なく，呼吸数18回/分，$SpO_2=96\%$（大気下），脈拍104回/分　不整あり，血圧168/110 mmHg，体温（鼓膜温）36.4℃．痛み刺激では両手で払いのける．四肢にはっきりとした外傷はなく麻痺はなさそうだが，両下肢の動きが悪い印象あり．瞳孔は両側4mmで対光反射あり．左頭頂部に打撲痕あり，皮下が腫脹し血液がにじんでいる．

酸素投与と頚椎カラー，バックボード固定，リザーバー付き酸素マスク10 L投与．重症頭部外傷，脊髄損傷の疑いにて救命救急センター搬送となった．

↳ 何を思い浮かべる？　必要な検査は？

　　転落外傷で意識障害があるので，**JATECの外傷初期診療手順に則った系統的な診察**が必要になる．下肢の動きの悪さからは胸腰髄の障害であろうか．ABCの異常の発見，頭部外傷に伴う脊髄外傷を含む他部位外傷の鑑別のために，来院後に必要な検査項目として以下のものがあげられる．

Primary Survey（PS）
・胸部と骨盤の正面単純X線検査（ポータブル）
・FAST
・採血（血糖ほか）

Secondary Survey（SS）
- 頭部単純CT検査：脳外傷の評価，骨条件で骨折の評価，陳旧性脳梗塞の評価
- 頸椎3方向単純X線検査：頭部外傷，転落外傷では症状がなくても必須
- 胸腰椎2方向単純X線検査
- 12誘導心電図：不整脈のチェック

Tertiary Survey（TS）
- 頭部MRI
- 頸椎3D-CT
- 頸髄MRI
- 頸椎ダイナミック単純X線

来院時現症

　車中で徐々に動きが活発になり，眼を開けて周りを見るしぐさや，体を起こそうともがく動きがみられた．以前に撮影した頭部CTで陳旧性脳梗塞を指摘されており，不整脈の既往歴があるが内服薬は飲んでいないと妻の話．バイタルサインに変化なく病院到着．

　来院時バイタルサインは，上気道閉塞所見なく，呼吸数28回/分，SpO_2＝100％（リザーバー付き酸素マスク10 L投与下），心拍数123回/分，不整，血圧182/118 mmHg，GCS：E4V2M5，瞳孔4/4 ＋/＋，四肢の麻痺は明らかでない．体温35.8℃．頸椎カラーをつけたまま，静脈路を確保，採血後に38℃に温めた細胞外液を100 mL/時で開始．胸部，骨盤正面単純X線，FASTに異常なし．体表の外傷は右頭頂部のみ．保温しつつSS施行．バイタルサインに変化のないことを確認したうえでCT検査室へ向かうこととなった．

↳ 切迫するDの確認と頭部CT

　徐々に意識レベルは改善しているので脳震盪の可能性もある．バイタルサインにも悪化がみられないので，**重大な出血を伴う外傷をまず否定し**，切迫するDの確認に移る．不整脈に対して抗血小板薬は内服していないようで外傷にとっては有利である．ただ陳旧性の脳梗塞巣があるということは，痙攣発作の先行，心原性の新たな脳梗塞が先に起こって意識消失や麻痺が生じて転落した可能性はないだろうか．心原性の失神なども鑑別する必要がある．最終的には，足を滑らせたかどうかを，本人から確認するしかないが，今の意識レベルからはそれはできない．意識障害の原因検索は頭部CTとなる．

【経過】来院後経過

　CT室に到着後，ストレッチャーからCT台に乗せようとした直前に，「アーッ」という声とともに全身の強直性痙攣が出現．すぐに治まったが，直後に意識はE1V1M1となり，強い上気道閉塞を伴う深い呼吸ののちに呼吸停止．徐脈となり，あわてて用手的気道確保とバッグバルブマスクによる呼吸の補助をしつつ，一旦初療室に戻り，改めてクラッシュインチュベーショ

ン施行（⇒MEMO2）．挿管時，咳反射なし．その後，呼吸数6回/分，不規則，$SpO_2 = 92\%$（ジャクソンリースバッグ換気），脈拍58回/分，不整，血圧90/66 mmHg，E1VtM2（⇒MEMO3），瞳孔散大．12誘導心電図：ST低下を伴うAf，胸部正面ポータブルX線：挿管位置は問題なし，両側肺水腫様．人工呼吸管理とし徐々に$SpO_2 = 95\%$まで上昇．原因検索のために，改めて頭部CT室へ移動．

↳ CT室での急変への対応

CT室での急変は臨床的にも多く経験される．特に撮影開始後はスタッフが患者の傍に立てなくなることが多いので，急変の発見と対処が遅れる危険性がある．嘔吐時の吸引，気道確保のための挿管セット，痙攣対策などができるように**CT室に救急処置室と同じセットの緊急カートを常備**しておくとよい．この症例の場合，意識が改善している最中に突然の全身硬直が起こった．外傷後痙攣，頭蓋内血腫の増悪，他の新たな病態などが鑑別としてあげられるが，**急変時はまずABCに戻って**，確実な気道確保と呼吸・循環動態の安定化に努め，その後に改めて確定診断のための頭部CTをめざすのが安全である．

MEMO ❷ クラッシュインチュベーション

患者が急変し，以下①〜④の状態では前投薬なく経口気管挿管を行う．
①無反応
②無呼吸あるいは瀕死の呼吸状態
③心停止またはそれに近い状態
④喉頭鏡操作に対して無反応であると予想される状態

そうでない場合は必ず十分な前投薬（鎮静薬，鎮痛薬，筋弛緩薬，抗不整脈薬など）を使用しRSI（rapid sequence intubation）を選択する．

MEMO ❸ 気管挿管時のGCSのVt

GCSは3つの要素（E開眼，V言葉による反応，M最良の運動反応）からなりすべて点数化され合計点が意識障害の定量的評価となるが，気管挿管（Vtube＝Vt）は便宜上V1とみなされる．

最終経過 入院後経過

CT所見（図1）から，頭蓋内血腫はなくSAHのみが確認されたが，脳動脈瘤の破裂も考え，CTA（CTアンギオ）を追加することとなった．頭部3方向単純X線から頭蓋骨骨折は確認できなかった．CTA（図2）で前交通動脈に動脈瘤が確認された．治療方針に関して，外科的治療の必要性について脳神経外科にコンサルト．家族の意向もあり，根本的治療とその後の集中治

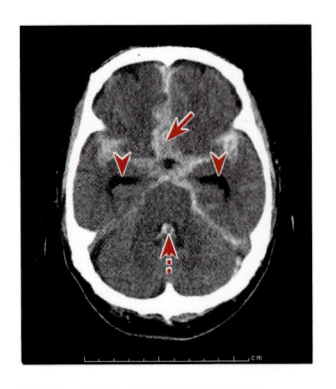

図1 初回頭部単純CT
脳底槽全体にSAHが認められる（→）．前半球間裂に特に濃いSAHがあり，前交通動脈瘤の破裂が示唆される．両側の側脳室下角（▶）が描出され急性の水頭症がある．第四脳室内にも出血（··▶）があり，第三脳室へのSAHの穿破が中脳水道を通って到達したものと考えられる

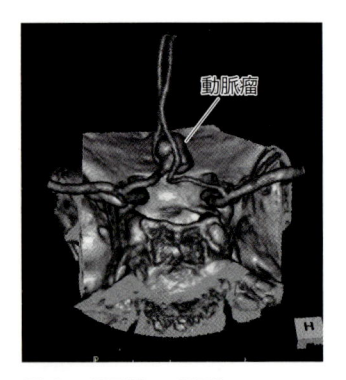

図2 CT後のCTA
頭側から見た前交通動脈動脈瘤のCTA

療を容易にするため開頭クリッピング術が選択された．

▶SAHと脳動脈瘤の鑑別

　CT上のSAHは，外傷性の場合，打撃部位（coup injury）かその反対側（contre-coup injury）にできることが多い（⇒MEMO4）が，この症例では脳底槽や半球間裂に濃く，転落の経緯が不明で，急変もあるため脳動脈瘤の鑑別は必要になる．また，外傷後に脳血管の外膜が痛み，仮性動脈瘤を生じてやがてそれが破裂する場合もある（⇒MEMO5）．

　前交通動脈瘤の破裂では，大脳運動野の半球間側のくも膜下腔に出血するため，足の運動をつかさどる運動野が障害を受け下肢麻痺が出ることがある．屋根から落ちたのは，先に起こったSAHによる意識障害か，両足の脱力か．また視床下部障害により中枢性の尿崩症が起こる危険性がある．

MEMO ❹ 反衝外傷

　局所脳外傷では，外傷を受けた直下の脳外傷（coup injury）とその対角線上の部位に反衝外傷（contre-coup injury）が生じる場合がある．これをスローモーションで表現すれば，直撃部位は直後に頭蓋骨による圧迫（陽圧）を受けた後，脳実質は遅れて後方へずれ骨との間に陰圧が生じて脳に外傷が生じる．対角線側ではこれと反対に，頭蓋骨に遅れて脳が移動するため陰圧が生じ，その後頭蓋骨の内側に打ち付けられて脳実質が痛むメカニズムが考えられている．

MEMO 5 外傷性脳血管障害（traumatic cerebrovascular injury）

外傷性脳血管障害には大きく分けて，①頭部が過伸展するような外傷，頸椎骨折や脱臼を伴う外傷では，頭蓋外の内頸動脈や椎骨動脈の損傷，②頭蓋底骨折，特に蝶形骨や側頭骨錐体部の骨折による内頸動脈の主幹部損傷，③頭側－尾側方向への回転加速度による頭部外傷による主幹動脈の末梢部の仮性動脈瘤や血管閉塞，などがある．

びまん性損傷や外傷性くも膜下出血，多発脳梗塞などの合併では外傷性脳血管損傷を疑い，画像による検索が重要である．疑われれば侵襲性が少ないMDCT（multiple detector-row CT）で確定診断する．仮性動脈瘤では止血治療，血管閉塞ではヘパリンなどの使用が治療となるが，出血性の合併症は致死的になりうるので，可及的すみやかな対処が必要である．

教訓

- 外傷のABC手順であるJATECの受講は必須
- 日本で外傷のエキスパートを目指すには，頭部外傷と整形外傷は基本
- 外傷機転が明らかな場合を除いて，外傷に至る原因検索も必要
- 頭部外傷の特殊性を理解すること（一次性vs二次性，局所損傷vsびまん性損傷，反衝外傷，外傷性てんかん，Talk & Deteriorateなど⇒解説：頭部外傷の原因と分類参照）
- 基本的な頭部CTの異常所見を読めるようにしておくこと
- CTを"死のトンネル"にしないよう，安全にCT検査ができるよう準備すること

解説：頭部外傷の原因と分類

1 JATECにおけるDの位置づけと，"切迫するD"の意味

「切迫するD」は，日本で重症の鈍的頭部外傷が多いことから生み出されたJATEC独自の表現で[1]（表1），この所見があれば，目の前の患者に"生命を脅かす重症頭部外傷"の可能性があるということになり，二次性脳損傷（→MEMO1）の進行を予防する手立てをすぐに講じなくてはいけない．

GCS≦8，GCS合計点で2点以上の急激な低下は，Dに先行するABCの異常で生じる場合もある．A，Bの異常である低酸素血症，高二酸化炭素血症，胸腔内圧の上昇，そしてCの異常であるショックでも，意識障害が起こることがあるので，ABCが安定していない場合，すなわち**ABCの蘇生が完了していない段階では，"切迫するD"の宣言を保留し，蘇生成功後に再評価する必要がある**．

表1　切迫するD

①GCS合計点が8以下（JCS≧30）

②意識レベルが急速に悪化（GCS合計点2以上の低下）

③脳ヘルニア徴候（瞳孔不同，片麻痺，Cushing現象）のいずれかを伴う意識障害

　3つ目の脳ヘルニア徴候とは，外傷による頭蓋内血腫，例えば硬膜外血腫や硬膜下血腫，あるいは脳挫傷や脳浮腫により，大脳がテント切痕に向かって圧迫されて押し付けられ，動眼神経が障害されて瞳孔不同（左右の瞳孔径の差が1mm以上）が出現したり，錐体路が圧迫により虚血を生じて片麻痺が出ることをさす．さらにヘルニアが進行（悪化）すると，瞳孔は両側散大（瞳孔径が4mm以上）となり，麻痺側でない方の四肢は除皮質肢位から除脳肢位，さらには刺激によっても全く動かなくなる．Cushing現象とは，上述の頭蓋内血腫や脳浮腫によって頭蓋内圧が上昇すると，心臓から頭蓋内へ還流する動脈血流が相対的に減少する．そのため脳機能を保つために，徐脈により1回分の心拍出量を増やし，頭蓋内圧の上昇に見合うべく全身血圧をさらに上昇させて脳血流を維持しようとする生体の緊急反応であり，危険性が高い．

2 外傷に至った原因の検索

　外傷により搬送され意識障害が存在すれば，通常はその原因が頭部外傷によるものと考えるが，高齢者やもともと何らかの病気をもっている人では，脳卒中を起こして麻痺や意識障害を起こしたため転んで頭を打った可能性や，てんかん（⇒MEMO6）や低血糖により意識が消失し，交通事故を起こした可能性もある．Primary Surveyで蘇生が終了し，Secondary Surveyの最初に撮った頭部CTで明らかな異常がない場合には，頭部外傷や脳血管障害以外（脳梗塞急性期もCTで異常が指摘できない可能性あり）の意識障害を起こす疾患を鑑別していく必要がある．

　PSのCで点滴路を確保する際に同時に行う採血で，血糖値や電解質異常を必ずチェックする．Eで体温の異常がないかを確認し，SSで頭部CTを撮影した後は，救急隊，家族，場合によっては本人から，AMPLEヒストリーに則って，内服薬の有無（睡眠薬，抗痙攣薬，精神科関連薬剤など），既往歴，外傷前後の状況など詳しく聴取する必要がある．持ち物検査で新たな情報が手に入ることもある．12誘導心電図を録り，ブロックなどの不整脈や虚血変化なども確認する．先行する感染徴候やCRPの上昇があれば腰椎穿刺による髄液検査も必要になる．

MEMO 6　外傷性てんかん

　外傷性てんかんは，直後てんかん（外傷直後に1回だけ起こり，臨床的意義は少ない），早期てんかん（外傷後1週間以内），晩期てんかん（＝外傷後てんかん）に分類される．

　治療対象となるのは，早期てんかんであり，重症脳損傷，硬膜損傷あり，側頭

葉・前頭葉の損傷，小児，脳内異物や頭蓋内感染症はリスクファクターとなるので，抗痙攣薬の予防的投与を行うことで脳障害の進行を抑えることが可能．頭部外傷に関連したてんかん発作（晩期てんかん）に対しては，抗痙攣薬の中長期投与の適応と薬剤の選択，投与期間，中止適応など専門医にコンサルトする必要がある．

3 髄液漏と脳神経麻痺

　頭部外傷に特徴的な所見に，頭蓋底骨折に伴う髄液漏がある．骨折に伴って硬膜が破れ髄液がその間隙から外界へ出てくることをいう．臨床的に錐体の骨折からは髄液耳漏，前頭洞の骨折線からは髄液鼻漏となる．

　出血に髄液が交じるのでガーゼに垂らすと典型例では赤い血球成分の外側に透明の輪が広がる（ダブルリングサイン）．耳漏は耳介に透明な液体が溜まることで，鼻漏は患者が前かがみになったときに鼻から液体がポトリと落ちたり，患者の枕カバーや頭周辺のシーツが汚れることで気がつかれることもある．頭蓋底骨折のサインであるracoon's eye（パンダの目徴候）や，Battle's sign（バトル徴候）は頭蓋底骨折を示唆する所見でありヒントになる．CTでは髄液が外へ出る代わりに頭蓋内に入る空気を硬膜内に確認できれば診断がつくが，必ずあるとは限らない．

　要は，髄液漏が存在すれば逆行性の頭蓋内感染症の危険性があり，予防的な抗菌薬の投与（使用しないという意見もある），ベッド上安静（上体を起こす角度はフラット〜15°までいろいろ意見あり）で，髄液漏が止まるように保存的治療をすることである．この間鼻かみや怒責も禁止で，髄液を腰椎から持続的にドレナージし，2週間以上止まらない場合には手術的に硬膜の修復を行うこともある．

4 Talk & Deteriorate

　受傷当初は会話可能（talk）であった頭部外傷患者がその後急激に意識障害（deteriorate）をきたし，場合によっては死亡に至る例（Talk & Die）をさす．若年者ではよく知られた急性硬膜外血腫が多く，血腫の増大による意識障害をきたすいわゆる清明期（lucid interval）を有する例である．治療初期より悪化に対応すべく準備されていることが多い．これに対し，高齢者では最初のCTでは急性硬膜下血腫や脳挫傷・脳内血腫が多く，3時間以内の変化は半分程度で，脳浮腫や脳腫脹，新たな脳内血腫の出現が主体であり，診断が遅れやすく，脳実質の損傷を伴うため予後不良である．

5 頭部外傷の分類とCT所見

　日本脳神経外傷学会と日本外傷学会は2008年にワーキンググループを結成し，初療にあたる救急医とコンサルトを受ける脳神経外科医との間での共通の頭部外傷の重症度分類を作成し

た．脳神経外科医に馴染みのあるGennarelliやTCDB分類[2]を基本として，骨折，局所性脳損傷，びまん性脳損傷について，それぞれ軽症・中等症・重症をGCS，症状，CTによって分類した[3]（表2～4）．今後，実際の症例を前向きに分類して蓄積し予後を検討することで，その有効性を世界に発信できると思われる．

表2　頭蓋骨骨折の分類

		軽症	中等症	重症
円蓋部骨折	線状骨折	①②を同時に満たす ①骨折線が血管溝と**交差しない** ②静脈洞部を**超えない**	①②のいずれかを満たす ①骨折線が血管溝と**交差する** ②静脈洞部を**超える**	
	陥没骨折	①②を同時に満たす ①1 cm以下の陥没 ②非開放性	①②を同時に満たす ①1 cm以下の陥没 ②陥没部が外界と交通しているもの（髄液の**漏出はない**）	①②③のいずれかを満たす ①1 cmを超える陥没 ②開放性（髄液の**漏出**を認める） ③静脈洞圧迫に起因する静脈還流障害
頭蓋底骨折			頭蓋底骨折（髄液漏の有無を**問わない**）	頭蓋底骨折（大量の耳出血，あるいは鼻出血を伴う）

【付記】
1) 穿通外傷は銃弾，刃物，ガラス片の他に，傘，針，箸などの日常生活用品によって生じるため原則として全例が手術適応となるが（重症と判断），脳損傷が広範に及ぶ銃創は適応にならないことが多い．（重症頭部外傷治療・管理のガイドライン第2版から）
2) 大量の耳出血，鼻出血は血管損傷を伴った頭蓋底骨折の可能性があるので重症と判断する．

文献3より引用．

表3　局所脳損傷分類

	軽症	中等症	重症
脳挫傷 急性硬膜外血腫 急性硬膜下血腫 脳内血腫	①②③を同時に満たす ①GCS 14，15 ②脳ヘルニア徴候なし ③mass effect なし	①②③を同時に満たす ①GCS 9～13 ②脳ヘルニア徴候なし ③mass effect なし	①②③のいずれかを満たす ①GCS 3～8 ②脳ヘルニア徴候あり ③mass effect あり

・脳ヘルニア徴候とはテント切痕ヘルニアの有無で判断し，意識障害を伴う瞳孔不同，片麻痺，Cushing徴候のいずれかが出現した場合をいう（切迫するD）．
・mass effectとは頭部CT（モンロー孔レベルのスライス）で正中線構造の偏位が5 mm以上，もしくは脳底槽が圧排，消失している所見と定義する．脳底槽は中脳レベルのスライスにおける左右の迂回槽，四丘体槽の描出で評価する．
・画像上で手術を考慮してもよいCT所見の目安は以下のごとくである（重症頭部外傷治療・管理のガイドライン第2版から）
　　急性硬膜外血腫　：厚さが1～2 cm以上，またはテント上で20～30 mL以上（後頭蓋窩で15～20 mL以上）
　　急性硬膜下血腫　：厚さが1 cm以上
　　脳内血腫，脳挫傷：以下のいずれかの所見が認められる場合
　　　　　　　　　　　①血腫の直径が3 cm以上
　　　　　　　　　　　②広範囲の挫傷性浮腫
　　　　　　　　　　　③脳底槽，中脳周囲槽の消失

文献3より引用．

表4　びまん性脳損傷分類

	軽症	中等症	重症
びまん性脳損傷（狭義）	意識消失はないが一過性の神経症候がある（軽症脳損傷）	受傷直後より意識を消失するが，6時間以内に回復する．意識回復後は一過性の神経症候があることがある（古典的脳損傷）	受傷直後からの意識消失が6時間以上遷延する（脳幹徴候を示す場合は最重症）
くも膜下出血	脳表のみにわずかに存在	脳底槽の一部に存在	脳底槽全体に存在
びまん性脳腫脹	一次性の場合であって①②を同時に満たす ① GCS 14, 15 ② 軽度の脳腫脹	一次性の場合であって①②③を同時に満たす ① GCS 9〜13 ② 脳ヘルニア徴候なし ③ 脳腫脹はあるが，脳底槽は描出	一次性の場合であって①②③のいずれかを満たす ① GCS 3〜8 ② 脳ヘルニア徴候あり ③ 脳底槽の圧排，消失 二次性脳損傷の場合

- **意識消失**：意識消失とはGCSでE1，かつV≦2，かつM≦5の状態をいう．
- **一過性神経症候**：一過性の神経症候とは軽症では記銘力低下，指南力低下など，中等症ではこれに加えて会話困難，小脳失調などをいう．重症はdiffuse axonal injury（Gennarelli）に相当する．
- **びまん性軸索損傷**：重症びまん性脳損傷（狭義）はdiffuse axonal injury（Gennarelli）に相当する．なお，びまん性軸索損傷は病理学的診断名であるが，日常診療では重症のびまん性脳損傷（狭義）として用いられる．
- **びまん性脳腫脹**：一次性は主として小児頭部外傷で認められ，比較的予後良好で脳充血を原因とする．一方，ショックや低酸素血症を原因とする二次性脳損傷で生じる場合は予後不良で重症と評価する．

脳底槽は中脳レベルのスライスで左右の迂回槽，四丘体槽の描出で評価する．
文献3より引用．

One More Experience

酒と四肢麻痺

　アルコールと頭部外傷は切っても切れない関係にある．以前は飲酒運転に伴うものが多かったが，罰則強化に伴い，最近では飲酒後の階段転落（ホーム転落）が主流である．飲酒後の頭部外傷では，十分な検索がなされないままに，アルコールのせいと片づけられ血腫の増大，二次性脳損傷の悪化などで取り返しのつかない事態になりうる．かつてよくあったトラ箱（警察署の泥酔専用の夜間留置部屋）に放り込まれ，翌日冷たくなっている者のなかには嘔吐による窒息とともに対処の必要な頭部外傷の見落としの可能性があり，救急外来でも泥酔患者，特にJCSで20以上の意識障害を伴う例では，十分な検索と経過観察を行って足元をすくわれないように努める必要がある．

　自宅前で酒に酔って寝込んでいた主人を家族が病院に担ぎ込んできて，E1V2M4（両上肢が痛みで少し動く）のため頭部CT，頸部単純X線で異常がないため「自宅で酔いが醒めるまで寝かしておいてください」と言って，家族に車いすで車まで運ばせ，帰宅後は自室まで両肩から担いでいきそのまま寝かしておいたら，翌朝，酔いが醒めて意識は回復したが四肢麻痺で動けず，骨傷を伴わない頸髄損傷（SCIWORA）であった，などという泣けない話が実際にある．（相対的）徐脈，呼吸パターン，持続勃起，肛門括約筋反射など客観的所見の確認を怠らないようにする．

One More Experience

酒と慢性硬膜下血腫

アルコールにまつわる頭部外傷には，もう1つ，慢性硬膜下血腫がある．高齢男性の頭部外傷後（気がつかないほど軽症であったり，酒に酔って覚えていなかったりして，本人が頭を打った認識がない場合もある），数週間から数カ月後に，慢性硬膜下血腫の圧迫による局所症状（片麻痺や痙攣）と頭蓋内圧亢進症状（頭痛，認知症の進行，意識障害）によって家族が連れてくる場合が多い．65歳以上での発症が70％以上，高齢者では抗血小板薬，抗凝固薬の内服者も多くなる．頭蓋骨は萎縮しないが，脳実質はアルコールの多飲や加齢によって萎縮が進行し，頭蓋骨と脳の間にスペースが生まれ，軽い振盪によって硬膜と脳表をつなぐ架橋静脈が破たんし，徐々に血液が硬膜下に溜まり，くも膜も破れ髄液も漏出してくる．血腫内のtPAの濃度上昇や浸透圧でさらに血腫が水分を吸収して増大する．治療は局麻下に穿頭ドレナージを行うと劇的に症状が改善する．

CT上，血腫は初期には高吸収域（白い）であるが，時間の経過とともに低吸収域（黒い）になる．当然この間に脳と同じ等吸収域の時期があり，この時に両側の慢性硬膜下血腫（CSDH）があると，脳と血腫の区別がつかず見落とす危険があるので注意を要する（図3）．この場合にMRIを追加すると一目瞭然である（図4）．

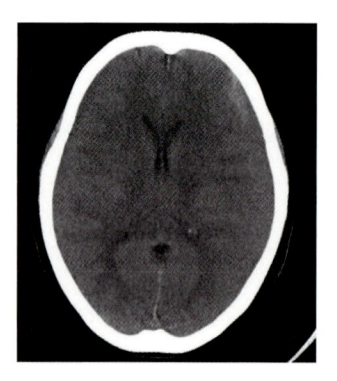

図3　両側慢性硬膜下血腫のCT
慢性になる過程で血腫が等吸収域になる時期の両側性硬膜下血腫では正中偏位などが起こらないため一見正常に見える

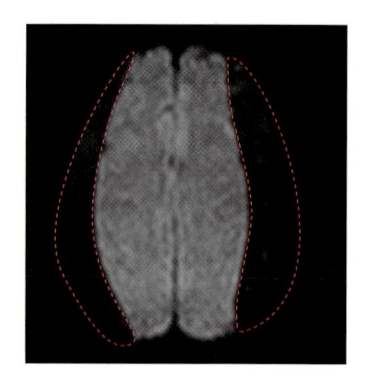

図4　両側CSDHのMRI-DWI画像
脳実質はやや高信号域で正中に圧迫されているが，正中偏位はない．硬膜下血腫は低信号域で示されている

Pros & Cons 賛成論 反対論

❖ 軽症の小児頭部外傷にCTは必要？いらない？

小児の頭部外傷例に対するCT検査は，かつてはあまりに軽症で当直医が必要ないと判断しても，両親が「CT撮らなくて大丈夫なんですか？」と詰め寄ってきたものであるが，原発

事故以来，被ばくへの認識の高まりもあり，その適応が厳しく吟味されるようになった．
　GCSが14点以上の18歳以下の場合，2歳未満では，①精神状態正常，②前頭部以外に皮下血腫なし，③意識消失はないか5秒未満，④重大な受傷機転ではない，⑤触ってわかる頭蓋骨骨折なし，⑥保護者が見ていつもと同じ，2歳以上では①精神状態正常，②意識消失なし，③嘔吐なし，④重大な受傷機転ではない，⑤頭蓋底骨折の徴候なし，⑥激しい頭痛なし，の6つの条件を満たせばCTを省いてもよい[4]．もちろん家族の意向を無視してまで，CT撮影を拒否するリスクを負う必要はないと思われる．

❖ 頭部外傷を含む重症外傷に低体温は有効？有害？

　2001年に米国における重症頭部外傷に対する低体温療法の有効性が否定[5]されて以来，その効果に関しては，適応症例（GCS3点，多発外傷，年齢など），目標温度，持続期間，低体温中の管理法，復温方法などに関する再検討が本邦でも進んでおり，その結果が待たれる[6]．
　これとは別に，重症外傷例（n＝732，頭部外傷単独例が71％，頭部外傷合併例が88％，35℃未満の低体温例は13％）の前向き検討では，低体温例の死亡率は30％（全体での死亡率は9％）に上り，病院前の気管挿管，外傷の解剖学的重症度（ISS：injury severity score），来院時低血圧が独立した危険因子であった[7]．これらは外傷の重症度そのものといえる．そして頭部外傷そのものは良くも悪くも働かないようである．

文献・参考図書

1) 「改訂第3版 外傷初期診療ガイドラインJATEC」（日本外傷学会・日本救急学会 監．外傷初期診療ガイドライン第3版編集委員会 編），へるす出版，2008
　↑外傷初期診療の本邦におけるスタンダード．「頭部外傷」の章は頭部外傷の特徴について詳しく解説している．「外傷と意識障害」の章とともに外傷をみる機会のある医師は必読である．

2) Marshall, L. F., et al. : A new classification of head injury based on computed tomography. J Neurosurg, 75 : S14-S20, 1991
　↑現在，国際的に最も使用されている頭部外傷のCT分類でいわゆるTCDB分類といわれる．

3) 横田裕行 ほか：外傷医と脳神経外科医による頭部外傷分類．神経外傷，32：18-24，2009
　↑本邦における臓器損傷分類の一環として作成された頭部外傷分類．TCDB分類や脳神経外科医の意見を聞いて作成された．

4) Kuppermann, N., et al. : Identification of children at very low risk of clinically-important brain injuries after head trauma: a prospective cohort study. Lancet, 374 : 1160-1170, 2009
　↑小児を2歳未満とそれ以上に分けて，頭部CTが必要ない軽症頭部外傷症例をセレクトするための6つの条件を，モデル導出コホートで開発し，妥当性検証コホートで評価した文献．

5) Clifton, G. L., et al. : Lack of effect of induction of hypothermia after acute brain injury. N Eng J Med, 344 : 556-563, 2001
　↑頭部外傷における低体温療法の有効性を否定した米国における論文，これ以降欧米での頭部外傷に対する低体温治療は下火となった．

6) Maekawa, T., et al. : A randomized controlled trial of therapeutic hypothermia in severe head-injured patients in Japan; Overview of the protocol. In : Hypothermia for Acute Brain Damage（Hayashi, N., et al. eds），pp.245-250, Springer, Tokyo, 2004
　↑本邦における重症頭部外傷例における低体温治療の多施設無作為検討．最終的な結果はまだ出ていない．

7) Ireland, S., et al. : The incidence and significance of accidental hypothermia in major trauma--a prospective observational study. Resuscitation, 82 : 300-306, 2011
　↑否定的な論文もある（Mommsen, P., et al. : Injury, 2011）．

8) Butcher, I., et al. : Prognostic value of admission blood pressure in traumatic brain injury: Result from the IMPACT study. J Neurotrauma, 24 : 294-302, 2007

9) McHugh, G. S., et al. : Prognostic value of secondary insult in traumatic brain injury: Result from the IMPACT study. J Neurotrauma, 24 : 287-293, 2007
　↑ともに，二次性脳障害の重要性について，米国の頭部外傷ガイドラインであるIMPACTstudyから解説している．

10) 重症頭部外傷治療・管理ガイドライン　改訂第3版．神経外傷，2012（印刷中）
　↑本邦における重症頭部外傷ガイドラインの第3版．病院前や初期対応の重要性について，また専門的治療の指針として初療医，脳神経外科専門医両者にとって貴重なガイドラインとなっている．

Column

良き臨床医は名探偵！

堤　晴彦

　名探偵シャーロック・ホームズのシリーズに出てくる名脇役のワトソン博士は，その本のなかで「名探偵の条件は，知識，観察力，推理力の3つ」と看破しております．ワトソン博士がそう言うのは実は当然で，ホームズの生みの親コナン・ドイル自身，エジンバラ大学医学部卒の医師であったからです．

　ところで，この3つの条件のうち，知識は自ら努力して獲得しなければいけません（例えば，この本をくり返し読むことなど…）．推理力に関しては，医師の場合，そんなに難しい論理は不要です．「AならばB」，「BならばC」，したがって「AならばC」というくらいの論理があれば十分です．一方で，観察力は生まれつきの才能と言われております．例えば，今日電車のなかで前に座っていた人の服装を思い出すことができますか．普通の人は，全く記憶に残っていないでしょう．では，昨日の夕食のメニューは？　これは違った…これは観察力の問題ではなく，できなければ，痴呆の初期症状でした…すみません．

　では，観察力のない人はどうすればよいのでしょうか．生まれつきの才能であれば，絶望的ですが…．でもご安心ください，実は方法があるのです．あきらめる必要はありません．1つは系統的に見る習慣をつけること，それこそ，頭の先から足の先まで…．そして，もう1つは，知識が増えると観察力も高まるということです．

　では，ここで観察力に関するクイズを出します．写真Aを見てください．この絵から何を推理しますか？　何か気持ち悪い絵ですよね．私自身も本当のことは知りませんが，中央にいる女性は，毒物か何かで昏睡状態に陥っているのです．なぜって，この体位，昏睡体位ですから…．いかん…知識が芸術の鑑賞の邪魔をしている．

　もう1例提示します（写真B）．もうおわかりですよね…「見て，聞いて，感じて…」そう，中央の子供（？）は心肺停止に近い状態にあると判断します．ただし，そこで推理が終わっては，まだまだ未熟です．よく見てください，頭の位置を！　そう，もっと「頭部後屈あご先挙上」させないといけないですよねえ…．もし，この老人が医師であるなら，ヤブ医者ということになります．

　でも，こんな鑑賞の仕方って，邪道ですよね．

〔LiSA, 11（5）：556-559, 2004より〕

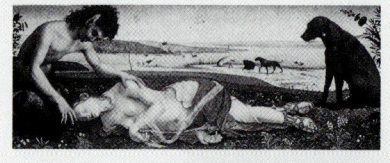

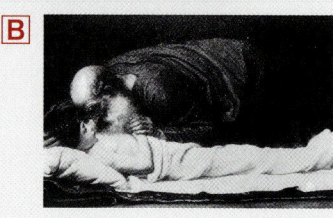

第2章 【ケーススタディ】原因疾患への対応とコーマ・ルール

10 ⓘ 飲酒
アルコール

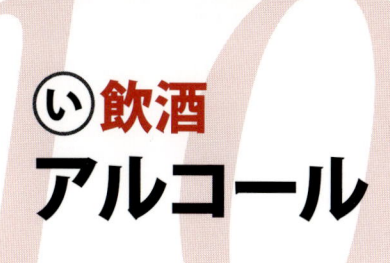

後藤庸子

Point

- 飲酒している＝アルコールによる意識障害とは決めつけない
- 意識障害の原因として，アルコール以外にも，いわゆる「(A) IUEOTIPS」にあげられる病態のほかWernicke脳症やケトアシドーシス，離脱症状などの可能性についても考慮する

■はじめに

　救急外来診療においてアルコールを摂取した患者とかかわることは多い．ある研究では，地域によって異なるものの，疾患種類を問わず救急外来患者の15〜40％でエタノールが同定されたとも報告されている[1]．アルコールを摂取している患者のなかには，診察に非協力的で手のかかる患者も少なくない．しかし，これらの患者には**アルコールによる症状以外**に頭部外傷や，栄養障害に伴う**Wernicke脳症**や低血糖，ケトアシドーシス，脳血管障害，種々の脳症など，油断して見逃すことで大事にいたりかねないさまざまな疾患・病態が隠れている可能性がある．冷静さを失うことなく，患者の評価に努めたい．

Coma Rule

- アルコールに関連する意識障害はWANCO（ワンコ）と覚える．
  離脱症状＝ **w**ithdrawal
  急性アルコール中毒＝ **a**cute intoxication
  栄養障害＝ mal**n**utrition（低血糖，Wernicke脳症，ケトアシドーシス，電解質異常など）
  慢性のアルコール性神経障害＝ **c**hronic intoxication（Marchiafava-Bignami病など）
  その他＝ **o**thers（頭部外傷，脳出血，低体温，肝性脳症，薬物過量内服，感染症など．いわゆるAIUEOTIPS）

問題解決型ケーススタディ

症例　来院前の情報

症　例：54歳，男性．

既往歴：うつ病・アルコール依存により精神科に通院中であり，高血圧・糖尿病で内科にも通院している．

経　過：ある日の17：30頃，妻が帰宅すると廊下に横たわっており，尿と便を失禁していた．妻が声をかけると開眼し，発語したが呂律は回っていなかった．その後，いったん起立したが数歩歩いたところで再び倒れ，そのまま呼びかけに反応しなくなったため救急要請された．

現着時：意識レベル100〜200/JCS，血圧150/80 mmHg，脈拍90回/分，呼吸数18回/分，SpO_2 94％，瞳孔右5 mm・左5 mm，対光反射両側迅速．

↳ 意識障害の原因は何か

1）来院までに考えておくべき疾患・病態

- アルコール依存：アルコールによる酩酊状態，ビタミンB1欠乏，アルコール性ケトアシドーシス
- 糖尿病：低血糖，糖尿病性ケトアシドーシス，高血糖高浸透圧性昏睡
- うつ病：薬物過量内服
- 高血圧：内因性脳出血，くも膜下出血
- いったん起立し歩行した後の転倒・昏睡：頭部外傷，アルコール離脱てんかん，内因性脳出血

2）必要な検査

- （動脈）血液ガス分析
- 血中アルコール濃度
- 血中アンモニア濃度
- 血糖
- 電解質
- 尿トライエージ®
- 脳CT

来院時の患者の所見

意識レベルE2V1M5/GCS，呼気にアルコール臭がある．血圧166/90 mmHg，脈拍96回/分，血糖値218 mg/dL．左共同偏視，瞳孔径4 mm同大，対光反射両側遅延．左側頭部に軽度の腫脹があるが，その他明らかな皮下血腫は確認できない．左前頭部および頬部，右肘・手指，左膝に擦過傷がある．

➥ 1）身体所見から考えられる状況

- 呼気アルコール臭：血中アルコール濃度は高いと思われる
- 左側頭部の腫脹：頭部を打撲した可能性が高い
- 左共同偏視：脳出血（左側）などの頭蓋内病変，痙攣重積状態などが疑われる

2）初期治療

- 乳酸リンゲル液（ラクテック®）500 mL　点滴静注開始
- チアミン（アリナミン®F）100 mg　静注

経過1　妻から詳細を聴取した追加情報

- 最近，うつ病の悪化により，会社には午前中のみ出勤していた．普段は14〜15時頃に会社から帰宅し，在宅している実母が本人を迎えるが，この日は実母が外出していたため，患者が何時頃に帰宅し，帰宅後何をしていたかは不明である．
- うつ病とアルコール依存に対しては，9カ月前までアルコール専門病院で入院加療し，退院後は抗酒剤を内服しながら禁酒していた．しかし，2カ月ほど前から家族に隠れて飲酒するようになっていた．
- 内服薬の管理は，実母が行っていた．

```
＜内服薬＞
●降圧薬
・アンギオテンシンⅡ受容体拮抗薬…1種
・Ca拮抗薬…1種
●向精神薬
・三環系抗うつ薬…1種
・SNRI…1種
・抗てんかん薬…1種
・ベンゾジアゼピン系睡眠薬…2種
・非ベンゾジアゼピン系睡眠薬…2種
・ベンゾジアゼピン系抗不安薬…2種
・フェノチアジン系抗精神病薬…2種
```

- 最後に倒れたときは後方に倒れ，後頭部を強く床に打撲した．以前にも，同様のことがあったが，受診した病院で頭蓋内には異常がないといわれたという．
- 糖尿病はインスリン治療中〔速効型：ノボラピッド® フレックスペン（単位不明）＋持効型：レベミル® 注フレックスペン（単位不明）〕であり，空腹時血糖は150 mg/日台，HbA1cは正常値に近づいていると説明されていた．

↳追加情報から考えられること

- アルコール摂取の可能性は高い
- 母の薬物管理の状況（例えば，容易に本人の手が届く場所に保管している）によっては，薬物過量内服の可能性もある．尿トライエージ®の結果を参考にしたい
- 後頭部を強く打撲しており，頭蓋内血腫や脳挫傷を生じている可能性がある
- 以前にも頭部外傷を経験しており，慢性硬膜下血腫の可能性もある
- 血糖コントロールが改善傾向にあり，最近の血糖値が正常に近いことから，インスリン過剰により低血糖を生じる可能性がある

経過2 検査所見

血液ガス	
pH	7.406
$PaCO_2$	34.8 mmHg
PaO_2	73.3 mmHg
HCO_3	21.4 mEq/L
BE	−2.5
SaO_2	96.0 %

末梢血	
WBC	↑ 14,500 /μL
Hb	16.0 g/dL
Ht	43.5 %
PLT	26.5×10⁴/μL

凝固	
PT-INR	1.03
APTT	32.4 秒
Fibrinogen	179 mg/mL
FDP	↑ 215.4 μg/mL
D-dimer	↑ 94.16 μg/mL

生化学	
TP	6.6 g/dL
T-bil	1.0 mg/dL
BUN	6.4 mg/dL
Cr	0.76 mg/dL
AST	↑ 32 IU/L
ALT	↑ 43 IU/L
LDH	↑ 347 IU/L
ALP	237 IU/L
γ-GTP	77 IU/L
CK	↑ 404 IU/L
ミオグロビン	↑ 250 ng/mL
Amy	54 IU/L
Na	138.9 mEq/L
K	↓ 3.3 mEq/L
Cl	104.3 mEq/L
Glu	↑ 233 mg/dL
CRP	0.12 mg/dL
NH_3	37 μg/dL
Mg	2.0 mg/dL
Ca	7.9 mg/dL
P	1.6 mg/dL
血中アルコール	↑ 226 mg/dL

＜心電図＞心拍数93回/分，正常洞調律，軸：正，明らかなST-T変化ない．QTc＝0.452

➭ 検査所見から考えられること

- 血糖濃度の異常，代謝性アシドーシス，高アンモニア血症はなく，K以外の電解質異常もない．高炭酸ガス血症もなく，低血糖，ケトアシドーシス，乳酸アシドーシス，肝性脳症，低カルシウムあるいは高カルシウム血症，CO_2ナルコーシスは否定できる．
- 血中アルコール濃度は高値であり，嗜眠傾向については説明がつく（表1）．しかし，患者がアルコール依存症であることを考慮すると，アルコールだけで高度の意識障害に陥っているのではない可能性も考慮すべきである．
- FDP，D-dimerが上昇しており，体内での血腫・血栓形成が疑われる．この患者では，転倒時に発生した頭蓋内外の血腫形成によるものの可能性が高いが，意識消失（および意識障害）の原因として大動脈解離をはじめとする大血管障害や脳出血の可能性を考慮すべきと考えられる．

MEMO ❶ アルコール摂取の習慣と代謝速度

エタノールの代謝は個人差が大きい．一般的な代謝速度に関しては以下のように報告されている．
- アルコールを摂取する習慣のない人が血流からエタノールを除去する速度は平均15〜20 mg/dL/時である．
- **慢性的にアルコールを乱用している患者は，25〜35 mg/dL/時もしくはそれ以上の速度でエタノールを除去しうる**[3]．

経過3 治療経過

輸液と代謝によるアルコール濃度低下に伴い，体動が増加し，発声もみられるようになってきたが，左上下肢の自動運動がみられない．また，意識レベルもE1V2〜3M5程度に留まっている．

表1 血中アルコール濃度とそれによる身体への影響

血中アルコール濃度	臨床的な影響
20〜50 mg/dL	顔面紅潮，ほろ酔い状態
50〜100 mg/dL	気分高揚，抑制低下，協調運動障害
100〜150 mg/dL	判断力の低下，歩行・バランス確保の困難
150〜250 mg/dL	**嗜眠；補助なしに坐位・立位が保てない**
300 mg/dL	習慣的に飲酒しない人では，昏睡
400 mg/dL	昏睡，呼吸抑制，血圧低下

文献2，3を参考に作成

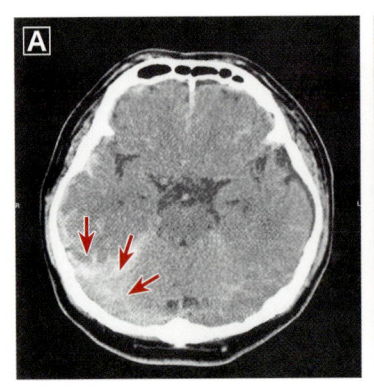

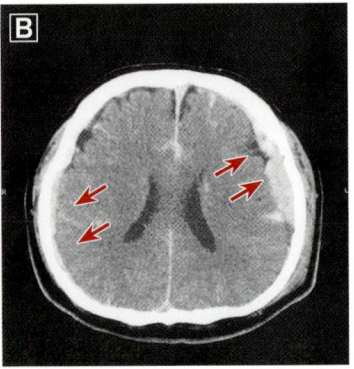

図 症例の頭部単純CT
A) 右側頭葉底部に挫傷を疑う所見を認める．B) 両側硬膜下血腫を認める

➡治療経過から考えられること

- アルコール単独が意識障害の原因とは考えにくい．
- 左片麻痺の存在は明らかで，頭蓋内病変が疑われる．

最終経過

頭部単純CT

CT上，右側頭骨に骨折を疑う所見があり，両側硬膜下血腫，外傷性くも膜下出血を認め，右側頭葉底部に脳挫傷を疑う所見を認めた（図）．頭部外傷に伴う諸病変による意識障害と診断し，脳神経外科に診療を依頼した．患者は安静，経過観察により症状が安定し，リハビリテーションを施行しながら退院した．

教訓

- アルコールを摂取している患者においても，アルコールによる意識障害とは断定しない．そしてアルコール摂取以外の意識障害の原因が否定できない場合，1つずつ丁寧に意識障害の鑑別診断を行うべきである．特に，アルコール飲酒者の頭部外傷における画像診断の必要性は高く，早期に行うべきである．

解説：アルコールが引き起こす症状

1 急性アルコール中毒

急性アルコール中毒の主な症状は，中枢神経症状（脱抑制行動，協調運動障害，記憶障害，昏睡など），血管拡張と二次性の脱水による低血圧と頻脈である．また，さまざまな代謝障害

(低血糖，乳酸アシドーシス，低カリウム血症，低マグネシウム血症，低カルシウム血症，低リン酸血症）を起こす．

アルコールの過量摂取による泥酔状態はしばしば目にするが，意識障害が「アルコール摂取によるもの」と診断するのは，症状や検査所見からではなく，他疾患の除外による．したがって，①重篤な全身性の疾患，②低血糖，③低体温，④頭蓋内病変（外傷，急性脳血管障害，脳炎等），⑤急性薬物中毒，⑥てんかんの既往，⑦その他の代謝性および生理的障害[3,4]などを先に否定しておく必要がある．

治療の主体は脱水と低血糖の補正，呼吸状態のモニター，thiamineの投与である．経口摂取したエタノールは95％が胃と十二指腸（70％が胃，25％が十二指腸）から吸収され，空腹の場合，摂取後30〜90分後には血中濃度がピークに至るため，重篤な急性中毒の患者においても，活性炭の投与や胃洗浄は無効である[3]．

2 アルコールの常用

一方，本患者のように慢性的な飲酒，依存がある場合の意識障害をみたら，急性アルコール中毒のほか，3つの要因に分けて，評価を行う必要がある．1つは栄養障害，1つはアルコールそのものによる中枢神経障害，そしてもう1つは離脱による症状である．

栄養障害による意識障害には，①thiamine（ビタミンB1）の欠乏であるWernicke脳症，②低血糖，③電解質異常，④脱水などがある．アルコール性神経障害による意識障害には，⑤Marchiafava-Bignami症候群がある．離脱による症状としては，⑥早期離脱による痙攣の誘発・意識障害がある（後期離脱ではむしろ幻覚，せん妄が主体である）．また，これらのほか，アルコール性肝硬変に至っていれば⑦肝性脳症の可能性があるし，酩酊やアルコール性神経障害による転倒で生じた⑧頭部外傷，そして多量飲酒でリスクが高まる[5]⑨脳血管障害，アルコール依存の関連した⑩うつ病，薬物過量内服などによる意識障害も考慮する（表2）．

> **MEMO 2** **Marchiafava-Bignami症候群**
> アルコールの神経毒性や代謝・栄養障害を背景に，脳梁の壊死，周辺部の脱髄をきたす疾患．運動失調，精神症状（抑うつ，躁状態，幻覚，痴呆），痙攣，意識障害などが見られる．

3 Wernicke脳症

本患者は家族と同居しており，規則的な食事摂取がなされていたことから，積極的に疑う所見はなかったが，thiamine（ビタミンB1）欠乏によるアルコール脳症であるWernicke脳症は，最も見逃してはならない病態の1つである．疑うきっかけとしては①神経症状（意識障害，失見当識，眼振，失調運動，**外眼筋麻痺**など），②アルコール依存，アルコール多飲，③栄養状態不良がある[7]．

表2 アルコールの常用がある者で考慮すべき主な意識障害の原因

病態・病名	病因	症状	診断	治療
●急性中毒 アルコール性昏睡	皮質下抑制系の抑制	運動失調 意識障害 低血糖 低体温 昏睡 呼吸抑制	血中エタノール濃度＊	胃洗浄 輸液 気道確保 加温 血糖・電解質補正 人工透析（血中濃度560 mg/dL以上のとき）
●栄養障害 Wernicke脳症	thiamine欠乏	意識障害 精神症状 運動失調 眼球運動障害 眼振 末梢神経障害	MRI T2強調画像で乳頭体，第3・4脳室周囲灰白質に高信号	ビタミンB群投与
●アルコール性神経障害 Marchiafava-Bignami病	脳梁の脱髄	意識障害 半球間離断症候群	MRIで脳梁の最外層を残した中心性壊死	ビタミンB群大量投与，ステロイドパルス療法
●離脱 アルコール離脱てんかん[6]	アルコールによる抑制作用の中断による，興奮性（GABA受容体の機能低下，NMDA受容体・カテコラミン受容体の機能亢進，低マグネシウム血症）	アルコール飲用の中止後早期（4〜48時間以内，ピークは12〜24時間）の全身強直・間代性発作，意識障害	アルコールの離脱期であり，飲酒後48時間以内で，発作を起こす他の脳疾患を有しないこと． 検査では血中Mg濃度の低下，呼吸性アルカローシス，髄液中乳酸濃度の上昇など	ベンゾジアゼピン投与，電解質・脱水補正，ブドウ糖，ビタミン剤投与（B群，葉酸，ニコチン酸，Cなど）．痙攣消失後は，後期離脱症候群の予防を兼ねてベンゾジアゼピン薬を投与する ＊＊抗てんかん薬の投与は不要
●その他 肝性脳症 頭部外傷（頭蓋内血腫，脳挫傷） 脳血管障害 薬物過量内服				

＊血中アルコール濃度が測定できない施設では，血漿浸透圧を測定し，浸透圧ギャップから推測することが可能である[2]．
- 浸透圧ギャップ＝血漿浸透圧実測値−血漿浸透圧予測値
  ＝血漿浸透圧実測値−（2Na＋glu/18＋BUN/2.8）
- 推定エタノール濃度（mg/dL）＝浸透圧ギャップ×4.6※
  ※4.6はエタノールの浸透圧ギャップ．エタノールの分子量＝46を10で割って単位を補正した値

特に，意識障害の程度が軽い場合には，**左右を注視させて眼症状の有無を確認することが重要である**．眼症状には眼振と眼球運動障害があるが，①必ず左右対称性であり，②眼振は注視方向性（左右方向が多く，上方視でも認められるが，下方視では少ない），③眼球運動は左右への外転障害が最も多い[8]．

thiamine欠乏の症状として，ほかに注意すべき所見には①**乳酸アシドーシス**，②頻脈，徐脈，心不全，末梢浮腫，③筋力低下，知覚障害，深部腱反射低下などがある[7]．

One More Experience

急性アルコール中毒が疑われるがアルコールの摂取の不明な患者に対する診断と治療

- 急性アルコール中毒の治療の主体は輸液である．少なくとも自らの意思でアルコールを大量に摂取できるような患者のほとんどでは，それを行っても害にはならない．アルコール血中濃度の測定および意識障害の鑑別にはある程度の時間を要するため，アルコールを摂取している可能性が高いがそれによる意識障害と断定しがたい場合には，検体採取後，診断的治療を目的に**ビタミンB1投与と輸液**を行いながら，検査を進めていくとよい．
- 判明したアルコール血中濃度，患者の推定代謝能力×経過時間，輸液による希釈の3点を考慮して，**現在のアルコール血中濃度を推定し，患者の意識レベルが妥当かどうかについても検討**する．

呼気のアルコール臭について

急性アルコール中毒の診断基準の必須項目の1つに，「過去数時間以内に行われた飲酒が確認され，呼気にアルコール臭があること」があるが，呼気のアルコール臭のみでは，急性アルコール中毒の根拠にはならない．また，アルコール臭の強さとアルコール血中濃度は相関しないと言われている．その理由として，①呼気中のアルコール臭はアルコールだけでなくアルコール飲料中の不純物のにおいも反映している[9]ことのほか，②評価する側の個人差[10]などが指摘されている．③似た臭いであるケトン臭を「アルコール臭」と誤認する可能性もあり，実際，イギリスでは低炭水化物ダイエット中のパイロットがアルコール摂取と誤認され，解雇されたという事例もあった．さらに最近では，アルコール消臭ドリンクなどの使用により，アルコール臭のない高アルコール血症の事例も報告されている[11]．

アルコール中毒の診断における，採血時のアルコール消毒の影響

消毒に用いられる主なアルコールには，エタノールとイソプロパノールがある．このうち，エタノールで採血時の皮膚消毒を行うと，血中アルコール濃度の測定値に影響を及ぼす危険がある．こうしたトラブルは，適正量のエタノールを用い，皮膚を十分乾燥後に採血すれば防げるが，濡れた状態で消毒綿を当てたまま針を抜いたり，針を抜く際に指が注射器のピストンに触れたりしていると特に混入しやすいとされている．手技の条件にもよるが，致死的な高値を示したケースも報告されており，交通事故等，刑事事件にかかわる症例ではエタノール消毒を避け，やむを得ない場合には細心の注意を払って使用するなどの配慮が必要である．なお，欧米諸国ではこのような場合のエタノール消毒を用いた採血が禁止されている[12]．

Pros & Cons 賛成論 反対論

❖ 慢性管理の必要なアルコール依存患者

　　アルコールを日常的に摂取する患者には，慢性肝炎，肝硬変や慢性膵炎，糖尿病，心筋症など複数の臓器障害のほか，高血圧など慢性的に管理の必要な病態が存在することが多い．しかし，患者がアルコール依存の状態にある場合，経済的問題や家族・社会からの孤立などにより，継続的な医療を受けることが困難であることも少なくない．アルコール依存の患者が入院したら，必要に応じて早期に医療ソーシャルワーカー（MSW）の介入を考慮し，継続的な医療を保証するための社会保障が受けられるように手続きを進めるべきである．

　　また，家族がいる場合には，その家族が無意識にアルコール依存の形成を助ける「enabler」になっていたり，「共依存」の状態になっていたりする．アルコールを断ち切ることが治療の根幹になることを意識し，同時に精神科医の介入を進める．患者のなかには，自らが依存にあることから眼をそむける「逃避」の状態にある者も少なくないので，できるだけ現実的な段取りを踏むようにする．

❖ アルコールを摂取した患者が事件にかかわっていた場合，どうするか

　　われわれが救急診療を行ううえで，事件や事故にかかわることは多く，交通事故などでは，加害者にアルコール摂取の証拠があるかどうか，後で確認を求められることがある．

　　弁護士法第23条により，弁護士は医療機関へ情報の照会を求める行為を法律的に保障されている．しかし，医師が善意とはいえ安易に情報提供すれば，刑法134条（守秘義務違反）により責めを負う場合もある．公的機関である警察にアルコール摂取の事実確認と情報公開を丸投げしたいところであるが，警察には「民事不介入の原則」があるため，民事訴訟では被害者が不利になることもある．

　　ではわれわれはどう行動すればよいか．アルコールが関与する事件にかかわる場合には，まず，客観的根拠で正しい証拠を得るためにも①アルコール臭をアルコール摂取の根拠にしないこと，②検査の必要性があると感じたときには，患者（被験者）の同意を得て検査すること，③検査の際にはエタノール消毒をしないことを守るべきである．そして，弁護士に公表する際には，中立的な立場を保つようにする．

❖ アルコール性ケトアシドーシスにどう対応するか

　　アルコール性ケトアシドーシス（AKA）は，アルコール多飲，低栄養，脱水を背景として起こる，時に致死的な病態である．アルコール代謝によるケトン体産生と，脂質代謝の亢進に伴うケトン体の増加，ケトン体排泄の抑制などが複雑に絡んで発生する．大量飲酒と飲酒後の消化器症状による飲食困難に続いて発症することが多い．

　　臨床症状としては，悪心，嘔吐，腹痛が特徴的であるが，非典型的な症状を示す者もいる．検査所見は，①アニオンギャップ増大型の代謝性アシドーシス，②正常〜低めの血糖値，③ケトン体の著明な上昇（β-ヒドロキシ酪酸＞アセト酢酸），④血中インスリン濃度低値，⑤

血清乳酸濃度高値などが特徴で，⑥アルコール血中濃度は低値のことが多い．

主な治療は糖質投与と脱水補正，正常な糖代謝に必要なビタミンB1の補充である．治療開始後，低リン血症を合併しやすいため，血中濃度をモニターしながら適宜補充する．重度のアシデミアを伴わない限り，重炭酸ナトリウムによるアルカリ化は必要ない[13]．

AKAは大酒家突然死症候群との関連性が指摘されている．大酒家は孤独な療養環境により，急死や孤独死につながりやすい[14]．AKAの患者には，こうした社会的背景も考慮しながら，入院を検討すべきである．

文献・参考図書

1) Cherpitel, C. J. : Breath analysis and self-reports as measures of alcohol-related emergency room admissions. J Stud Alcohol, 50 : 155, 1989
2) 和氣晃司，崎尾秀彰：急性アルコール中毒．救急医学，27（8）：981-985，2003
3) Cowan, E. & Su, M. : Ethanol intoxication in adults. UpToDate, 2011
4) 西山隆，白川洋一：アルコールに関連した意識障害．救急医学，27（8）：986-988，2003
5) 立花久大：アルコールと脳卒中．成人病と生活習慣病，34（11）：1479-1482，2004
6) 楠見公義，中島健二：アルコールとてんかん．成人病と生活習慣病，34（11）：1494-1496，2004
7) 山下典雄，坂本照夫：救急医学，29（10）：1531-1534，2005
8) 駒ヶ嶺正純，星野晴彦：アルコールとウェルニッケ脳症．成人病と生活習慣病，34（11）：1487-1490，2004

↑文献3：急性アルコール中毒の全体像をわかりやすく記述している．

↑文献5，6，8はアルコールにかかわる種々の生活習慣病についての情報を提供する特集号．アルコールに関係した急性疾患を扱った文献2，4とともに，さまざまな知識が記載されており，救急外来診療上，参考になる．

9) 田勢長一郎：急性アルコール中毒．綜合臨牀，53増：616-620，2004
10) 井出文子，上條吉人：アルコール中毒と検査．「特集：事件・事故の原因を探るために　臨床検査の応用を考える」．臨床病理レビュー，141：35-39，2008
11) 見坂恒明 ほか：日常診療のピットフォール　アルコール臭のしない急性アルコール中毒の1症例．レジデントノート，10（9）：1393-1394，2008
12) 樋口顕子 ほか：交通事故運転者の飲酒検査における問題点―採血における消毒用エタノール混入と冤罪の可能性―．日本医事新報，4261：25-29，2005
13) 伊藤敏孝 ほか：アルコール性ケトアシドーシス．日本臨床救急医学会雑誌，6：357-364，2003
14) 杠 岳文：アルコール関連内科系疾患（生体内の代謝に及ぼす影響）大酒家突然死症候群．「特集：プライマリ・ケアのためのアルコールに関する知識」．治療，87（8）：2345-2349，2005

第2章 【ケーススタディ】原因疾患への対応とコーマ・ルール

11 ㊧ 体温異常
体温異常

杉田 学

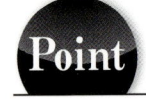

Point

- 体温異常は意識障害の原因にも結果にもなりうる
- 背景に存在する疾患を見落とさないことに加え，体温異常により状態を悪化させないことに注意する
- もともと問題なく日常生活を送れていた人に体温異常が単独で起こることは少なく，何らかの誘因や原因があることを意識する

■ はじめに

　意識障害患者を診察するうえで，体温異常は非常に重要な病態である．体温異常は，時には意識障害の原因として，また時には結果として起こる．加えて，頭蓋内病変のある患者に起こる高体温など，予後を左右する合併症でもある．本項では意識障害患者を診察する際に留意しなければならない代表的な体温異常の病態と，鑑別診断，初期治療について，解説する．

Coma Rule

- 意識障害患者の体温異常は背景疾患に注意！
- 高くても低くても，診断と治療を並行して進めよ！

問題解決型ケーススタディ

症例

来院前情報提示

68歳男性，意識障害として救急要請

冬のある日，以下のごとく救急隊から収容要請があった．

症例は68歳男性，一人暮らし．自宅玄関で倒れているところを訪ねてきた友人に発見され救急要請あり．救急隊現着時意識レベル300/JCS，血圧162/86 mmHg，心拍数112回/分，SpO_2 94％（室内気），体温測定不能．救急隊は脳卒中を疑い，脳外科対応可能な施設を選定した．

⮕ **何を思い浮かべる？必要な検査は？**

①来院前に考えておくべき疾患

　　意識障害を起こしうる疾患を，広く頭に浮かべる．
- 脳卒中（くも膜下出血，脳梗塞，脳出血）
- 髄膜炎・脳炎
- 血糖の異常
- 電解質異常
- 肝性脳症
- 急性エタノール中毒
- 頭部外傷
- 痙攣後の意識障害
- 中毒
- 体温異常（高体温・低体温）

②必要な検査
- バイタルサイン
- 神経学的所見
- 頭部CT
- 血液検査（血算，生化学，血清電解質，アンモニア，浸透圧，血液ガス）
- 深部体温
- 尿中簡易薬物スクリーニング
- 心電図

来院時の症例提示

来院時のバイタルサインは，意識レベル300/JCS，E1V1M1/GCS，血圧118/62 mmHg，心拍数62回/分，SpO_2 92％，体温（腋下）測定不能．

呼吸は努力様で，いびきをかいているようだった．明らかに四肢体幹は冷たい．

↳ まずは全身状態の安定を

　本患者は脳卒中を疑われて搬送されてきた．確かに意識障害，68歳という年齢，深昏睡など，脳卒中を疑う条件がそろっている．こういった症例では，初診時に「頭蓋内疾患」であるという思い込みから，CT撮影を急ぐことが多い．しかしまずはバイタルサインの安定を優先させるべきである．特に**気道確保は重要**であり，深昏睡の場合には舌根沈下により上気道閉塞を起こしていることが多いため，確実な気道確保が勧められる．まずは心電図モニタリングを行い，静脈確保したのち，気管挿管を行う必要がある．気道確保の対象となるのは**GCSで合計8点以下**と考えておくとよい．

経過　全身状態の安定と優先すべき検査

　頭部CT検査は必須と考えられたが，確実な気道確保が必要と考えられたため，心電図モニタリングを行い，静脈確保（血液検査提出）を行った後，気管挿管を行った．バイタルサインに大きく変化なく，SpO$_2$も室内気で97％と上昇したため，頭部CT検査を施行したが，明らかな異常所見は認められなかった．尿道バルーンを挿入して，膀胱温を測定したところ31.8℃を示していた．ただちに電気毛布で体表加温を開始し，温めた乳酸リンゲルを輸液した．しばらくすると全身に小刻みな震えが出現し，手足を動かすようになった．意識レベルはE1VTM5/GCSまで回復し，明らかな片麻痺は認められなかった．

↳ 起こっている問題の対処と背景にある問題を考える

　頭部CTに異常を認めなかったことから，出血性の脳卒中は否定できた．脳卒中にこだわっていると，続けて頭部MRIを撮影したくなるが，意識が回復傾向にあり明らかな麻痺などの巣症状を認めないことから，虚血性脳卒中を強く疑う所見に乏しいため，この時点では必須とは言えない．31.8℃という体温は中等度低体温でありただちに治療介入が必要である．低体温症の分類を表1に示す．この体温は意識や循環動態に影響を与える．ここで再度バイタルサインに注目すると，来院時には正常と思えるが，救急隊現場到着時から病院到着までに血圧は低下し，脈拍も徐脈傾向となっている．値の絶対値だけでなく，**経過とともにどのような変化をしているかに注目**するべきである．

　体温が35℃を下回ると体表温の測定は難しく，膀胱温や直腸温などの深部体温の測定が必要となる．また，何らかの方法で復温を行う必要がある．保温・加温の方法について表2に示す．

最終経過　提出した検査結果と鑑別診断の経緯

　血液ガス分析では乳酸の上昇を伴った代謝性アシドーシスを認め，生化学的検査ではCPKの上昇を認めたが，血糖は正常上限，電解質，アンモニア，血清浸透圧を含め大きな問題を認め

表1　低体温症の分類

①軽度低体温（mild hypothermia）：深部体温32〜35℃
患者は自然にshiverling（戦慄：体温を産生しようとする細かいふるえ）を始める．体温低下に伴い末梢血管は収縮し，頻脈，心拍出量の上昇，血中カテコラミン濃度の上昇，利尿，高血糖（グリコーゲンの貯蔵が枯渇していれば低血糖）などがみられる．
②中等度低体温（moderate hypothermia）：深部体温28〜32℃
深部体温が30℃を下回るとshiverlingはむしろ少なくなり，筋肉や関節は動きにくくなる．意識は混濁し，眠り込むようになるが，28℃以上では深昏睡になることは少ないため，昏睡を示している患者では他の原因が潜んでいる可能性を考えなければならない．脈拍数，血圧，呼吸数は低下する．
③高度低体温（severe hypothermia）：深部体温28℃以下
深部体温が28℃を切ると，自然に平温に回復することはなく，何らかの方法で復温を考えなければならない．28℃を下回ると昏睡となり反射は消失，瞳孔は散大する．基礎代謝率は20℃で25％，15℃で15％，5℃で5％となる．救命し得た最低体温は，偶発性低体温症で16℃，外科手術時の人為的低体温では9℃であった．高度低体温の死亡率は40％に達する．

表2　低体温症治療に用いる復温法の一覧

①passive rewarming（保温法）
1）暖かい環境 2）湿った衣類を脱がせる 3）毛布をかける
②active external rewarming（体表面加温法）
1）電気毛布や温風ブランケットで加温する 2）温水に浸ける
③active core rewarming（体腔内加温法）
1）40℃に加温した輸液 2）胃や腸への温水洗浄 3）腹腔への温水洗浄 4）縦隔への温水洗浄 5）吸入気を45℃程度に加湿，加温 6）人工透析，持続的血液濾過透析 7）人工心肺

なかった．尿中簡易薬物スクリーニングを行ったが，陽性所見はなかった．心電図上も異常所見はなかった．

所持品のなかにあった診察券から判明した，かかりつけ医への問い合わせで，もともと症候性てんかんの既往がありアレビアチン®を内服していたことがわかった．徐々に意識が回復してきた本人からの病歴聴取の結果，一昨日仕事から帰ってきて靴を脱ごうとするところからの記憶がなく，痙攣を起こしたまま寒冷状態で意識を失っていたものと推定した．中枢神経系の感染症も念頭におき観察していたが，意識レベルが回復していることや全身性の感染徴候が認められないことから，髄液の採取は施行しなかった．アレビアチン®の血中濃度を測定したところ，有効血中濃度に達していなかったため，追加の投与を行った．

▶鑑別診断は可能性の否定と状況証拠から

本症例では，来院前に考えていた鑑別診断から器質的疾患を否定していき，同時に病歴聴取や状況証拠から，"痙攣発作を起こしたのち，寒冷環境にさらされていたため偶発性低体温症となったもの"と推定したものである．低体温に注目していなければ，MRIの最中にさらに低体温症が助長された可能性もあるし，低体温のみが意識障害の原因と考えて背景にある痙攣の存在を考えていなければ，抗痙攣薬の血中濃度低下から再度痙攣が起こっていたかもしれない．

> **教訓**
> ・意識障害患者の初療は，まずバイタルサインを安定させること
>   （第1章 3. Primary Survey 参照）
> ・元気だった人に体温異常が起こる場合，何らかの原因が背景に存在する
> ・著しい体温異常に対しては，対処をしながら鑑別診断を同時に進める

解説：体温異常の原因

1 正常な体温調節

　ヒトの体温は視床下部にある体温調節中枢で**一定になるように制御**されている．朝より午後に高くなる日内変動があるが，通常0.5℃の範囲である．体温は「代謝によって産生する熱」と「外部環境との熱交換」によって決定される．「代謝によって産生する熱」は安静にしていてもゼロにはならないため，「外部環境との熱交換」がうまくいかなければ安静にしていても高体温になることがある．

　外部環境との熱交換の仕組みには大きく分けて，「伝導」「放射」「蒸発」「対流」の4つの方法がある．体温が何らかの理由で高くなり，体温調節中枢が調節しようとする際には，血液を皮膚表面に移動させ「伝導」「放射」によって熱放散を促進し，大量の発汗による「蒸発」により体温を下げようとする．また同時に，代謝を落とすことにより「熱の産生」自体を少なくする．一方，異常な寒冷環境では体を震わせることで（shivering）熱の産生を増やし，末梢血管を収縮することで熱の放出を押さえる．

2 体温の異常

　体温の異常は測定のミス，高体温，低体温に大別される．

❶ 測定のミス

　測定のミスの原因には，純粋な測定器具の故障や操作ミスのほかに，測定部位によるミスが含まれる．体温は腋下で測定されることが多いが，得られる体表温は環境による影響を強く受けるため正確でない．直腸温，鼓膜温，膀胱温，血液温などの**深部体温**を測定することが望ましい．

❷ 高体温

　脳内の視床下部にある体温調節中枢が，何らかの理由により「体温を上げろ」という指令を発した結果，体温が上昇する能動的体温上昇と，そのような指令が出ていないのに体温が上昇している受動的体温上昇に分けられる．能動的体温上昇は，いわゆる生理的な「発熱」であり，

細菌，ウィルスなどによる感染性発熱と，膠原病，悪性腫瘍などによる非感染性発熱がある．受動的体温上昇には，高温多湿環境によって起こる熱中症，向精神薬の治療中に起こる悪性症候群，遺伝性で吸入麻酔中に起こる悪性高熱症がある．

❸ 低体温

熱放散を抑える生理的な代償機構が追いつかないような低温環境であるか，何らかの要因で働かない場合には偶発性低体温症となる．医原性の誘因としては手術や外来処置時といった，服をはだけて処置に当たっているときに起こることが多く，特に外傷患者では大量の冷たい輸液や輸血により助長されることが多い．

3 熱中症

高温環境によりもたらされた高体温が原因で全身的な症状が起こることを熱中症と呼ぶ．重症度と治療を併せて整理した熱中症の新分類が，日本神経救急医学会を中心として提唱された（表3）．

4 悪性症候群

悪性症候群（neuroleptic malignant syndrome：NMS）は，主に向精神薬服薬下での発熱，意識障害，錐体外路症状，自律神経症状を主徴とし，**治療が行われなければ死に至る可能性のある重篤な症候群**である．高熱を伴う意識障害として熱中症との鑑別が必要となる．本疾患の診断基準はいくつかあるが，代表的なものを表4に示す．治療として重要なのは，原因と思われる薬剤を中止することである．症状に対しては対症療法を行い，ダントロレンを投与する．

表3　日本神経救急学会の提唱する新分類

分類	症状	従来の分類	治療
Ⅰ度（軽症）	めまい，大量の発汗，失神，筋肉痛，こむら返り	熱痙攣 熱失神	水分摂取（輸液）
Ⅱ度（中等症）	頭痛，嘔吐，倦怠感，虚脱感，集中力や判断力の低下	熱疲労	輸液
Ⅲ度（重症）	深部体温39℃以上の高熱と 1. 中枢神経症状（意識障害，小脳症状痙攣発作） 2. 肝・腎機能障害（ALT/AST，BUN/Crの上昇） 3. 血液凝固異常（急性期DIC診断基準にてDICと診断） のうち1つ以上	熱射病	厳重な管理と集学的治療

表4 Caroffらの悪性症候群診断基準

以下のうち3項目を満たせば確定診断
①発症の7日以内に向精神薬投与を受けていること（デポ剤の場合2～4週間以内）
②38.0℃以上の発熱
③筋強剛
④次の中から5徴候 　1）精神状態の変化 　2）頻脈 　3）高血圧あるいは低血圧 　4）頻呼吸あるいは低酸素症 　5）発汗あるいは流涎 　6）振戦 　7）尿失禁 　8）CK上昇あるいはミオグロブリン尿 　9）白血球増多 　10）代謝性アシドーシス
⑤他の薬剤の影響，他の全身性疾患や神経精神疾患を除外できる

One More Experience

熱中症に対する冷却方法としての体外循環の位置づけ

　熱中症の治療ではさまざまな冷却方法が用いられる（表5）．一般的には③の体腔冷却までがよく用いられる．④の体外循環は確かに効率的に冷却できるが，保険適応の問題や凝固異常のある患者に，侵襲的すぎるとの指摘もある．厳密に冷却のためだけでなく，腎機能異常がある場合には血液浄化法としての適応と併せて施行することを勧める．

表5 体温冷却の手段

①現場でできること	③体腔冷却
・着衣を脱がす ・涼しい環境下へ移動する	・冷水胃洗浄 ・冷水直腸洗浄 ・冷水膀胱洗浄 ・冷水腹腔洗浄
②体表冷却	④体外循環
・氷嚢：側頭部，腋窩，鼠径部など ・冷水ブランケット ・微温湯スプレー ・全身浸潤法	・経皮的心肺補助 ・血液透析 ・持続的血液濾過透析

One More Experience

頭蓋内疾患に合併した体温異常

脳出血や脳梗塞といった頭蓋内の器質的疾患により意識障害が起こり，低温あるいは高温環境にさらされたことによる体温異常をしばしば経験する．このような場合はどちらかというと低温側で管理することが望ましい．低体温療法の脳保護作用については，いまだ臨床的なエビデンスが確立していないが，高体温は脳に対しては確実に悪影響を及ぼすので，平温もしくは軽度低体温で管理する．低すぎる体温や長期間の低体温管理は，肺炎や臓器障害で死亡率が増す可能性があるので注意する．

Pros & Cons 賛成論 反対論

❖ 低体温を示す心肺停止患者に対する経皮的心肺補助の適応

低体温を示す心肺停止患者にどこまで蘇生を続けるかは，未だ議論となる問題である．米国心臓協会（AHA）はガイドライン2010[1]のなかで，"偶発的な低体温症傷病者が，CPRの延長や，CPR休止後にも生存したという多数の症例報告がある．このように重症の偶発的低体温症や心停止を有する患者でも，CPRの延長や休止の場合でさえ，蘇生術による利益を得るかもしれない．このため復温がなされるまでは死亡判定をすべきでない"としている．重症低体温症で心停止となった症例に体外循環を用いた蘇生を施行したところ約半数の患者が後遺症を残さず回復していることから，体外循環による治療の有効性を示した研究も存在する[3]．

❖ 高体温を示す患者に対するダントロレンの有効性

熱中症や悪性症候群は臨床症状が似ていることから，しばしば熱中症に対してもダントロレンを投与されていることがある．しかし熱中症に対するダントリウム®の効果は否定的であり[4]，悪性症候群では有効性が示されている[5]．熱中症に使用することで有害だという研究はないものの，やはり適応については慎重とするべきだろう．

文献・参考図書

1) Vanden Hoek, T. L., et al. : Part 12: Cardiac Arrest in Special Situations: 2010 American Heart Association Guidelines for Cardiopulmonary Resuscitation and Emergency Cardiovascular Care. Circulation, 122 : S829-S861, 2010
   ↑言わずと知れたAHAガイドライン2010である．part12に低体温症により心肺停止に至った場合の解説がされている．

2) 北原孝雄：熱中症の分類．「熱中症」（日本救急医学会編），へるす出版，40-46, 2011
   ↑熱中症の分類について詳しく解説されている．本書自体が，本邦での熱中症についての現状についてまとめてあり，一読に値する．

3）Walpoth, B. H., et al. : Outcome of survivors of accidental deep hypothermia and circulatory arrest treated with extracorporeal blood warming. N Engl J Med, 337 : 1500, 1997
   ↑重症低体温症で心停止となった46例のうち32例に体外循環を用いた蘇生を施行し，そのうち15人はほとんど後遺症を残さず回復していることから，体外循環による治療の有効性を示した研究．

4）Bouchama, A., et al. : Ineffectiveness of dantrolene sodium in the treatment of heatstroke. Crit Care Med, 19 : 176, 1991
   ↑ダントリウム®の効果を調べる無作為割り付け前向き研究．投与群と偽薬群では，体温が下がるまでの時間や入院期間に有意な差を認めなかった．

5）Sakkas, P., et al. : Drug treatment of the neuroleptic malignant syndrome. Psychopharmacol Bull, 27 : 381, 1991
   ↑悪性症候群に対する薬物の治療効果を調べた症例対照研究．ダントロレン，ブロモクリプチン，アマンタジンはそれぞれ死亡率を減少させた．

Column

コーマの語源は？

堤　晴彦

　comaという言葉を知らない医師はいないと思います．では，comaの語源をご存知でしょうか？学生時代から自然に知っていて，あらためて辞書で調べる必要もないくらい当たり前の医学用語です．しかしながら，その語源は？と聞かれると即座に返答できる人は少ないでしょう．私の回りの医師に聞いても知っている人は1人もいませんでした．

　ちなみに，手元にある辞書で調べますと，何種類かみましたが，どれもほとんど同じ記載でした．coma［医］昏睡（状態）go into［come out of］a～　昏睡状態になる［から覚める］

　味も素っ気もない記載，いかにも辞書という内容です．こんな辞書で英語を勉強しても興味が湧く訳がありません．もっと学習意欲を駆り立てるような編集にしないと…．

　もったいぶるのは止めましょう．昏睡（coma）という言葉は，ワインがふるまわれる酒宴での守護神，ギリシャ神話のコーモス（Comos）に由来すると言われております．要するに宴会要員の神様のようです．古代の人々も，過量のワインで生じる気紛れで滑稽な行動，ほとんど抑制のとれない言動，さらには眠りに近い無反応の状態をみていたのでしょうか．酒宴の席で繰り広げられるこれらの異常な行動をコミック（comic）と表現しますが，これも同様の派生語と考えられております．

　ギリシャ神話の神々の系譜のなかでは，アポロやポセイドンなどが有名です．そして，お酒の神様といったら，バッカスの方が有名ですよね．どうもコーモス（Comos）というのはマイナーな神様（？）のようです．でも，マイナーな神様であるが故に，何故か親しみがもてます．皆様はいかがでしょうか．

　さらに，インターネットで検索しますと，神戸や札幌にはComaという名前の居酒屋があるそうです．なかなか，お洒落なネーミングと思いました．教養のあるマスターがいるのでしょうね．一度機会がありましたら，訪ねてみたいのですが…．案外，元麻酔科医や脳外科医，あるいは神経内科医が経営していたりして…．

〔LiSA, 11（1）：102-103, 2004より〕

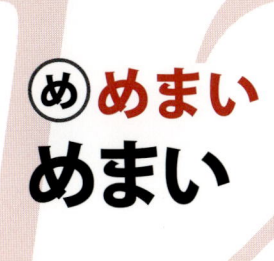

第2章 【ケーススタディ】原因疾患への対応とコーマ・ルール

12 め めまい
めまい

宮武 諭

Point

- まず，どのような"めまい"であるか（vertigoか否か）を判断しよう
- バイタル・サインには，めまいを鑑別するためのヒントが含まれている
- 頭痛を伴うめまいは要注意．中枢性めまいを疑って対応しよう
- 末梢性めまいと中枢性めまいを鑑別するには，病歴と身体所見が重要である

■ はじめに

　"めまいがする"という訴えは，**三次元的な位置感覚の異常**によるめまい（以下，これを**vertigo**とする）と，vertigo以外のめまいに大きく分類することができる．そして，vertigoは，その原因によって**末梢性めまい**（主に前庭器官，前庭神経の病変）と**中枢性めまい**（主に脳幹・小脳の病変）に分けることができる．一方，vertigo以外のめまいは，**姿勢を起こした状態での血圧低下に伴う失神性めまい（presyncope）** と，それ以外のさまざまな原因（心因性など）によるめまいに分類することができる．

　救急外来（ER）における，めまいを訴える患者の診療の第一歩は，めまいがvertigoか，vertigo以外かを判断することである．そして，vertigoと判断したら，末梢性か中枢性かの鑑別をすすめ，中枢性めまいを見逃さないことが重要である．本項ではERにおけるめまい患者のアプローチについて概説する．

Coma Rule

- **め**まいの診療，**ま**ずは，病歴，身体所見．**い**のちにかかわる中枢性めまいを見逃すな．

問題解決型ケーススタディ

症例 来院前の救急隊情報（救急隊からの電話連絡）

「傷病者は62歳の男性．主訴は"めまい"です．本日21時頃にめまいが出現し，症状が改善しないため救急要請されました．バイタル・サインは，意識レベルJCS 2，呼吸数20回/分，脈拍106回/分で不整なし，血圧176/98 mmHg，体温36.4℃，SpO₂ 96％，瞳孔は両側4 mmで対光反射は迅速．既往症は，高血圧と糖尿病で○○クリニックに通院中です．受入可能でしょうか」

⇨ 何を疑うか～後期研修医Aの心の声

現場のバイタル・サインは血圧が高め．ストレッチャーに臥位にしてもめまいが持続しているのであればpresyncopeではなくvertigoの可能性が高い．JCS 2で意識障害を伴っており，中枢性めまいを疑って対応しよう．

↳ 救急隊情報から病態を推測しよう

救急隊が伝える主訴は，救急隊による解釈が介入していることに注意する．傷病者の訴えが「ふらふらする」でも，「目がまわっている」でも，「気が遠くなりそうでくらくらする」でも，「主訴はめまい」となる．したがって，それがどのような"めまい"を意味しているか（vertigoか否か）を判断することが，めまいの診療の第一歩である．現場のバイタル・サインには，それを推測するためのヒントが含まれている．

経過1 バイタル・サインと病歴

来院時バイタル・サイン：JCS 2（日付がいえず），呼吸数 20回/分，脈拍 102回/分・整，血圧 162/102 mmHg，体温 35.8℃，SpO₂ 96％（room air），簡易血糖値 240 mg/dL

本人と妻から聴取した病歴：本日21時頃，テレビを見ているときに突然，後頭部痛を訴えた．その後，めまいがひどくなり，立っていられなくなったため，ベッドに移動して横になって休んでいた．22：30頃にトイレへ行こうとして起き上がったところ嘔吐した．このため妻が救急要請した（23時に当院に搬送）．このようなめまいは今回が初めて．めまいの性状は血の気がひくような感じではなく，ぐらぐらするような感じ．耳鳴りや耳閉感はない．頭痛と嘔気は持続している．妻によると，いつものしゃべりかたと比べて呂律が回っていない感じがするとのこと．

既往歴は，高血圧，糖尿病で近医に通院している．内服薬は，グリメピリド（アマリール®）2 mg，アムロジピン（ノルバスク®）5 mg．15本/日の喫煙歴あり．

⇨ どのように判断するか～後期研修医Aの心の声

来院時のバイタル・サインは現場と著変なく，血圧が高めで頻脈ぎみ．簡易血糖測定で低血糖なし．めまいの性状は，明らかな回転性ではないが，揺れるような感じで

あり，臥位でも持続していることから，やはりpresyncopeではなくvertigoと判断される．後頭部痛を伴う突然発症のvertigoで，しゃべり方も普段と違うとのことであり，病歴からも中枢性めまいが疑われる．神経学的所見をしっかりととろう〔⇒解説：
1 バイタル・サインの解釈と病歴聴取のポイント（p.177）を参照〕．

経過2 身体所見

来院時身体所見：眼瞼結膜貧血なし，頸動脈雑音なし，肺野 清，心雑音なし，腹部圧痛なし，下腿浮腫なし．＜神経学的所見＞　GCS E4V4M6（見当識障害あり），瞳孔同大・対光反射迅速，眼球運動障害なし，左方注視時に左方眼振あり，左顔面神経麻痺あり，構音障害あり，舌偏位なし，上肢Barre徴候陰性，下肢Mingazzini徴候陰性，右半身の感覚低下あり，指鼻試験は左稚拙，深部腱反射は左右差なし，Babinski反射陰性．

⇒どのように判断するか～後期研修医Aの心の声

眼振があるのでvertigoとして矛盾しない．左顔面神経麻痺，構音障害，右半身の感覚障害，協調運動障害あり．身体所見からも中枢性めまい（小脳・脳幹病変）が強く疑われる．当直時間帯で緊急MRI検査ができないため，頭部CTを施行しよう〔⇒解説：**2** 身体所見から末梢性めまいと中枢性めまいを鑑別しよう（p.179）を参照〕．

経過3 検査結果と患者処遇

検査結果：

＜血算＞		BUN	14.6 mg/dL	GOT	39 IU/L
WBC	10,400 /μL	Cr	0.76 mg/dL	GPT	31 IU/L
Hb	12.5 g/dL	Na	136 mEq/L	LDH	218 IU/L
Plt	22.6万/μL	K	3.3 mEq/L	CK	101 IU/L
＜生化学＞		Cl	102 mEq/L	Glu	264 mg/dL
TP	5.1 g/dL	TB	0.3 mg/dL	CRP	< 0.3 mg/dL
Alb	2.0 g/dL	γGPT	183 IU/L		

＜12誘導心電図＞　洞性頻脈

＜頭部CT＞　明らかな頭蓋内出血なし．椎骨脳底動脈の石灰化あり

⇒どのように判断するか～後期研修医Aの心の声

頭部CTでは脳出血を認めないが，発症から3時間以内であり，急性期脳梗塞はこの時点のCTでは描出されない．病歴，身体所見を考慮すると，脳梗塞による中枢性めまいと判断される．また，後頭部痛とともに発症していることから椎骨脳底動脈解離による脳梗塞の可能性もある．入院後にMRI・MRAを施行しよう．

⇒ERでの診断

脳梗塞による中枢性めまい〔⇒解説：**3** 検査の適応と患者処遇の判断（p.180）を参照〕

> **最終経過**

入院後経過

　入院翌日にMRI・MRAを施行したところ，MRIの拡散強調画像（図1A）で脳幹と左小脳に広範な高信号領域を認めた．MRA（図1B）では左椎骨動脈が描出されず，T1強調画像（図2）で動脈解離によると考えられる左椎骨動脈の拡張と三日月状の動脈内血栓の所見を認めた．以上の所見から，左椎骨動脈解離による小脳梗塞・脳幹梗塞と診断された．小脳梗塞に伴う脳幹圧迫による意識障害の増悪はなかったため，脳梗塞に対する保存的治療を継続した．くも膜下出血の合併はなく，入院42日目にリハビリテーション目的で転院となった．

最終診断：左椎骨動脈解離による小脳梗塞・脳幹梗塞

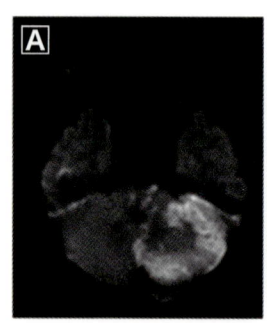

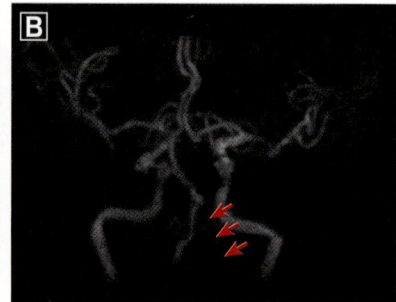

図1　MRI拡散強調画像とMRA
A）拡散強調画像で脳幹および左小脳に広範な高信号領域を認める．
B）MRAで矢印のあたりに抽出されるべき左椎骨動脈が描出されておらず血流低下もしくは閉塞が示唆される．

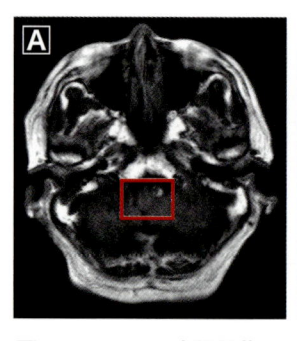

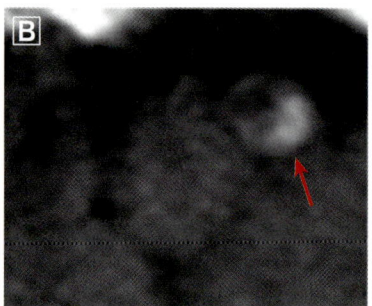

図2　MRI T1強調画像
A）左椎骨動脈の拡張と動脈内に高信号を認める．
B）拡大図では，左椎骨動脈内に解離腔の血栓を示唆する三日月状の高信号（→）を認める．

MEMO ❶ 虚血発症の椎骨脳底動脈解離の治療について

　頭蓋内動脈解離は，①虚血発症（脳梗塞）の場合，②解離性動脈瘤破裂によりくも膜下出血をきたす場合，③脳梗塞もくも膜下出血も合併しない場合がある．また，頻度は高くないが，虚血で発症して経過中にくも膜下出血を合併する症例もある．「脳卒中治療ガイドライン2009」では，虚血発症の頭蓋内動脈解離の内科的治療について「急性期に抗血栓療法（抗凝固療法または抗血小板療法）を考慮してもよい．しかし，頭蓋内解離ではくも膜下出血発症の危険もあるので，解離部に瘤形成が明らかな場合には抗血栓療法は控えるべきである」としている[1]．なお，同ガイドラインでは，頭蓋内動脈解離による超急性期脳梗塞の血栓溶解療法については触れられていない．しかし，脳動脈解離による脳梗塞に対して血栓溶解療法（経静脈および経動脈的）が施行された症例のmeta-analysisでは，対照群（急性期脳梗塞に対してalteplase静注を行った多施設研究SITS-ISTRのデータから）と比較して頭蓋内出血，死亡率，予後良好の成績に差がなかったとする報告もあり[2]，さらなるエビデンスの集積が待たれる．

教訓

①頭痛を伴うめまいは要注意

　頭痛を伴うめまいの鑑別疾患には，くも膜下出血，小脳出血，小脳梗塞，脳幹出血，脳幹梗塞，そして椎骨脳底動脈解離がある．本症例も突然の後頭部痛とともにめまいが出現しており，椎骨動脈解離とそれによる小脳梗塞・脳幹梗塞が原因であった．**"頭痛"を伴うめまいは，中枢性めまいを疑って対応しよう**．

②末梢性めまいと中枢性めまいの鑑別には病歴と身体所見が重要

　本症例は，MRIを施行する前に脳梗塞による中枢性めまいの診断に至ることができた．**めまいの初期診療では，基本に忠実に病歴と身体所見をしっかりととることが大切である**．

解説：めまいの診断

1 バイタル・サインの解釈と病歴聴取のポイント

❶バイタル・サインの解釈

　バイタル・サインにはめまいを鑑別するためのヒントが含まれている．

1）意識レベル

　意識障害のあるめまいは，中枢性めまいを第一に考える．ただし，末梢性めまいでも症状が激しいと，開眼できなかったり，質問に答えられなかったりして，意識障害を伴っているようにみえることがあるので注意する．

2) 血　圧

　　著明な高血圧を伴うめまいでは中枢性めまいの可能性を考える．一方，血圧低下を伴うめまいではpresyncopeを疑う．病歴からpresyncopeが疑われる場合は，立位の血圧測定も行う．

3) 体　温

　　高熱を認める場合は，めまいの訴えが感染症による"ふらつき"である可能性を考える．特に高齢者では，感染症が原因でめまいを訴えるケースが少なくない．

❷病歴聴取のポイント

1) めまいの性状

　　vertigoは，"自分もしくは周囲が運動しているように感じる異常感覚"であり，しばしば，"回転する感覚"として表現される．しかし実際には，めまいを言葉で表現することは難しく，回転する感覚を訴えなくてもvertigoは否定できない．また，presyncopeの"気を失いそうな感覚"を回転する感覚と表現する場合もある．したがって，**「回るような感じですか？」という質問だけで，vertigoか否かを判断しない．**

2) めまいの増悪因子

　　頭位変換で誘発されるvertigoと，体位変換で起こるpresyncopeは，どちらも起きあがったときに症状が増悪するため混同されやすい．**臥位の状態で，頭位変換によって症状が増悪するのであればvertigoと判断する**．なお，頭位変換による増悪は末梢性めまい，中枢性めまいのいずれでも認めうるが，特定の頭位（向き）で症状が誘発される場合は，良性発作性頭位めまい症（benign paroxysmal positional vertigo：BPPV）が疑われる．

3) めまいの持続時間

　　持続1分未満でくり返し起こるめまいは，BPPVを疑う．メニエール病による反復性めまいは1回の発作が数時間持続する．前庭神経炎では強いめまいが数日間持続する．脳幹梗塞や小脳梗塞によるめまいも数日間持続する．ただし，ERでは発症早期に診療を行うことが多いため，持続時間を参考にすることが難しい．

4) めまいの随伴症状

　　a) **蝸牛症状：難聴や耳鳴りを伴う場合は末梢性めまいを疑う**．特に耳閉感はメニエール病の発作に典型的とされる．しかし，蝸牛症状がなくても末梢性めまいを否定することはできない．

　　b) **神経症状：椎骨脳底動脈系の脳梗塞による中枢性めまい**は多くの場合，複視，構音障害，嚥下障害，麻痺，しびれなど**何らかの脳幹虚血による神経症状を伴う**．ただし，**小脳梗塞では症状がめまいのみのことがある**．

　　c) **頭痛**：激しい頭痛を伴うめまいではくも膜下出血，小脳出血を疑う．後頭部痛・後頸部痛の訴えがあれば椎骨脳底動脈解離の可能性を考える．また，後頭蓋窩の梗塞（小脳梗塞，脳幹梗塞）も頭痛を伴うことがあり，**頭痛は中枢性めまいを示唆する重要な症状である**．

　　d) **嘔気・嘔吐**：末梢性めまい，中枢性めまいのいずれでも認められるため鑑別には有用でない．

5）既往歴

　　脳血管障害の既往，動脈硬化の危険因子（高血圧，糖尿病，喫煙など），心房細動がある場合には中枢性めまいを疑う．

2 身体所見から末梢性めまいと中枢性めまいを鑑別しよう

　　末梢性めまいと中枢性めまいの鑑別ポイントを表に示す．

❶眼　振

　眼振があれば，"めまいがする"という訴えは，vertigoと判断できる．眼振の検査法には，注視眼振検査（注視した状態で頭を動かさず，視線を上下左右に動かして眼振を観察する）と頭位眼振検査（Frenzel眼鏡を用いて固視を除き，頭位を変換させて眼振を観察する）がある．

1）性　状

　水平回旋混合性の眼振は末梢性めまいに典型的である．水平方向の急速相は健側の耳へ向かう．また，末梢性めまいの眼振は純粋な回旋性や垂直性にはならない．一方，**中枢性めまいではあらゆる方向の眼振が起こりうる**．

2）固視による抑制

　末梢性めまいでは固視によって眼振が抑制されるが，中枢性めまいでは抑制されない．

3）注視方向による変化

　末梢性めまいでは眼振の方向（急速相）は，注視方向によって変化しない．一方，中枢性めまいでは眼振の緩徐相の方向を注視すると方向が反転することがある（注視誘発性眼振）．ただし，これを認めなくても中枢性めまいは除外できない．

❷平衡障害・歩行障害

　体を起こした際に姿勢保持ができず傾いたり倒れたりしてしまう症状は，末梢性めまい，中枢性めまいのいずれでも認められるが，**末梢性めまいでは歩行が保たれるのに対し，中枢性め**

表　末梢性めまいと中枢性めまいの鑑別ポイント

	末梢性	中枢性
眼振の方向	定方向性（急速相が正常側へ向かう），方向変化なし	緩徐相に向いたとき方向が反転することあり
眼振の性状	水平性で回旋成分を伴う　純粋な回旋あるいは垂直性ではない	あらゆるタイプがありうる
眼振の固視による影響	抑制される	抑制されない
他の神経学的所見	なし	しばしばあり
平衡障害	一定方向に不安定，歩行は保たれる	重度の不安定で，歩行時にしばしば転倒する
難聴あるいは耳鳴	存在しうる	なし

文献3，4より引用

まいでは歩行不能なことが多いとされる．しかし，めまいの症状が強いときは患者を歩行させることは難しいため，鑑別には用いにくい．

❸その他の神経学的所見

眼振と平衡障害の他に何らかの神経学的所見が存在すれば中枢性めまいが強く示唆される．
脳神経の異常所見，運動麻痺，感覚障害，測定障害，異常反射などがあるかを注意深く診察することが重要である．しかし，**神経学的所見がなくても中枢性めまいを除外することはできず**，特に小脳梗塞（下部小脳，小脳虫部）では，眼振と平衡障害の他には明らかな神経学的所見を伴わないことがあるため注意が必要である．

❹めまいの誘発試験

安静臥位の状態でめまい，眼振を認めず，末梢性めまいが疑われる場合には誘発試験を行う．

> **MEMO 2 Dix-Hallpike法**
>
> BPPVの誘発試験である．坐位で開眼させ，頭を左右どちらかに45度回す．その位置で頭を固定したまま臥位にして，ベッドの端から頭を下ろす（懸垂頭位とする）．典型的な眼振（潜時が2〜20秒，持続が1分以内の定方向の水平回旋混合性眼振）とめまいが誘発されれば陽性と判定される．めまいを生じた側が病側である．

3 検査の適応と患者処遇の判断

❶検査の適応

1）画像検査

脳幹・小脳の障害を示唆する症状や神経学的所見があるなど，中枢性めまいが疑われる場合が適応である．しかし，**明らかな神経学的所見がなくても，高齢者，脳血管障害のリスクが高い患者，頭痛を伴う患者，診察所見が典型的な末梢性めまいに一致しない患者では画像診断を行うべきである．**

　a）**MRI・MRA**：拡散強調画像によって急性期脳梗塞を検出できること，骨の影響をうけずに後頭蓋窩の梗塞（小脳梗塞・脳幹梗塞）を検出できることから，**中枢性めまいを疑う場合の画像検査の第一選択である**．また，MRAにより椎骨脳底動脈系の狭窄・閉塞を診断することができる．

　b）**CT**：MRIと比較すると**発症数時間以内の脳梗塞が検出できず，後頭蓋窩の小さい梗塞を検出する感度が低い．**しかし，出血性病変はただちに検出できるため，臨床的に小脳出血が疑われる場合，あるいはMRIがただちに施行できない場合にはCTを施行する．MRIが施行できない施設では，急性期脳梗塞が疑われて最初のCTが陰性であった場合は経時的にCTを再検する．

2) 12誘導心電図

presyncopeが疑われる場合には必須である．また，心房細動を認めた場合には脳塞栓症による中枢性めまいを疑う．

3) 血液検査

vertigoの鑑別には役立たないことが多い．presyncopeの原因検索には有効なことがある．

❷ ERにおける患者処遇

- 中枢性めまいは全例で入院適応である．
- 末梢性めまいは症状が改善すれば帰宅可能である．
- **典型的な末梢性めまいと判断できず（末梢性か中枢性かの鑑別がつかず），症状が持続している場合は入院での経過観察を考慮する．**

One More Experience

MRIは末梢性めまいと中枢性めまいの鑑別に有用な検査であるが盲信しない

症例提示

68歳の男性．受診日の午前8時頃より歩行時に左に傾く感じとしゃべりにくさを自覚．しばらく様子をみていたが，めまいがひどく歩行ができなくなったため，同日11時に救急搬送された．

来院時バイタル・サイン：意識清明，呼吸22回/分，脈拍80回/分・整，血圧193/99 mmHg，体温37.3℃．

神経学的所見：瞳孔同大・対光反射迅速，左眼瞼下垂あり，左注視時に左方眼振あり，眼球運動正常，構音障害あり，上肢 Barre 徴候陰性，下肢 Mingazzini 徴候陰性，指鼻試験正常，歩行はふらつきが強く不可能．

臨床経過：緊急MRIを施行したが拡散強調画像で明らかな異常所見は認められなかった（図3A）．しかし，眼振以外の神経学的所見を伴い，中枢性めまい（脳梗塞によるめまい）が強く疑われたため入院とした．脳梗塞の治療を開始し，入院2日目にMRIを再検したところ拡散強調画像で左延髄外側に高信号を認め（図3B），延髄梗塞（Wallenberg症候群）と診断された．

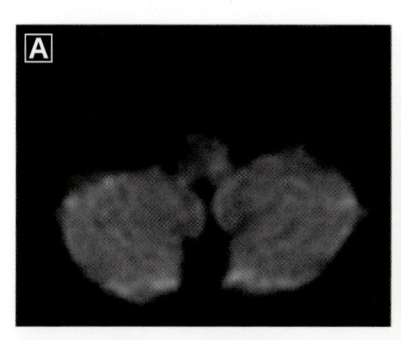

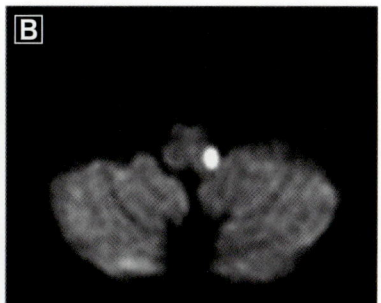

図3　来院時と入院2日目のMRI拡散強調画像
A) 来院時の拡散強調画像では，明らかな異常所見を認めない．
B) 入院2日目の拡散強調画像では，左延髄外側に高信号を認める．

本症例の教訓

　本症例は，受診直後のMRI拡散強調画像で明らかな異常所見を認めなかったが，入院2日目の再検査で左延髄外側に高信号を認め，延髄梗塞と診断された．**MRIの拡散強調画像は急性期脳梗塞の診断に優れた検査であるが，発症早期にはある一定の割合で偽陰性があり，椎骨脳底動脈灌流域（特に延髄病変）で偽陰性が多い**ことが報告されている[5]．MRIが中枢性めまいと末梢性めまいの鑑別に有用な検査であることは間違いないが，本症例のように神経学的所見を伴うめまいでは，発症早期のMRIで異常所見を認めなくても中枢性めまいを疑って対処すべきである．

Pros & Cons 賛成論 反対論

❖ 椎骨脳底動脈系の脳梗塞に対する血栓溶解療法について

1) 画像診断について

　単純CTにおけるEarly CT signsは中大脳動脈領域の梗塞を対象としており，椎骨脳底動脈領域の梗塞には適応できない．MRIに関しては，拡散強調画像が急性期梗塞の検出に有効と考えられるが，内頸動脈系と比較すると検出能が劣ることに注意が必要である[6]．

2) 血栓溶解療法について

　椎骨脳底動脈系の急性期梗塞に対する血栓溶解療法については，その有効性に関するエビデンス自体が少なく，大規模研究は行われていない．脳底動脈閉塞にalteplase静注を行った単施設研究では，再開通率は52％で，3ヵ月の時点で日常生活自立は24％，死亡は40％であった[7]．また，脳底動脈閉塞に対する経静脈的血栓溶解療法と経動脈的局所血栓溶解療法を比較したsystematic reviewでは，再開通率は経動脈性で高かったが，死亡または要介護の割合，生存率に差はなかったと報告されている[8]．

　「脳卒中治療ガイドライン2009」では，血栓溶解療法（静脈内投与）について，「発症から3時間以内に治療可能な虚血性脳血管障害で慎重に適応判断された患者に対して強く推奨される」としており，椎骨脳底動脈系と内頸動脈系で適応に区別は設けられていない．一方，発症から6時間以内が適応となる経動脈的局所血栓溶解療法については，中大脳動脈を除くその他の部位（内頸動脈，椎骨脳底動脈）に関しては十分な科学的根拠はないとしている[9]．

参考文献

1) 頭蓋内・外動脈解離の内科的治療（抗血栓療法）．「脳卒中治療ガイドライン2009」（篠原幸人 ほか 編），pp.244-246, 協和企画, 2009

2) Zinkstok, S. M., et al. : Safety and functional outcome of thrombolysis in dissection-related ischemic stroke: a meta-analysis of individual patient data. Stroke, 42（9）: 2515-2520, 2011

3) Furman, J. M., et al. : Approach to the patient with vertigo. UpToDate, 2011

4) Branch, W. T., et al. : Approach to the patient with dizziness. UpToDate, 2011

5) Oppenheim, C., et al. : False-negative diffusion-weighted MR findings in acute ischemic stroke. Am J Neuroradiol, 21 : 1434-1440, 2000

6) 椎骨脳底動脈系．「脳血管障害画像診断のガイドライン」（「脳血管障害画像診断のガイドライン」作成に関わるワーキンググループ 編），2006 http://mrad.iwate-med.ac.jp/guideline/

7) Lindsberg, P. J., et al. : Long-term outcome after intravenous thrombolysis of basilar artery occlusion. JAMA, 292（25）: 1862-1866, 2004

8) Lindsberg, P. J., et al. : Therapy of basilar artery occlusion: a systematic analysis comparing intra-arterial and intravenous thrombolysis. Stroke, 37（3）: 922-928, 2006

9) 血栓溶解療法（静脈内投与）・（動脈内投与）．「脳卒中治療ガイドライン2009」（篠原幸人 ほか 編），pp.48-52, 協和企画，2009

↑3, 4は文献ではなくWebの情報（UpToDate®，有料）ですが，めまい患者へのアプローチがわかりやすくまとまっておりおすすめです．

↑1, 9で引用した「脳卒中治療ガイドライン2009」は，本邦の脳卒中治療の基本となるガイドラインです．

Column

浅草寺でバビンスキーがみられる！

堤　晴彦

　東京の浅草寺というお寺の名前は聞いたことがあると思います．浅草寺の雷門をくぐって，仲見世を通り抜けて本堂の手前にある宝蔵門（昔は仁王門と呼ばれていた）という門の中に左右一対の仁王像が安置されております．この右側の仁王像の足を見ますと，何とバビンスキー反射が出ているのです（写真）．

　実はこの話は，私が学生時代に神経内科の教授が授業中に話していたことです．学生時代の授業のなかで，鮮明な記憶として残る数少ない授業の1つでした（と言いつつも，ほとんど授業に出ていなかったので記憶が鮮明になっているだけと陰口を言う同級生もいますが…）．

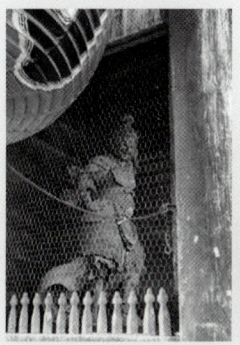

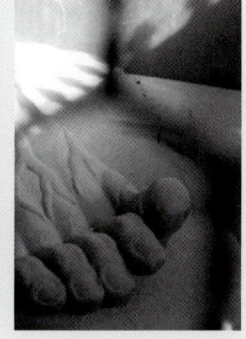

　運慶か快慶か知りませんが，この仁王像が作られた時代，もちろん作者はバビンスキー反射など知るはずもありません．仏師が自らの観察力と自らの感性でこの像を作り上げたのでしょう．ただただ，この芸術家の感性に驚くばかりです．ところで，私は，この仏師は，この仁王像を作るときに，実は人を殺しているのではないかとさえ考え，戦慄するのです．この表現が不穏当というのであれば，もう少し控えめな表現にしますと，当時処刑場があった鈴が森や小塚原に出かけて行き，実際に人が処刑される姿，断頭される姿をみていたのではないでしょうか…．私の頭の中で妄想が広がります…．

　ただ，私も一芸術家に負けるわけにはいきません．科学者の端くれとして，医学的に少し文句をつけますと，この仁王像では母趾背屈はみられますが，開扇現象はみられていません！勝った！

　その後，お寺に行く度に仁王像などの足元を見るようになりました．ちなみに，東大寺の戒壇堂の四天王像の足にもバビンスキー反射が見られます！

〔LiSA, 11（5）: 556-559, 2004より〕

第2章 【ケーススタディ】原因疾患への対応とコーマ・ルール

13 し 心筋梗塞
急性冠症候群

武田 聡

Point

- 意識障害が起こる前に胸部症状はあったか！？
- 12誘導心電図の情報は非常に大切！！
- 心臓超音波検査での評価も参考に！！

■ はじめに

急性心筋梗塞（急性冠症候群）では失神をしばしば認めるが，持続した意識障害を起こすことは稀である．しかし時に遷延する意識障害を認め，この場合には心筋梗塞合併症によるショックなどを疑うべきである．もちろん心室細動（無脈性心室頻拍）による心停止への移行にも十分な注意が必要である．

Coma Rule

- 心筋梗塞からの意識障害では心原性ショックに注意
- 原因は【R & B】
  ① Reduce　左心機能の【低下】（狭義の心原性ショック）
  ② Right　【右室】梗塞
  ③ Regurgitation　乳頭筋断裂による急性僧帽弁【閉鎖不全】
  ④ Rupture　【穿孔】（心室中隔穿孔，自由壁破裂／心タンポナーデ）
  ⑤ Reentry and Block　【リエントリー】不整脈（心室頻拍）と【ブロック】房室ブロック

問題解決型ケーススタディ

症例　来院前の情報呈示

　高血圧症と糖尿病で内服治療中の65歳男性が，午前0時自宅で就寝中に胸部圧迫感と冷汗を訴えた．安静にして様子を見ていたが苦しく眠れず，その後も症状が改善しないため，午前5時に救急要請となった．救急隊現着時も胸部圧迫感と冷汗が継続しており，装着したモニター心電図（II誘導）ではST上昇を認めた．血圧は100/78 mmHg，脈拍数は64回/分であった．あと10分で病院へ到着するとの連絡である．

▶何を思い浮かべる？必要な検査は？

　冠動脈疾患の危険因子を有する患者が胸部圧迫感を訴えており，モニター心電図でもII誘導のST上昇を認めている．状況からは急性下壁心筋梗塞が強く疑われる．急性心膜炎や急性心筋炎，あるいは冠動脈を巻き込む急性大動脈解離の可能性も考えられるかもしれない．ただちに救急室で，静脈路確保，血液検査の準備，モニター心電図，標準12誘導心電図の準備，酸素投与の準備，心臓超音波検査の準備，ポータブルX線検査の依頼を行った．また循環器内科当直医には，急性下壁心筋梗塞疑いの患者さんが搬送されてくることを電話で伝え，心臓カテーテル検査の準備をお願いした．また心室細動や房室ブロックが突然起こることも考え横には経皮ペーシング機能付き除細動器を準備した．準備は完璧である！？

来院時の症例呈示

　病院到着時の患者意識は清明，胸部圧迫感を引き続き訴え，心窩部に放散痛を認め，冷汗を伴っていた．身長168 cm体重80 kg，血圧は102/80 mmHg，脈拍数は62回/分，SpO_2は酸素投与なしで98％であった．心雑音は聴取されず，肺野にラ音も聴取されなかった．ただちに行った標準12誘導心電図は図1の通りである．初期治療としてOMI（O_2：酸素投与，Monitor：モニター心電図，IV access：静脈路確保）を考え，この症例では酸素化が保たれていたため，モニター心電図装着と静脈路確保（心不全も考え20 mL/時の滴下でゆっくりキープ）／血液検査を行った．

▶急患室での初期治療は

　初期治療として適切な（O）MIを行った．O_2：酸素投与は，日本蘇生協議会（JRC）日本版蘇生ガイドライン2010やアメリカ心臓協会ECCガイドライン2010では，心筋梗塞患者にルーチンに行うべきではなく，SpO_2が低下している症例にのみ酸素投与が必要とされている．Monitor：モニター心電図，IV access：静脈路確保はルーチンで行ってよい（Pros & Cons参照）．

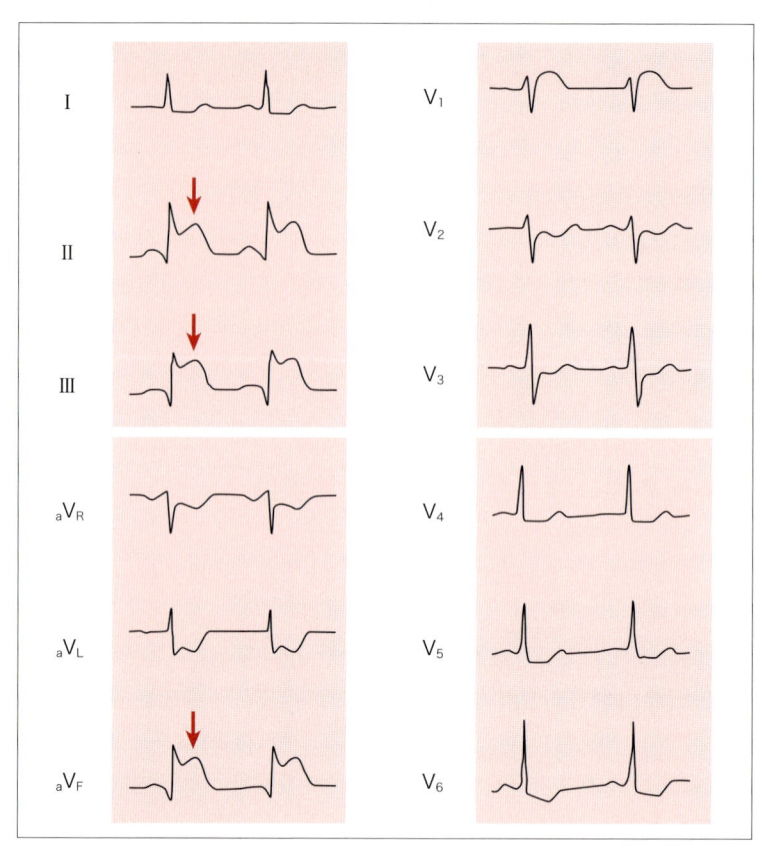

図1　来院時心電図
Ⅱ，Ⅲ，aVF 誘導で ST 上昇を認め，Ⅰ，aVL，V2〜V6 誘導で ST 低下を伴い，急性下壁心筋梗塞と診断できる

経過1　初期治療，心臓超音波検査

　循環器内科医はまだ救急部に到着していない．一刻も早く急性心筋梗塞の初期治療であるアスピリン投与，ニトログリセリン投与を行うべきと考え，アスピリン 200 mg（バイアスピリン® 100 mg 錠 2 個）を口腔内で噛み砕かせ，ニトログリセリン 0.3 mg（ニトロペン® 0.3 mg 1 錠）を舌下させた．ところがその後，患者の意識レベルが低下し，血圧は触診 70 mmHg まで低下，脈拍数は 90 回/分に上昇した．心臓超音波検査では心筋梗塞部位と思われる下壁の壁運動低下を認めるものの前壁や側壁の壁運動は保たれており，心嚢液の貯留などの心破裂の所見，乳頭筋断裂を疑う僧帽弁閉鎖不全の所見，また他の合併症を示唆する所見は認められなかった．右室の拡大が認められた．

➡ 急性下壁心筋梗塞では右室梗塞に気を付けよう

　日頃から高血圧症で内服治療を行っていた患者が来院時血圧 100 mmHg であったことから，元々血圧低下があった症例と推察される．急性下壁心筋梗塞プラス低血圧を

示す症例では，右室梗塞を合併していることを疑って右側胸部誘導心電図も確認すべきであった．後から確認すると吸気時に頸静脈怒張が増強しており，Kussmaul徴候と考えられた．右室梗塞を疑う低血圧症例ではニトログリセリンの投与は血圧低下を助長させてしまう．治療としては補液による適切な前負荷を補う必要がある．モルヒネ塩酸塩投与も血管拡張による前負荷低下より同様の血圧低下をきたすので注意が必要である．さらにバイアグラなどのPDE阻害薬も血管拡張作用があるので，低血圧の症例では事前にこれらの内服状況も確認することが望ましい．

> **MEMO 1**
> 以前は急性心筋梗塞の初期治療を【MONA】と覚えるよういわれていたが，現在では以下の注意点を忘れてはならない．M：モルヒネはニトログリセリンが無効時にのみ使用すべきであり，またO₂：酸素投与も前述の通り必要時にのみ投与すべきで，投与の順番と必要性については注意しよう．A：アスピリン投与，N：ニトログリセリン投与は，禁忌がなければこれまで通り．

経過2 心電図，補液急速負荷

経過から右室梗塞の合併を強く疑い，心電図にて右側胸部誘導を確認したところ図2であった．右室胸部誘導での明らかなST上昇を認めており，右室梗塞の合併と診断して，前負荷を保つためただちに補液を急速負荷した．

↪ 右室梗塞の治療は

心筋梗塞など心疾患に対応するときの補液では，急性心不全の合併を考えて「キープ」，「20 mL/時」と指示を出すことも多いが，右室梗塞を合併した場合にはこれではショックが遷延して救命できない．右室の虚脱により右室機能不全となっており前負荷が足りない状況であり，ただちに多量の前負荷が必要となる．スワンガンツカテーテルの挿入などでPCWP 15 mmHg以上となるようにモニタリングをすることが望ましいが，その準備ができない場合の初期治療としては1,000～2,000 mLの適切量の補液を行うべきである．もちろんその後の心血管インターベンションによる冠動脈再灌流療法が不可欠であることは言うまでもない．

最終経過 二次救命処置，心血管インターベンション治療

補液を行ったところ傾眠傾向であった意識がはっきりと戻り，血圧も100/60 mmHgまで回復した．ところが一難去ってまた一難，経過中に図3のようなモニター心電図波形となり，再度一過性に意識を失った．すぐに洞調律に復帰したものの完全房室ブロックの合併と考え，先日受講した二次救命処置（ICLS/ACLS）のトレーニングコースで「除細動器の経皮ペーシング

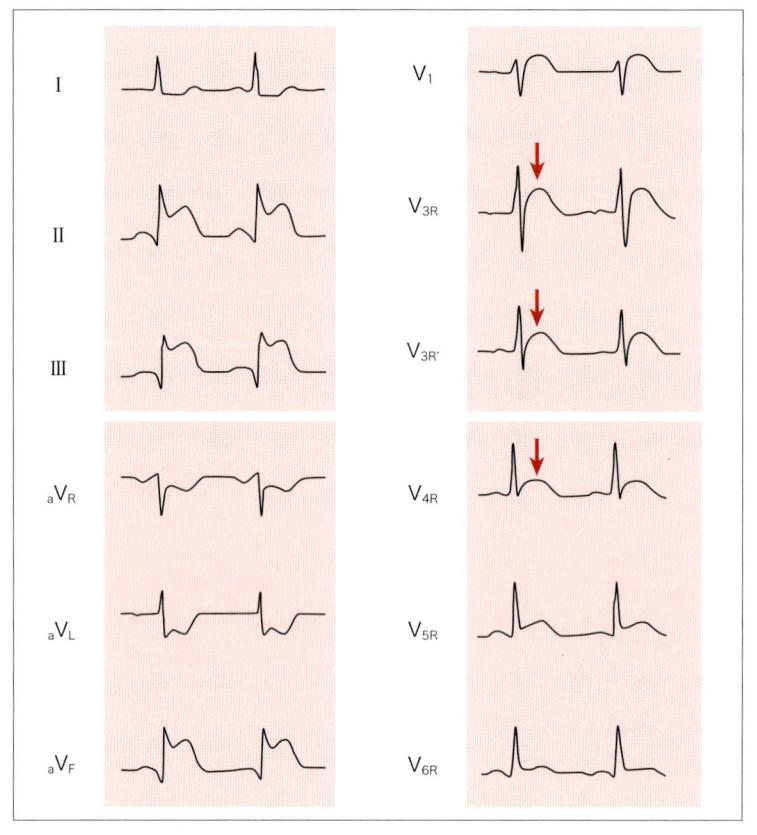

図2 初療後心電図

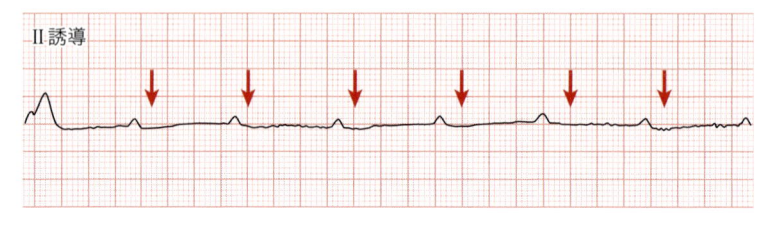

図3 意識消失時心電図
完全房室ブロックを認め，P波のみしか観察できない

機能」を経験したことを思い出し，ただちに電極パッドを患者の胸壁に張り付け，60回/分のデマンドモードで経皮ペーシングを開始した．ちょうどそこへ心臓カテーテル検査の準備を終えた循環器内科の医師が救急部に到着して，経皮ペーシングを行ったまま心臓カテーテル検査室に患者を移動させた．緊急心臓カテーテル検査では右冠動脈近位部の完全閉塞を認め，急性下壁心筋梗塞の右室梗塞の合併，完全房室ブロックの合併と診断した．同部位への冠動脈ステント留置による心血管インターベンション治療で右冠動脈の血流は改善して，CCUに入院となった．その後は血圧も維持され意識レベルも問題なく，完全房室ブロックは血流の改善に伴い自然軽快した．

↪ **急性下壁心筋梗塞では房室ブロックにも気をつけよう**

下壁心筋梗塞を起こす右冠動脈の心筋梗塞では，房室ブロックもしばしば観察される合併症の1つである．最近の除細動器には経皮ペーシング機能が付いているものも多く，経静脈ペーシングを挿入するまでの間であれば，経皮ペーシングを行うことが推奨される．

教訓

- 急性下壁心筋梗塞では合併する右室梗塞に注意が必要．
- 右室梗塞ではニトログリセリンやモルヒネ等の血管拡張作用のある薬剤投与は血圧低下を起こすことがある．
- 右室梗塞による血圧低下では適切な補液による前負荷の確保が重要．
- 急性下壁心筋梗塞では合併症である心室細動のための除細動器はもちろん，房室ブロックのための経皮ペーシングも考慮しよう．

解説：急性心筋梗塞

急性心筋梗塞というと胸部症状が必須と思いがちであるが，重症心筋梗塞の場合にはショックに伴う意識障害で来院する可能性もあるので，注意が必要である．また意識がある場合でも，糖尿病，高齢者，女性では，急性心筋梗塞に典型的な胸部症状を呈さないことも多い．また左肩，顎，心窩部等の放散痛にも注意しよう．「左肩が痛いなら整形外科へ」，「顎（歯）が痛いなら歯科へ」，「心窩部（胃）が痛いなら上部消化管内視鏡へ」ということがないように，まずは標準12誘導心電図を行う．

胸部症状から意識障害を起こす心筋梗塞以外の原因疾患としては，閉塞性ショックを起こす肺塞栓症や心タンポナーデ，出血性ショックを起こす大動脈疾患，心原性ショックを起こす心筋炎，頻脈性不整脈，徐脈性不整脈等もある．病歴や身体所見から，X線検査，心電図検査，血液検査，超音波検査やCT検査等を活用して，原因を特定して適切な治療を行うことが不可欠である．

また一過性意識障害である失神については，急性心筋梗塞，急性肺塞栓症，急性大動脈解離，不整脈等の可能性がある．他項を参照していただきたい．

One More Experience

急性心筋梗塞でのわれわれのめざすべき目標（早期覚知早期診断早期治療）

最新の蘇生ガイドラインである「JRC蘇生ガイドライン2010」では，ST上昇型急性心筋梗塞治療のgolden hourは60分以内．救急隊が患者と接触を始めてからPCI（カテーテル治療）までの時間は90分以内．さらに患者が胸痛を訴え始めてから再灌流治療を行うまでのtotal ischemic time（総虚血時間）を120分以内にすることを推奨している（図4）．これを実現させるためには，患者家族教育による早期通報早期覚知，病院体制整備での早期診断早期治療（心臓カテーテル検査とカテーテル治療）が必要不可欠である．

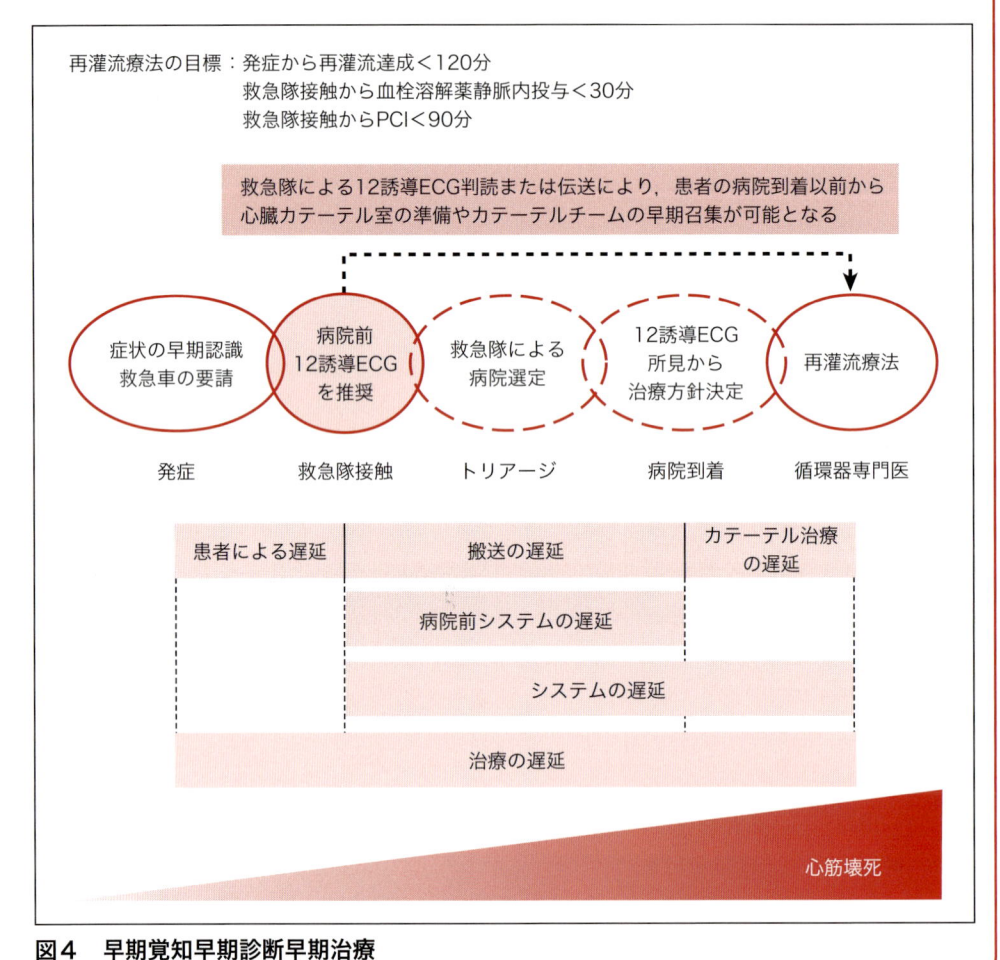

再灌流療法の目標：発症から再灌流達成＜120分
　　　　　　　　救急隊接触から血栓溶解薬静脈内投与＜30分
　　　　　　　　救急隊接触からPCI＜90分

救急隊による12誘導ECG判読または伝送により，患者の病院到着以前から心臓カテーテル室の準備やカテーテルチームの早期召集が可能となる

症状の早期認識／救急車の要請 — 病院前12誘導ECGを推奨 — 救急隊による病院選定 — 12誘導ECG所見から治療方針決定 — 再灌流療法

発症　救急隊接触　トリアージ　病院到着　循環器専門医

患者による遅延 | 搬送の遅延 | カテーテル治療の遅延
病院前システムの遅延
システムの遅延
治療の遅延

心筋壊死

図4　早期覚知早期診断早期治療

One More Experience

急性心筋梗塞から心停止になった患者の自己心拍再開後の早期治療

心肺停止から自己心拍再開（return of spontaneous circulation：ROSC）後に12誘導心電図でST上昇または新たな左脚ブロックを呈する，急性心筋梗塞から心停止になった患者では，早期の心臓カテーテル検査とPCI（カテーテル治療）を考慮するべきである．自己心拍再開後にしばしばみられる昏睡状態は，心臓カテーテル検査とPCIの禁忌要件とするべきではない．また心肺停止の新しいガイドラインG2010でも強く推奨されている低体温療法も組み合わせて行い，可能であればPCI開始前から始めることも考慮する．

Pros & Cons 賛成論 反対論

❖ 急性心筋梗塞（急性冠症候群）における酸素投与について

　これまで臨床現場では，ほぼすべての急性心筋梗塞患者に対して酸素投与がルーチンに行われてきた．これは急性心筋梗塞に対する酸素投与についての大規模試験が行われておらず，また酸素投与による有益性は認められないものの，逆に悪影響の指摘も少なかったためである．

　2007年に発表されたAMIHOT試験は，冠動脈内に高酸素を含む血液を送ることで梗塞サイズが減少して予後が改善することを仮定して行われたが，結果には有意差が認められなかった．さらに最近は，過度な酸素投与に対する冠血流などへの悪影響が報告されており，「JRC蘇生ガイドライン2010」などでもルーチンな酸素投与は推奨されず，血中酸素飽和度が94％を切る症例でのみ，使用が推奨されている．現在多施設前向き無作為コントロール試験であるAVOID試験が開始されており，この試験結果が待たれる．

文献・参考図書

1) Zehender, M., et al. : Right Ventricular Infarction as an Independent Predictor of Prognosis after Acute Inferior Myocardial Infarction. N Engl J Med, 328 : 981-988, 1993
  ↑右側胸部誘導心電図，特にV4Rの重要性について

2) Bowers, T. R., et al. : Effect of Reperfusion on Biventricular Function and Survival after Right Ventricular Infarction. N Engl J Med, 338 : 933-940, 1998
  ↑右室梗塞の予後について

3) 髙野照夫 ほか：急性心筋梗塞（ST上昇型）の診療に関するガイドライン．「日本循環器学会　循環器病の診断と治療に関するガイドライン（2006 - 2007 年度合同研究班報告）」http://www.j-circ.or.jp/guideline/pdf/JCS2008_takano_h.pdf
  ↑日本版急性心筋梗塞の診療と治療に関するガイドライン

4) 「JRC蘇生ガイドライン2010」（日本蘇生協議会・日本救急医療財団 監），へるす出版，2011
  ↑最新版の日本版心肺蘇生ガイドライン（急性冠症候群以外にも心肺蘇生法を含む）

5) O'Neill, W. W., et al. : Acute Myocardial Infarction with Hyperoxemic Therapy (AMIHOT): a prospective, randomized trial of intracoronary hyperoxemic reperfusion after percutaneous coronary intervention. J Am Coll Cardiol, 50 : 397-405, 2007

6) Kones, R. : Oxygen therapy for acute myocardial infarction-then and now. A century of uncertainty. Am J Med, 124 : 1000-1005, 2011

7) Stub, D., et al. : A randomized controlled trial of oxygen therapy in acute myocardial infarction Air Verses Oxygen In myocarDial infarction study (AVOID Study). Am Heart J, 163 : 339-345, 2012
  ↑5〜7）急性心筋梗塞における酸素投与についての文献

第2章 【ケーススタディ】原因疾患への対応とコーマ・ルール

14 ⓣ てんかん
痙 攣

大貫 学

Point

- 痙攣重積は「原因検索よりもまず痙攣を止める」こと！
- 「痙攣」がなくても「Epiっている」可能性はあると疑え！
- **脳波の読影はとにかく経験．**脳波が苦手なドクターのほとんどが食わず嫌い
- まずは脳波を読める先輩に入門すべし！

■ はじめに

　「痙攣」を診たら，まず痙攣を止めなければならないのはいうまでもないが，実際の臨床では痙攣が確認できないてんかんのケースも多い．「痙攣は再発する」という認識を再確認し，てんかんの可能性を疑ったら根気よく情報の蓄積を心掛けよう．そして救急外来のみならず，再発予防のために継続した治療の必要性を十分に説明・指導できるようになり，「痙攣を診られるドクター」を目指そう．

Coma Rule

「痙攣」は「Epi-DAS-CH（エピ-ダッシュ）」と覚える

- **Epi**：**Epi**lepsy without convulsion
  ⇒痙攣が確認できないepilepsy attack（てんかんの発作）はいくらでもある
- **D**　：**D**river with **Epi**lepsy
  ⇒ドラエピ：運転中のepilepsy attackは決して稀ではない
- **A**　：**Acc**ident with **Epi**lepsy
  ⇒アクセピ：転倒・転落・ケガなどのアクシデントの直前にepilepsy attackを起こしているケースも見逃すな

- **S ：S**top convulsion
  ⇒痙攣は原因検索よりもまず痙攣を止めることが先決
- **Ch：Ch**eck EEG
  ⇒痙攣は再発する．脳波検査をチェックして治療の必要性を検討し，再発防止の管理・指導を行うまでが治療のノルマと知れ

問題解決型ケーススタディ

症例　ドクターヘリ緊急搬送症例
来院前情報

　救命救急センターの午後4時15分．近隣の救急隊からドクターヘリの要請がかかる．20歳代後半と思われる女性．電車のホームから線路に転落．駅員が救急要請．救急隊接触時の意識レベルはⅢ-300．転落の原因など詳細は不明．ドクターヘリ緊急出動（図1）．

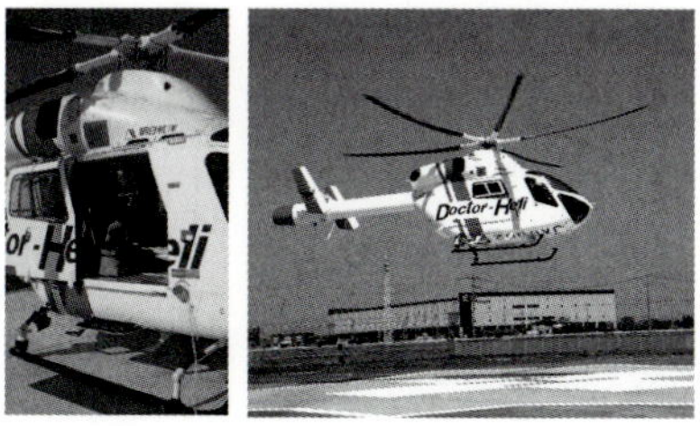

図1　ドクターヘリ出動

　待機する救命センターにもまだ詳細な情報は入らない．
　・プラットホームからどのように転落したのか
　・電車にはねられたのか
　・頭部外傷？　多発外傷？
　フライトドクターからの情報を待ち，待機する．

　午後4時30分．患者と接触したフライトドクターから情報が入る．駅のプラットホームの最前列に並んでいた患者が突然ふらっとしてホームから転落した．停車直前の電車は緊急停止したため，はねられてはいないらしい．痛み刺激と大声で呼びかければかろうじて開眼する程度で，意識レベルはⅡ-30．駆けつけた管轄警察が周囲にいた会社員や駅員から事故状況の事情聴取中だが現時点ではこれ以上の詳細は不明．

　後頭部に打撲痕あり．手足や顔に軽度の擦過傷を認めるものの，全身に明らかな出血性の挫創なし．骨盤動揺なし．四肢自発運動あり．救命救急センター収容決定．

↪ さて，患者さんが搬送されるまで何を考えておこうか

1) 来院までに考えておくべき病態は？

まず，どうして転落したかの状況によっていくつかの可能性が考えられる

①誰かに後ろから突き飛ばされた事件性はないか
- 通常なら当然うっかりホームから落ちるとは考えにくい
- このご時世，何が起こるかわからない
- 警察からの状況報告と合わせて事件性を否定しておく必要はある

②酔っぱらっていないか
- まだ夕方5時前．この時間に酔っぱらっている可能性は低いだろう
- 念のためだが飲酒による転落の可能性も否定しておく必要がある

③何か薬の影響の可能性はないか
- 急性薬物中毒（眠剤・安定剤などの服用，覚醒剤など）
- インフルエンザ治療薬などによる不穏行動の可能性もチェック

④その他，意識障害をきたす可能性のあるさまざまな病態を考える
- 起立性低血圧
- 低血糖
- てんかん発作
- 高熱などの体調不良
- 発作性不整脈
- 自殺企図はないか
- ヒステリアをはじめとする精神疾患　などなど

2) 上記の鑑別のために必要な検査は？

- バイタルチェック（当たり前）
- 心電図
- 心エコー
- 血糖チェック
- 一般血液検査
- トライエージ®
- 妊娠反応（若い女性なので念のため）
- 頭部CT（神経症候によっては可能ならMRIも検討すべきか）
- 超緊急性はないとしてもどこかのタイミングで脳波検査も行うべき

● 来院時症例情報

午後4時45分．救命救急センターに患者さんが搬入されてきた．

「わかりますか？」「…はい…」小声だが開眼したまま返答あり．ややボンヤリした印象があるが，名前・日時・場所などに見当識障害はみられない．ホットライン連絡時よりも意識レベルは明らかに改善し，JCS I-1と考えられる．

救急隊および警察から収集した転落時の情報をまとめると次のようだ．

午後4時05分頃，東上線のホームで患者が電車を待って最前列に並んでいたところ，突然崩れるように倒れ込み，そのまま前のめりにホームから線路に転落．電車はかなりスピートを緩めて停車寸前だったため，急ブレーキで緊急停車し，患者と接触はしていない．周囲の会社員たち数人に引き上げられ，駆けつけた駅員が駅長室に運びソファーに寝かせて，救急要請．警察にも連絡．

搬送中に徐々に意識レベルが改善し，会話が可能となった．免許証などの所持品および本人からの聴取により以下のような患者情報が確定．

○沢△子さん，28歳，女性，外資系証券会社社員．

既往歴：通院中の基礎疾患なし．幼少期に熱性痙攣のエピソードあり．過去に2回（19歳，23歳）交通事故歴がある．事故時の本人の記憶が曖昧で詳細不明．家人が来院したら確認することとした．

生活歴：飲酒習慣なし．喫煙習慣なし．ごく軽度の花粉症はあるが特に治療はしていないとのこと．その他のアレルギーなし．1年前からプロジェクトチームのサブリーダーとなり積極的に仕事に取り組んでいた．勤務はきわめて忙しく，連日残業が続いていた．睡眠時間は平均3〜4時間の生活だったという．本日のエピソードの経過のなかで明らかな痙攣の目撃情報は確認されていない．

以上の情報をもとに初期診療をはじめた．

一般身体所見：意識レベルはJCS Ⅰ-1，血圧118/72 mmHg，体温36.4℃，**胸部所見**：心音正常，心拍数74回/分，不整脈なし，呼吸数24回/分，呼吸音正常，左右差なし，**腹部所見**：聴音正常，圧痛なし，FAST：negative，頭部・顔面に軽度の打撲痕あり，両上下肢に軽度の擦過傷あり，その他出血を伴うような明らかな挫創は認めない．本日のエピソード中，胸痛，悪心・嘔吐，頭痛などの自覚症状はない．これまでに「立ちくらみ」で同様の症状を自覚したことはない．特に風邪症状などの体の不調も自覚もない．

神経学的所見：ホームで電車を待っていたのは覚えているが事故の瞬間のことは覚えていない．四肢運動麻痺なし，感覚障害なし，構音障害なし，脳幹症候なし，小脳症候なし，四肢腱反射は正常で左右差なし，その他明らかな神経学的異常所見なし．

その他初期診療室で行った検査：心電図 心拍数74回/分，整．虚血性変化なし．血糖チェック86 mg/dL，トライエージ® 陰性，妊娠反応 陰性（20歳代女性であるため念のため）

➥ 原因検索の基本はしっかりとした病歴聴取と情報収集から

ここまでの情報と診察所見から，患者来院前に予測していた病態についてどのように考えるべきか検討してみよう．

①誰かに後ろから突き飛ばされた可能性はないか
- 転落時の本人の記憶はないが，周囲にいた人たちから警察が行った情報収集の内容が確認でき，事件性はなさそうであることがわかった

②酔っぱらっていないか
- アルコール飲酒習慣がないことが確認され，今回も全く飲酒していないことがわかった

痙攣

③何か薬の影響の可能性はないか
- 安定剤，眠剤などの服用歴は全くないことが確認され，トライエージ®の結果も陰性で，急性薬物中毒の可能性は低いことがわかった
- ここ数日の体調も問題なく，インフルエンザ治療薬なども服用していないことが確認された

次に可能性のあるさまざまな病態を考えてみよう．

④鑑別すべき病態
- 起立性低血圧：来院時血圧が118/72 mmHgと安定．また，これまでに「立ちくらみ」のエピソードはないということから，起立性低血圧に伴う意識消失発作の可能性は比較的少ないのではないかと考えられる
- 低血糖：来院時デキスターでチェックしたBSが86 mg/dLと安定していることから，低血糖発作の可能性は否定的と考えられる
- 高熱などの体調不良：風邪症状などの体の不調は自覚していないとのこと
- 発作性不整脈：12誘導心電図では明らかな不整脈は確認されていない．Holter心電図にて精査することも検討する余地はあるが，意識消失をきたすほどの発作性不整脈は現時点では可能性は低いと考えられる
- 自殺企図はないか：チームリーダーとして積極的に仕事に取り組んでいたとのことであり，多忙を苦に自殺をはかったとは考えにくい
- ヒステリアをはじめとする精神疾患：仕事に対して前向きな姿勢である様子が伺え，積極的にメンタルな問題が原因と考える状況ではないと考えられる

つまりここまででは，「意識障害→転落事故」の原因と考えられる明らかな異常所見はまだみつかっていない，ということだ．

経過1 追加検査結果

午後5時00分．患者の意識レベルもバイタルサインも安定しているため，少し落ち着いて追加検査の結果を確認する．

一般血液検査：Hb12.5 mg/dL，その他，脱水を含め明らかな異常所見なし
胸部X線：心肥大なし，肺炎所見なし，胸水貯留所見なし，気胸なし，その他明らかな異常所見なし
腹部X線：腸管ガス像軽度あり，その他は明らかな異常所見なし
頭部CT：外傷性くも膜下出血なし，脳内出血なし，脳挫傷なし，頭蓋骨骨折なし，その他明らかな脳器質的異常所見なし
心エコー：壁運動良好，EF 76％，弁膜疾患を示唆する異常所見なし
頸部血管エコー：動脈硬化所見なし，血管狭窄なし

↳ 原因に辿り着くための整理

血液検査では特に貧血も脱水も認めず，意識消失に結びつくその他の異常所見も認

めなかった．胸部X線，心エコーも異常なく，心疾患も考えにくいといえよう．頭部CT検査上も脳器質的疾患は認められなかった．

意識障害の原因として，いくつもの病態が否定的となったこの時点で，さらに考えるべき病態は何か．これまでの病歴聴取や情報をしっかりと整理すれば，自ずと浮かんでくるだろう．

①軽度の頭部打撲痕はあるが，転落時の記憶がない理由を脳震盪と決めつけてよいか
②意識レベルが30分程で3桁からほぼクリアまで改善している
③過去2回の交通事故の際の事故の記憶がない
④熱性痙攣の既往
⑤ここまでの検査で器質的疾患・病態が見当たらない

経過2　患者家族の到着

「やはり脳波検査をした方がいいなあ」と考えていたとき，看護師から「患者さんのご家族が到着しました．お姉さんだそうです」との連絡が入った．

もちろんここまでの検査結果で明らかな異常がないことを説明することはできるわけだが，夕方5時という時間を考慮したうえで，担当ドクターは手際の良い行動に出た．

生理機能検査室に大至急院内PHSで連絡し検査技師に尋ねた．「もう5時だけど，これから急いで脳波検査を1件頼めますか？」「いいですよ．すぐに検査室に上がってきてもらえればこれから検査できます」と有り難い返答だった．急いで電子カルテに脳波のオーダーを入れ，患者を脳波検査室に連れて行ってもらうよう頼んだ後，患者の家族にここまでの病状説明を行った．

「転落事故によるケガは擦過傷程度でした．これまでの検査ではっきりした異常は見つかっていません．意識も戻り，現時点では病状は落ち着いています．意識がなくなった原因をいろいろ調べましたが，ここまでの検査では異常がありませんでした．異常がなかったのは悪いことではありませんが，今後また意識がなくなる発作を起こさないようにさらに原因を調べなくてはなりません．てんかん発作の可能性も考え，現在脳波検査を行っています．後ほど結果をご説明します」

経過3　脳波検査室にて

ご家族に再び待機していただくように説明し，脳波検査室に向かった．生理機能検査室では脳波検査が順調に始まっていた．安静時の脳波に次のような所見がみられた（図2）．

「やはり転落の原因はてんかん発作の可能性が高いなあ．今回は大きなケガはなさそうだが，あとで本人とご家族に今後十分に注意しなければならないことをしっかり話そう」担当医はそうつぶやいた．そのとき，脳波検査室の中にいる検査技師が大声をあげた．「先生，痙攣が始まりました！」

急いで脳波検査室に入ると，患者が全身性痙攣を起こしていた．そのときの脳波所見はこれだ（図3）．

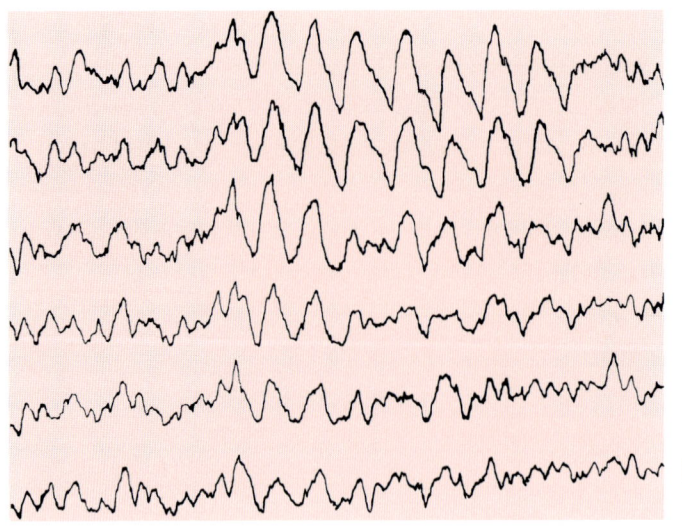

図2 脳波所見：slow wave train

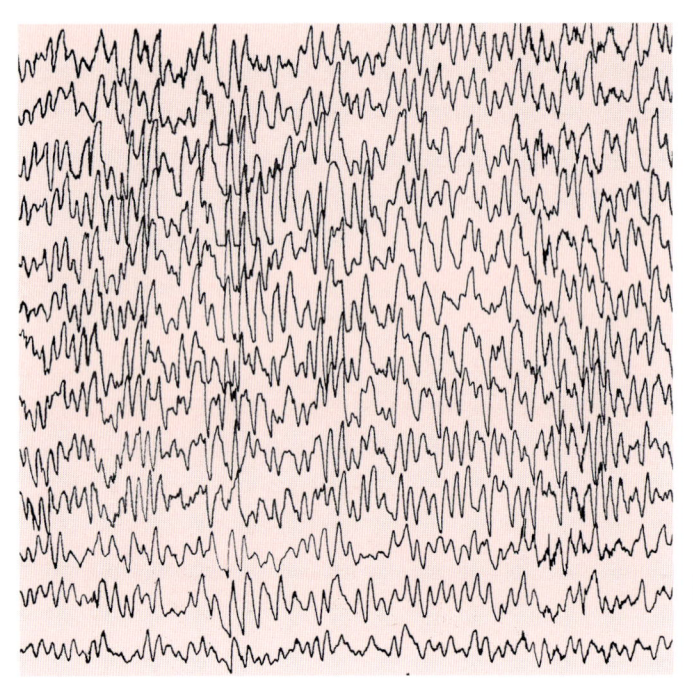

図3 脳波所見：spike and wave, sharp wave, slow wave

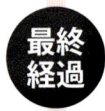

最終経過

治療経過

「口の中に何か詰まったりしてないね？」と検査技師に確認しながら，院内PHSで仲間の医師に連絡し，スタッフ何人かに急いで脳波検査室に来てもらうよう頼んだ．「口の中は大丈夫です」と検査技師の返答があった．

患者の全身性痙攣は持続している．ERスタッフ数名がすぐに駆けつけてくれた．

「挿管の準備をしておいてね」と声を掛けると，間髪入れずに「いつでも大丈夫です」と看護師から返答があった．

まずは常套手段，「セルシン® 5 mg 静注」と指示する．しかし痙攣は止まらない．「もう一度，セルシン® 5 mg 静注．呼吸も確認しながらね」落ち着いて指示を出す．

患者の下顎を挙上し，気道確保．酸素化は SpO_2 100 %と良好．「今のうちにER外来に移動しよう」スタッフ全員で大至急ストレッチャーで処置室に移動した．移動時間は2分足らず． SpO_2 100 %を維持．

セルシン® 2回目のIV後も痙攣が治まらず無効と判断し，次の手順に進む．「ミダゾラム（MDL）半筒（1/2 A）とエスラックス®をIVして，挿管しよう」．IV後，素早く挿管．

痙攣はやや沈静化傾向とも見受けられるがまだ持続している．ミダゾラムの残りの半量をIVするよう指示．2分後，痙攣は明らかに沈静化してきた．一段落したところで，集まってくれたスタッフと「てんかんで意識がなくなってホームから転落した可能性も十分あるね．本人とご家族にちゃんと説明して，退院後も外来でコントロールする必要があることをきちんと理解してもらわないと，また同じようなことが起こるかもしれないからね」と言葉を交わし，しばらく慎重に経過観察するよう指示して，家族が待機する説明室に向かった．

教訓

①痙攣が確認されていなくてもEpilepsyの可能性を思い浮かべる
②意識障害患者では，できるだけ脳波をとるように心掛ける
③救急医である以上，脳波を読めるドクターになろう

解説：てんかん診療のポイントとピットフォール

1 見過ごされがちな「痙攣のないてんかん」

救急医療の現場において，意識障害の原因として痙攣・てんかんを診療することは多い．しかし必ずしも，わかりやすい全身性痙攣を伴っているとは限らない．むしろ痙攣を伴わないケース（epilepsy without convulsion, non convulsion seizure）にもしばしば遭遇する．本症例のように，はじめは痙攣が確認されておらず，診断・治療経過のなかで，その他の意識障害をきたす病態が順に除外され，てんかんの可能性が強くなってくることもしばしばである．まずは，意識障害の鑑別に「明らかな痙攣を伴わないてんかん」の可能性をリストアップする習慣を確実に身につけよう．

> **One More Experience**
>
> **「搬送中に意識レベルが改善」はてんかんの可能性あり**
>
> 　ホットラインのファーストコールで得られた救急隊からの情報で意識レベルが3桁（もしくは2桁）であったのに，救急外来搬入時には意識レベルが明らかに改善しているケースでは，てんかん発作である可能性が比較的高い．痙攣が確認されていなくても，「Epi（エピ）かも」と思いついて診療を始める必要がある．

> **One More Experience**
>
> **「重症感のない意識障害の遷延」はてんかんの可能性あり**
>
> 　経験的な感覚になるかもしれないが，臨床の現場ではしばしば「意識レベルが低下してはいるが，なんとなく重症感がないなあ」と思うことがある．これは「てんかんを疑う大切な印象」といえる．てんかん発作後，意識障害だけがしばらく残存（遷延）している時期に感じられる"臨床の勘"も養おう．

2 てんかん治療手順の確認

　てんかんは「まず痙攣を止める」

　痙攣が5分以上持続するケースや頻回に発作をくり返すケースでは特に迅速な対応が要求される[1]．てんかんの病態・分類や，脳波検査の読影のポイント等についての詳細は別稿[2〜4]に譲るが，治療手順のポイントを確認しておく．

◇てんかん重積発作に対する治療手順のポイント

①気管挿管・人工呼吸器の準備
　・救急搬送が決まった時点で当然準備しておく
②気道確保
　・下顎挙上，エアウエイ，アンビューバッグなど基本を実行するのみ
③DZP 5 mgをIV
　・本邦の第1選択薬はDZP（ジアゼパム：セルシン®，ホリゾン®など）である
④DZP同量をIV
　・③で痙攣が止まらなければDZP同量を3回まで追加投与とされるが，実際には2回で無効なら先へ進んでもよい
⑤MDL 1/2 AをIV
　・さらに痙攣が持続する場合，教科書的にはPHT（フェニトイン：アレビアチン®）だが，効果発現に15分程度を要し，心室細動・血圧低下などの重大な副作用を有するため，MDL（ミダゾラム）を第2選択薬とする
　※MDL 1A（10 mg，2 mL）を総量10 mLに希釈し，まず半量をIVする

⑥MDL 1/2 Aを追加でIV
　・2分後，痙攣が持続していれば残りの半量をIVする
⑦MDLを最大4回（MDL総量20 mg）までくり返す
⑧痙攣が安定したら，PHTの点滴静注や経口薬・坐剤などの維持療法を行う
⑨脳波検査をオーダーする
⑩脳波を読影し，今後の治療方針を指示する

3 潜在的なてんかんの多さに注目

　てんかん重積発作の有病率は，人口10万人当たり5〜20人とされるが[5, 6]，てんかん発作の既往がなくても脳波検査上てんかん所見を認める例は予想以上に多く，潜在的な有病率は推計以上に高いと考えられる[7]．運転中や作業中の意識障害によるアクシデントの直前に，実はてんかん発作が原因となっているというケースは決して少なくない[8, 9]．

One More Experience

てんかんの可能性に気付いていれば防げたかもしれない事故

　先日交通事故で重傷を負いドクターヘリで搬送され患者は，過去にも4回の交通事故歴があり，いずれも事故直前からの記憶が全くないという．今回の入院で行った脳波検査においててんかんの所見が認められた（図4）．過去4回の交通事故の診療の際に，「てんかんの可能性」を思い浮かべる必要があったのではないだろうか．

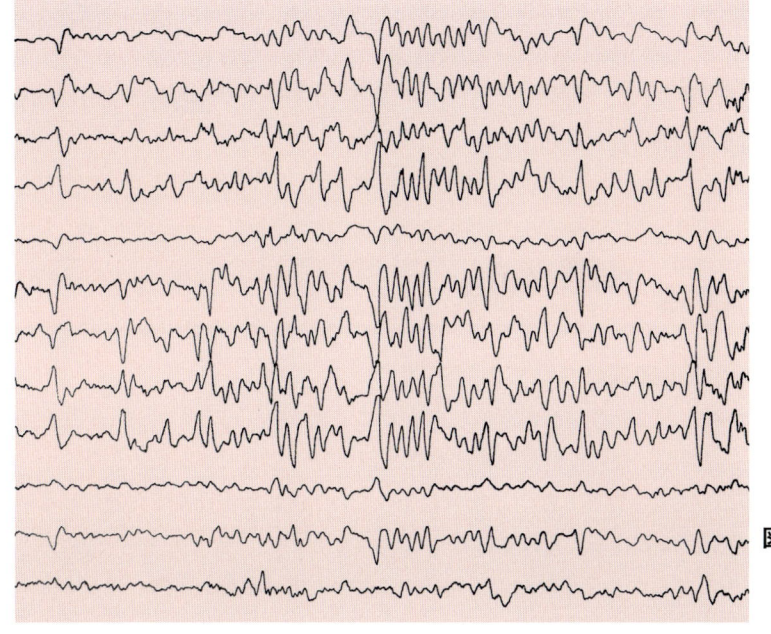

図4　脳波所見：sharp wave, slow wave

4 救急外来とはいえ脳波検査はやはり必要

　救急診療における検査として脳波検査が有用かどうかという議論についてはさまざまな意見がある．救急外来で一刻も早く行うべきだということではないが，病態としててんかんを疑うか，あるいはてんかんを除外しなければならないのであれば，疾患の有無を確認する検査を選択するのは臨床医として当然のことである．救急外来とはいえ意識レベルが少し落ち着いたら，可能な限り積極的に脳波検査を行う努力をする（脳波検査のオーダーを入れる）のが望ましいといえるだろう．

One More Experience
脳波読影は「食わず嫌い」にならないように

　救急診療の現場で脳波検査がやや敬遠されがちな傾向にあることの大きな理由として，検査に1時間以上かかること，脳波の読影を積極的に自信をもって行う医師が少ないことなど，実務的な問題点が少なからず影響していると考えられる．「食わず嫌い」になる前に，1,500円の脳波計を胸ポケットに入れ，少しでも脳波に触れる機会を増やす努力を心掛けよう．

One More Experience
「止まらない痙攣」はどうするか

　「なかなか止まらない痙攣」でも，「何とかして止める」必要がある．
　痙攣は，ジアゼパムだけで治まるケースも少なくないが，無効の場合はミダゾラムを投与する．それでも痙攣が持続する場合には，バルビタール剤静注療法を行う．即効性のある強力な痙攣治療薬であるが，血圧低下・呼吸抑制を伴うため，循環管理・呼吸管理・脳波モニタリングなど，十分な全身管理下で行う必要がある．その他，フェニトイン静注，リドカイン持続静注，フェノバール大量療法などがある．

Pros & Cons　賛成論　反対論

❖てんかん患者と車の運転についての対応は

　最近，てんかんをもつ患者が車を運転して重大な交通事故を起こすケースが社会問題にもなっている．この問題についての対立する意見（言い分）を集約するとこうなる．
　「てんかんがあっても，運転しないと仕事にならない．運転禁止なんて冗談じゃない．収入がなくなったら生活はどうしてくれるんだ」
　「運転中に，もしてんかん発作が起こったら，罪もない歩行者をなぎ倒してしまうこともあり得る．社会的にも自粛するべきだ」
　どちらの意見も，立場を考えれば至って正論である．では実際にはどのように対応してい

るのか，実際の外来で行う臨床的指示の要点を示す．
　①てんかん発作が起こり，脳波異常が確認されたら内服加療にて外来通院
　②最終てんかん発作から2年間は運転禁止
　③2年間発作がなく，脳波検査で異常がみられなくなれば改めて運転許可
　この説明を，外来主治医として患者および家族に納得して受け入れてもらうには，かなり気合いの入った外来説明能力が要求される．実践している先輩の外来をのぞかせてもらい，説得力のある「外来話術」を盗もう．

文献・参考図書

1) 稲葉英夫, 野田透：痙攣重積 Status epilepticus. 救急医学, 33：87-90, 2009
　↑痙攣重積発作に対する処置方法などを解説．

2) 清田和也：痙攣．「救急医療パーフェクトマニュアル 改訂版」（森脇龍太郎，輿水健治 編），pp.140-145, 羊土社, 2009
　↑痙攣の病態や分類などを全般的に解説．

3) 鬼頭 昇：けいれん．「救急診断ガイド」（中野 哲 監, 山口晃弘 ほか 編），pp.53-62, 現代医療社, 2001
　↑痙攣の病態などをわかりやすく解説．

4) 輿水健治：抗痙攣薬 重積発作を何としても止める方法は？ 救急医学, 32：825-829, 2008
　↑抗痙攣薬の使い方について実践的にわかりやすく解説．

5) Coeytaux, A., et al.：Incidence of status epilepticus in French-speaking Switzerland (EPISTAR). Neurology, 55：693-697, 2000
　↑海外における痙攣の実態報告．

6) DeLorenzo, R. J., et al.：Epidemiology of status epilepticus. J Clin Neurophysiol, 12：316-325, 1995
　↑てんかんの疫学を解説．

7) 「やさしいてんかん学」（山内俊雄 著），日本醫事新報社, 1993
　↑てんかんの基礎を簡潔に解説．

8) 大貫 学：運転中のてんかん発作についての臨床的検討．日本健康医学会雑誌, 18（3）：126-127, 2009
　↑実際に運転中にてんかん発作が生じた実例を報告．

9) 大貫 学：痙攣・てんかん．救急医学, 33：1101-1104, 2009
　↑脳波検査の重要性・有用性について脳波読影所見を含めて解説．

第2章 【ケーススタディ】原因疾患への対応とコーマ・ルール

15 さん 酸素
低酸素症

前田重信

Point

- 細胞がうまく酸素を使えない状態では生きていけない！
- 低酸素は組織に酸素を十分配分できない状態である！
- 低酸素脳症はいつも低酸素とは限らず病歴聴取が重要！
- いつも SpO_2 が当てになるとは限らないことを理解するべし！

■はじめに

　人間が生きていくためには酸素はなくてはならないものだが，いつもはいわゆる空気みたいな存在である．なくてはならない酸素が生命活動でうまく使えないといろいろ支障が出る．低酸素は組織に酸素を十分に分配できない状態と定義される．組織の酸素量は CaO_2（arterial oxygen content：動脈血酸素含量）と血流で決まる．

　$CaO_2 = 0.0031 \times PaO_2 + 1.38 \times Hb \times SaO_2$

　組織の低酸素は①低拍出状態，②CaO_2 で決まる．
　つまり低拍出状態，低 PaO_2，低 Hb，低 SaO_2 のいずれでも起こりうる．
　また低酸素は $PaO_2 < 60$ mmHg で定義される．
　極端な例をあげると工場のタンクの中などの低酸素環境，エベレストのような低圧の環境でも起こりうる．
　低酸素は下記の5つの原因の組み合わせで起こる．つまり低酸素症を引き起こすさまざまな疾患は下記の組み合わせで説明できる．

　　a：低換気　b：右左シャント　c：換気血流不均衡　d：拡散障害　e：低酸素濃度

Coma Rule

・どこにでもあると思うな酸素！
・COPD，CO_2 ナルコーシスばかり考えて低酸素で死なすな！
・いつでも頼りになると思うな SpO_2 ！
・疑わないと見逃すCO中毒

問題解決型ケーススタディ

◆症例1

症例 ホットラインから救急隊到着まで

7時30分に当直で一睡もできず朝もうろうとするなかホットラインが鳴った．
84歳男性，慢性閉塞性肺疾患（COPD）で貴院かかりつけ．在宅酸素療法（HOT）を受けていた．1週間前から感冒様症状があり家族が朝7時に食事のために起こしに行くと意識がないため救急要請．とのことであった．

➡ 何を準備するか？

研修医Hが搬送患者の意識がないため意識障害のごろ合わせ AIUEOTIPS を念頭に下記を準備することとした．
・サチュレーションモニタと酸素
・血圧計と心電図モニタ
・低血糖の鑑別のためデキスター
・体温計
・頭部CTの準備

救急車内バイタル

意識 JCS3 ケタ，呼吸 頻呼吸，血圧 180/110 mmHg，脈 120回/分 不整，SpO_2 78％（room air），体温 37.8℃
麻痺はないとのことであった．坐位でリザーバー酸素マスク10Lで搬送してきた．
酸素投与で SpO_2 が85％まで上がったとのことであった．

➡ 初期対応

研修医Hはすぐさま救急隊にCOPDには大量酸素はだめだと文句をつけ，すぐさま鼻カニューレに変えた．

来院時所見

病歴：1週間前から感冒様症状が出現しており，先行する上気道感染症が考えられる．たばこ1日40本50年間で10年前より当院呼吸器内科でHOTを導入し現在はかかりつけ医に通院．HOTはSpO$_2$が90〜92％になるようにコントロールされていた．喘息アレルギーはなし

身体所見：血圧170/100 mmHg，脈拍120回/分 不整，呼吸数35回/分，体温37.8℃，SpO$_2$：75％
GCS（E2V2M5）で全身チアノーゼ，冷汗あり，全身浮腫なし，痩せ型で胸鎖乳突筋など呼吸補助筋の肥大とそれを使った呼吸がみられ，頸動脈怒張はなく，両側呼吸音低下，両側喘鳴，呼気の延長，バチ指を認めた

検査：動脈血液ガス分析：pH 7.22，PaO$_2$ 50 mmHg，PaCO$_2$ 60 mmHg，HCO$_3$ 24 mEq/L，BE −6.0 mEq/L

心電図：ST変化なし，心房細動あり

胸部X線写真：両側肺気腫だが明らかな肺炎像なし，気胸なし，心拡大を認める

簡易血糖測定：120 mg/dL

↳初期対応

朝8：30に上級医Mがハリセンは持ってなかったものの参上し，研修医Hから事情を聴いた．COPDでCO$_2$ナルコーシスを恐れ，鼻カニューレ2Lで戦っていた研修医Hをねぎらい，SpO$_2$ 70％台では患者が助からないと説明した．

指導医による気道確保，マスクで補助換気をしながらSpO$_2$が90％を目標に酸素投与した．すると患者の意識が徐々に戻ってきた．

最終診断：COPD急性増悪による低酸素症

教訓

- 高炭酸ガスでは死なないが酸素がなければ死ぬ
- SpO$_2$ 90％，PaO$_2$ 60 mmHgを目安に酸素投与

◆症例2

症例 来院時の所見

94歳意識障害

年末年始休暇目前の日，2次病院からの転院搬送依頼があった．家族が高次病院を希望しているためという理由であった．

来院時：意識GCS3，自発呼吸なし，血圧90/60 mmHg，脈拍40回/分，SpO$_2$ 100％（100％酸素），体温37.2℃
血液ガス分析：軽度代謝性アシドーシス以外に酸素化良好
心電図：下壁梗塞を疑う心電波形
頭部CT：明らかな出血なし
家族からの話：急に吐き気がする胸が悪いといったため横になっていたところ，10分程経って見に行くと意識がなくなり息をしていないように見えたので心臓マッサージをしたという．家族は2次病院医師より高次病院を勧められたと話している．
転院のときの救命隊は情報がなく2次病院に搬送した救急隊から聴取した情報によると，救急隊が到着のころには自発呼吸と心拍があったが意識はなかった．

↳ 蘇生後脳症（脳障害）

　低酸素脳症に蘇生処置が加えられると低酸素状態ではなくなる．また頭部CTでも早期には異常所見がないこともある．

　来院時酸素化されている場合，低酸素がないため低酸素脳症がはっきり診断つかない場合がある．しかし低酸素脳症は機能予後がきわめて悪く，診断がついても治療がないことが多い

　また，蘇生後脳症（低酸素脳症）であればACLS2010でも推奨（classⅠ）されているように院外心肺停止Vf症例において蘇生後32〜34℃の低体温療法を12〜24時間施行することを勧める．

　蘇生後脳症治療は"32から34℃→24時間"
最終診断：低酸素脳症後の脳障害（蘇生後脳症）

教訓

- 低酸素脳症はいつも低酸素とは限らない．しっかり事情聴取
- 蘇生後脳症には低体温療法

◆症例3

症例　来院時の所見

60歳の隠居一人暮らし
年末年始で家族が訪れたところ居間で横たわり意識がないところを発見し119番通報した．
来院時バイタル：血圧101/72 mmHg，脈53回/分 整，呼吸数14回/分，体温34.5℃，SpO$_2$：99％

今年1年目の研修医Mはまずは意識が悪いことから低血糖，低酸素，低循環を考え診療を始めた．しかし，意識レベル以外にやや低体温はあるがバイタルは安定，血糖は90 mg/dLで異常なし．そのため，ルート確保，モニタ装着，心電図，心エコー，胸部X線，頭部CTなどを終え原因がわからず加温しながら上級医にコンサルトしてきた．
　ここで救急隊に発見時の状況を，また家族に最近の状況を尋ねた．
救急隊より：部屋の状況：古い石油ストーブがあったが既に消えていた．部屋の温度は10℃前後
家族より：昨日朝電話で会話したところ異常はなかったが，最近めっきり寒くなり家に閉じこもることが多いと話していた．

➡初期対応

　上級医Hは救急隊，家族から上記を聴きだし酸素リザーバーマスクで15 Lを投与，血液分析を始めた．
　研修医MはSpO$_2$ 100 %でなぜ酸素投与するのかと質問したところ，血液ガス分析でcarboxyhemoglobin（CO-Hb）の結果を35 %だとみせられた．
　その後，高気圧酸素治療（HBOT）を施行し救命救急病棟入院となった．
最終診断：CO中毒による低酸素症

教訓

- 疑わないと見逃すCO中毒
- 低酸素いつでも頼るなSpO$_2$
- ガス分析器を購入するときは，CO-Hbが測定できるものを！

解説：CO中毒への対応

1 hyperbaric oxygen therapy（HBOT）の適応 (表1，図)

　HBOTの適応と特に使用を考慮すべき病態を表1に示す．

表1　hyperbaric oxygen therapy（HBOT）の適応

適応	考慮
意識障害	代謝性アシドーシス
意識消失や失神があったとき	心血管系疾患（重篤な不整脈，虚血，梗塞）
昏睡	超高齢者
痙攣	CO-Hb＞25〜40 %
局所の神経学的症状	神経心理学的検査で異常所見
胎児仮死を疑う妊婦	4〜6時間の高流量酸素投与後神経症状が続く

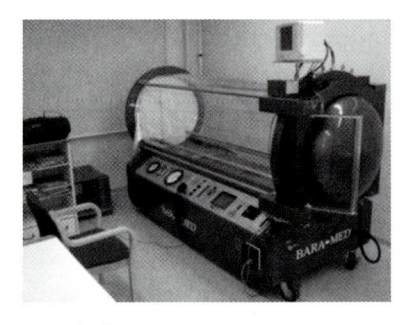

図　当院のHBOTチャンバー

2 SpO_2が頼りにならない状態

低酸素症の診断に役立つSpO_2だが，CO中毒などのように頼りにならない状態もあるので注意が必要だ（表2）．

最近はMASIMO Radical-7™のようにSpO_2，メトヘモグロビン，CO-Hbを同時に測定できるモニタも出てきている．疑ったらCO-Hbを血液ガス分析やMASIMO Radical-7™などで測ってみよう．

表2　SpO_2が頼りにならない状態

SpO_2 ↑	SpO_2 ↓
CO中毒	メトヘモグロビン 異常ヘモグロビン スルホヘモグロビン 色素注入（メチレンブルー，ICGなど）

One More Experience

細胞窒息を起こす硫化水素中毒，シアン化合物中毒

低酸素血症はなく体が呼吸ができない状態に硫化水素中毒やシアン化合物中毒がある．

青酸カリのようなシアン化合物や硫化水素は血液中に酸素があっても細胞窒息といわれ細胞レベルで酸素を利用できないような状態になり細胞の低酸素で死に至る．

テレビドラマなどでよく青酸カリを飲んで一気に死ぬ様子を見ることがあるがシアン化合物やノックダウンガスといわれる硫化水素ガスは一気に細胞窒息に至らしめる．

細胞窒息の機序はミトコンドリア内のチトクロームオキシダーゼのFe^{3+}と結合し酸素を阻害するために起こる．

臨床的にはチアノーゼや低酸素はなく動静脈血ガス分析で説明できない乳酸アシドーシス　SvO_2↑が存在するとき，現場などの情報から硫化水素，シアン化合物中毒が疑えるときに診断する．

治療は拮抗剤投与である．

シアン化合物の治療を示す．

① 硝酸アミル吸入5分ごと5〜6回
　→3％亜硝酸ナトリウム10 mL 5〜15分かけてIV
② ①後10％チオ硫酸ナトリウム 125 mL 10分以上IV

われわれ福井県立病院では硫化水素中毒に備えMAEDA kitと名付けられたものが用意されている（表3）．いったん亜硝酸アミルや亜硝酸ナトリウムで治療し酸素が利用できる形にするわけだが，メトヘモグロビンが作られるためメトヘモグロビン濃度が25％を超えてくるときはメチレンブルーを使用する．

表3　MAEDA Kit：硫化水素中毒セット

- 亜硝酸アミル 1A
  割って吸入 100％酸素と交互に 30秒/分吸入
- 亜硝酸ナトリウム滅菌注射用（3％）
  10 mL/回/5分以上かけて静注
  小児 0.33 mL/kg
- メチレンブルー 100 mL
  1～2 mg/kg/5分以上かけて静注

文献・参考図書

1）Peberdy, M. A., et al. : Part 9: Post-cardiac Arrest Care: 2010 American Herat association Guidelines for Cardiopulmonary Resuscitation and emergency Cardiovascular Care. Circulation, 122 : S768-786, 2010
  ↑ACLS 2010のガイドラインであります．蘇生後脳症に対する低体温療法について記載されています．一読してください．

2）Shannon, M. W. et al. : Chapter 87 - Carbon Monoxide Poisoning. In : Haddad and Winchester's Clinical Management of Poisoning and Drug Overdose, 4th ed., Saunders, 2007
  ↑CO中毒についての戦い方が記載されている文献です．

Column

弁慶の立ち往生はあり得るか？

堤　晴彦

　義経の忠実な家来であり，武術にたけていた武蔵坊弁慶．その最期は，衣川の合戦で，数本の矢を全身に受けながら，立ったまま死んでいったと言われており，「弁慶の立ち往生」として後世に語り継がれています．ここで，質問です．本当に立ったまま死ぬということが，あり得るのでしょうか？

　あるホームページ上には「弁慶が何人もの人間と戦って，筋肉内に疲労物質の量が増えているとき，矢が刺さるという強い刺激が与えられると，全身の筋肉が瞬間的に痙攣し，強く固まることはありえる．つまり，死んですぐに死後硬直が起こり，立った状態のままだったよう．いかにも，弁慶らしい最期だったわけだが，これは稀にしか起こら ないことだそうだ．」と書かれている．

　しかしながら，上記の説明は医学的にはかなり無理があるように思えます．私はむしろ，矢が頸（延髄から上位頸髄）に刺さって，除脳硬直姿勢をとったためではないかと推察しております．さらに，別な文献によりますと「大薙刀（なぎなた）を杖にして立ったまま死んだ」という記載もあることから，「除脳硬直姿勢＋杖による支え」によって，立ち往生が実現したと考える方が自然ではないでしょうか？

　弁慶の最後の姿を素直に評価してあげればよいだけの話なのに，医学的知識がそれを邪魔するんです…．イヤな性格ですね…．

第2章 【ケーススタディ】原因疾患への対応とコーマ・ルール

16 そ 卒中
脳卒中（脳血管障害）

本多英喜

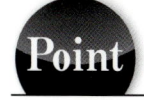

Point

- 急性期脳卒中（＝ stroke）の診療では，虚血性なのか出血性なのかを迅速に鑑別する
- 診断や治療に時間的制約がある脳血管障害を見逃さない
  （超急性期血栓溶解療法の適応がある発症3時間以内の虚血性脳血管障害）
- 緊急の外科的治療が必要な脳血管障害を認識しておく
  （破裂脳動脈瘤によるくも膜下出血，頭蓋内圧亢進を合併しやすいテント下病変など）
- ERにおける急性期脳卒中の診療目標は，臨床病型の鑑別と脳障害の進行を防ぎながら，迅速に専門治療に繋げることである

■ はじめに

　本書のキーワードは「意識障害」である．意識障害を主症状とした脳血管障害患者の診療で最も大事なことは何であろうか？ その答えは，「治療できる脳血管障害を見つけ出す」ということである．昨今のマニュアルでみられる傾向として「怖い疾患を除外して…」といった記載がみられるが，本項で強調したいことは，**脳血管障害は探し出す，見つけ出すといった気持ちで取り組む姿勢が必要**であるということである．意識障害を合併する脳血管障害に関する知識を整理して，実戦向きの思考回路を身につけることを目的とする．

Coma Rule

- 意識障害が主症状である脳血管障害ではJCS＋Tで"JCST"で覚える．
  （Japan Coma Scale（JCS）に関連して覚えると簡単）
  J：日本語（Japanese）
  C：意識状態（Consciousness）
  S：くも膜下出血（SAH）
  T：テント（tent）

問題解決型ケーススタディ

症例 来院前の情報

意識障害を主訴にERへ救急搬送された患者を想定しよう．

症例：推定50〜60歳，男性，主訴：意識障害

・通行人から119番通報
・救急隊現場到着して，患者接触後救急隊員が，ERへホットラインで搬送依頼

16：30頃，市内大通りの歩道を歩いていて，急によろけて電柱に頭をぶつけて倒れたとの目撃情報あり．そのまま起き上がらないので通行人が救急要請したという．現在，呼びかけ反応なく，所持品なく，基礎疾患等も不明との情報．

⇒ **何を思い浮かべる？**

このような限られた情報で，ERにいる研修医はどんなことを考えるだろうか？「こんな少ない情報では何もわからないのに…」とあきらめてはER診療の楽しさは半減してしまう．患者が病院に到着するまでの間，予測し得るさまざまな患者の状況についてディスカッションすることが救急診療の醍醐味である．

研修医：「救急隊は意識障害で名前もわからないと言っていましたよ」，「事前情報がなければ，何も考えられません」

指導医：「意識がなければ，名前もわからないことは当たり前だよ．そのような状況であるならば，確実な情報と不明ではっきりしない情報を明確に区別していくような情報収集が必要だと思うよ」

研修医：「やはりAIUEOTIPSでしょうか？」，「とりあえずCTをとりましょうか？」

指導医：「意識障害では，脳血管障害の有無と，脳血管障害以外の全身性の疾患や代謝性疾患について並列で検討していくことが重要だよ．意識障害では鑑別すべき疾患の数は多いので，患者に病歴聴取もできないので救急隊に聞くことを前もって自分自身で整理しておくといいよ」

⤷ 来院前情報から考えること（指導医からのアドバイス）

① いつ（発症様式），どこで（発生現場はどこ？自宅，屋外など）が基本情報
② 患者がどのような症状を訴えているのかを考える（主訴を再確認する！）．
③ バイタルサインの異常はあるのか？（特に呼吸状態に注意）
④ 得られた情報の発信元とその信頼性を確認する（本人？家族？目撃者？救急隊？）．

● 来院時の状況

救急隊：「患者さんは呼びかけに反応なく，開眼もせずにレベルJCS 3桁です．所持品も全くなく，名前もわかりません」

研修医：「わかりますか！？」,「お名前は！？」
患　者：「・・・・・」やや舌根沈下気味
研修医：「瞳孔をみよう．左右ともに2 mm，対光反射はうーんはっきりわからない」
バイタルサイン：血圧102/60 mmHg, 脈拍数 74回/分, 呼吸数 20回/分, 体温36.0℃
研修医：「意識レベルは3桁ですね．痛み刺激はどうでしょうか？」（前胸部をグリグリ）
指導医：「バイタルサインも身体所見も評価しないままに痛み刺激はよくない！」

⤷視診が重要！ 神経診察をスマートに実施しよう

　　意識障害患者本人からの情報収集は原則的に不可能である．意識がないため，患者本人から病歴聴取ができない，しかも目撃者や家族からの情報が得られない場合にはどうすればいいのだろうか．そのような状況ではすぐに気持ちを切り替えて，さっさと身体診察にとりかかろう．

　　意識障害患者のER診療のポイントは，患者の着衣をすべて脱がせる脱衣である．手際良く，下着まで脱がそう．静脈路確保もショックや生命の危機的状況でなければ，全身脱衣後で十分に間に合う（脱衣後の方が穿刺部位を探しやすいはず！）．

　　身体診察においては，短時間に系統的に行う必要がある．上着から，ズボン，下着まで脱がす脱衣を行うことは，順序よく全身観察をしているのと同じことである．服を脱がせながら失禁の有無や，外傷，打撲痕，皮下出血がないか観察，視診をしっかりと行おう．

　　次に，視診が有用である．麻痺側下肢のわずかな外旋，穿刺時の疼痛刺激に対する逃避の状況など，四肢麻痺に気づくチャンスはたくさんある．脱衣の際に，四肢の筋肉のトーヌスの異常，筋委縮の有無は筋肉を触ることでよくわかる．長期臥床の寝たきり状態であった場合には，大腿四頭筋の委縮が著明である．

⤷意識レベルを評価しよう（意識の質の変化にも注意）

　　意識レベルについては，グラスゴー・コーマ・スケール（GCS）が一般的である．一方で救急隊はジャパン・コーマ・スケール（JCS）で評価することが多い．GCSは，言語や指示動作など高次脳機能を含めて評価できる．患者の自発的な動き，言葉の理解についてどのような反応があるのか注意して観察しよう．

　　意識の質の変容，つまり精神状態の異常をきたす脳血管障害もある．前頭葉の障害では，運動麻痺の合併はみられないが，不穏状態で救急外来を受診する患者もいる．救急隊からの収容依頼で，「わけのわからないことを言っている」という触れこみで受診することもある．事前情報と来院後の情報が異なることも多く，意識障害を主訴にERへやってくる患者は，つべこべ言う前に実際に診た方が早い．

経過　救急外来での経過

●患者が搬入されてから5分経過
依然として呼びかけ反応なし．痙攣はなし．尿失禁を認める．

アルコール臭もなく，頸部硬直もなし．外傷は四肢の擦過傷のみで頭部外傷もなし．血糖値は220 mg/mL，心電図上も不整脈なく，胸部単純X線写真も異常所見なし．血液検査を提出後，頭蓋内病変の評価のためCT検査を予定した．

来院後は呼吸状態の悪化はなく，自発呼吸，バイタルサインも問題なかった．今回の症例で，せん妄状態の患者の診察において，研修医が右上下肢の動きが乏しいことに気づいた．軽度の右片麻痺がありそうだ．患者は開眼しているが視点は定まらず，言葉は発しない．呼びかけ反応には相変わらず反応はないが，意識レベル低下というよりも研修医の指示が全く入らないようである．

指導医：「言語理解が悪いのかもしれませんね．どうやら失語を合併しているのでしょう」

「いきなりCT画像をみるよりも，神経所見から責任病変を予測して，その場所を中心に読影すればわずかな病変も見逃さないよ」

⇨ 何を思い浮かべる？次に必要な検査は？

研修医：「CT検査の結果（図1）では，頭蓋内病変は指摘できませんでした．どうしましょう」

指導医：「CT検査は脳幹部や後頭蓋，小脳病変の評価は困難です．頭蓋内血管の評価も必要でしょう．最終的には，病型診断も行う必要があるので，脳血管も合わせて評価できる，頭部MRIとMRAを実施しよう．現時点では心電図で不整脈がないため，心原性脳塞栓症の可能性は低いと思うけど，病棟入院したら心臓超音波検査も追加した方がいいね」

↳ 脳血管障害では血管系の評価が必要

右半身不全麻痺であれば，優位半球テント上病変を疑い，内頸動脈−中大脳動脈領域の障害を疑う．頭蓋内病変の評価のための検査において，第一選択は頭部X線CTである．CTの実施については異論ないと思うが，その読影に関しては注意が必要である．本項では割愛するが，多忙な救急外来の診療状況では，わずかなSAHの所見を見落とす可能性もあるので，注意深く画像を読影するか，脳神経外科，放射線科医師に読影を依頼することも必要である．

脳血管障害は血管病変が原因で発症するので，脳を灌流する血管の評価が必要である．頸動脈や頭蓋内血管を評価するためにMRAが必要な場合や，くも膜下出血で破

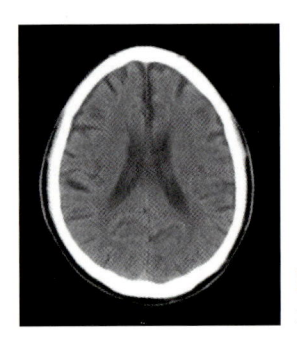

図1 頭部単純X線CT（ER受診時）
左右大脳半球に異常所見はみられない

裂脳動脈瘤が疑われる場合には，造影3D-CTを実施する．また，頸部血管については頸部血管超音波検査も有用である．非侵襲的で，救急外来で短時間に実施可能である．超音波ドプラ検査も用いて内頸動脈系，椎骨動脈系の血行動態を評価する．

最終経過

入院後の経過

アテローム血栓性脳梗塞の診断で入院加療となった（図2）．最終的には運動性失語を含む高次脳機能障害，右上下肢不全麻痺が後遺症で残った．室内歩行，食事自力摂取は可能であったが，日常生活は介助なレベルであった．

最後に残った大きな問題は，本人確認ができないことであった．病院到着時から身元の特定ができず，また，戸籍，住民票をどうするのか，を含め本人を同定するものは一切ないということであった．失語症のため本人からの情報収集も不可能であった．

市役所の住民課や生活保護担当などと，本院のソーシャルワーカーを介して行政側の対応方針について相談を行ったが，本人を特定できなければ公的保険，介護サービス，生活保護の手続き申請ができないとの返答であった．また，今回入院となった患者自身について，捜索願が出されていないのか，何らかの犯罪にかかわっていないのかなど，失踪人から犯罪者に関連したさまざまな事項について調べなくてはならず，また，戸籍を復活させる手続きが必要であった．

本例は稀なケースでもあり一般的対応にも詳しい医師は少ないであろう．また，医療保険制度，介護保険や各種法令に精通しているわけではないので，ソーシャルワーカーなどさまざまな職種の支援を求めることになる．

本人確認において厳重な手順が必要な理由として，二重戸籍取得を避けるという意味がある．最終的には「横須賀　○○」という仮の名前で市民登録を行い，生活保護申請を行い経済面の問題に対処して，公的補助のもと金銭的条件も整えて介護施設へ転院した．

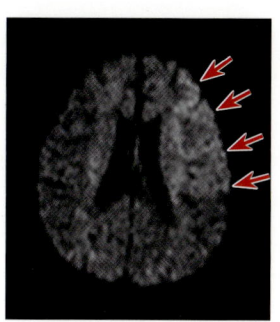

図2　頭部MRI　拡散強調画像
左中大脳分枝領域に高信号を認める

Pros & Cons 賛成論 反対論

❖記憶喪失者の法益の保護について

通常，身元不明者の場合は警察が身元を調べて身内のところで戻すこととなる．しかし，

記憶喪失により過去の状況，本人の身元が全く判明しない場合には，脳血管障害など疾病が原因であれば，生活保護等の公的補助のもと治療を行う．さらには，生活保護を行う各市町村レベルの段階で身元確認の取り扱い，解釈等でスムーズに手続きが進まないこともある．

長期の経過でも記憶が回復しない，あるいは本人から情報が得られず，警察でも捜索願が確認されない，失踪人として届けがない場合，戸籍もないため医療保険，介護保険が受けられない事態となる．今回のように完全に身元をたどる方法がない身元不明者では「**家庭裁判所**に就籍許可申立を行い，仮名での**戸籍**を作ることができる」とされている．その申し立てが認められれば，戸籍謄本と住民票が作成できることとなり，各種公的サービスを受けられるようになる．この制度の主旨は記憶喪失者を対象としたものではなく，乳幼児の捨て子などの身元不明者を救済するための制度であることを補足しておく．

教訓

- 「意識がないの？」あるいは「返事がないの？」⇒ "no response" or "can not speak"
- 運動性失語症あるいは全失語症がありそうだ！⇒「優位半球，テント上病変の有無」
- 意識障害がある患者で，呼吸を含めてバイタルサインが安定していれば対光反射よりも，体表所見や四肢の動きに注目する
- 脳血管障害の原因となる責任血管の部位を推定しよう
- 意識障害をきたす脳血管障害のなかには，事後に高次脳機能障害等で本人の身元が同定できないことも稀に遭遇する！？

解説：脳卒中の管理と脳卒中の分類（NINDS分類-Ⅲ）

1 ERにおける脳卒中の一般的管理

脳血管障害による神経細胞障害は刻一刻と進行していく．中枢神経細胞のダメージを軽減するために時間ロスをなくすことが大切である．救急外来における脳卒中診療では，情報収集や診療行為にかかる時間経過を意識して診療を行うことが必要である．

初期治療は「脳卒中診療ガイドライン2009」あるいは，アメリカ心臓病協会（AHA）が示すガイドライン2010に沿った内容で行う．また，虚血性脳血管障害の超急性期血栓溶解療法は，個々の医療機関の診療体制に従い，治療の機会を逸しないようにする．

❶呼吸：呼吸の確認：見て，聞いて，感じて⇒呼吸抑制がみられるのか？

中枢性の呼吸抑制なのか，舌根沈下による上気道閉塞なのかを判断する．頭蓋内病変による呼吸中枢障害に，舌根沈下による上気道閉塞が加われば，容易に低酸素状態に陥る．低酸素状態が持続する昏睡患者では致命的なものとなる．

過量服薬などが原因の意識障害が原因で生じる舌根沈下による上気道閉塞では，呼吸数の極端な低下や呼吸様式の変化はみられない．一方，脳血管障害では中枢性の呼吸抑制がみられる．

想像してみよう！ 脳底動脈が完全閉塞したら呼吸中枢はどうなるのだろうか？ 障害された呼吸様式の障害のパターンや，呼吸回数の変化から，脳幹障害の高さを推定することが可能である（失調呼吸，Cheyne-Stokes 呼吸など）．脳幹障害（中脳から橋中部）や，両側テント上の広範囲の大脳半球の障害でも，脳全体の灌流低下に伴って呼吸中枢が抑制される．

❷ 血圧：血圧低下による脳灌流障害に注意

低酸素血症，血圧低下や循環血液量減少により脳灌流が低下することで生じる二次的な脳機能障害を防ぐ．脳卒中急性期の降圧療法の降圧目標については，AHAやガイドライン2009の内容に従う．狭窄病変や動脈硬化性変化が著しい場合は過度の降圧は避けるべきである．

❸ 栄養・血糖管理

脳卒中では急性期の高血糖は予後不良因子とされている．ラクナ梗塞以外の脳梗塞では，高血糖は臨床症状を悪化させるため血糖コントロールを行う必要がある．

❹ 合併症対策

脳卒中における主な急性期合併症は，誤嚥による呼吸不全と，消化管出血である．必要に応じてH_2ブロッカーやPPIを投与して，消化管潰瘍の悪化を防ぐ．

2 脳血管障害の分類（NINDS分類-Ⅲ，1990）を知っておこう

脳血管障害の診断が確定すれば，脳卒中の治療においては専門性が要求される．脳神経外科医あるいは神経内科医に申し送り，最善の治療が受けられるようにする．脳血管障害に関する専門的知識については数多くあるが，米国で作成された脳卒中分類（NINDS分類-Ⅲ，1990）は，脳血管障害全体を系統的に分類していて，救急医にとっても役立つ知識である（表）．

> **One More Experience**
>
> **意識障害と失語症は共存するのか？**
>
> 答えは「ノー」である．意識障害が存在する場合，失語症の評価はできない．特に失語症が合併する場合には意識レベルの評価を誤る場合がある．また，失語症の確定診断および分類には，多くの時間を要し，救急外来で正確な判断は困難である．来院後の早い段階で，全失語や発語が乏しい運動失語の合併について評価できればいいだろう．
>
> また，「閉じ込め症候群」といって，中脳レベルの障害で，四肢麻痺，発語も全くみられない特殊な状況をきたす脳血管障害もあり，初診時に昏睡状態と混乱する場合もあり注意する．

表 National Institute of Neurological disorders and Stroke 分類-Ⅲ（NINDS-Ⅲ）

A. asymptomatic（無症候性）
B. focal brain dysfunction（局所脳機能障害） 　1．transient ischemic attack（TIA） 　2．stroke（脳卒中） 　　a. temporal profile 　　　①improving（軽快） 　　　②worsening（悪化） 　　　③stable stroke（不変） 　　b. type of stroke（病型） 　　　①brain hemorrhage（脳出血） 　　　②subarachnoid hemorrhage（SAH：くも膜下出血） 　　　③intracranial hemorrhage from arteriovenous malformation（AVM）（動静脈奇形からの頭蓋内出血） 　　　④brain infarction（脳梗塞） 　　　　❶mechanism（発症機序） 　　　　　1）thrombotic（血栓性） 　　　　　2）embolic（塞栓性） 　　　　　3）hemodynamic（血行力学性） 　　　　❷clinical categories（臨床病型） 　　　　　1）atherothrombotic（アテローム血栓性） 　　　　　2）cardioembolic（心原性塞栓症） 　　　　　3）lacunar（ラクナ梗塞） 　　　　　4）other（その他） 　　　　❸symptoms and signs by site（血管支配部位の徴候・症状） 　　　　　1）internal carotid artery（内頚動脈） 　　　　　2）middle cerebral artery（中大脳動脈） 　　　　　3）anterior cerebral artery（前大脳動脈） 　　　　　4）vertebrobasilar system（椎骨脳底動脈） 　　　　　　a）vertebral artery（椎骨動脈） 　　　　　　b）basilar artery（脳底動脈） 　　　　　　c）posterior cerebral artery（後大脳動脈）
C. vascular dementia（血管性痴呆）
D. hypertensive encephalopathy（高血圧脳症）

文献3より引用

MEMO ❶ 全失語

左大脳半球の**シルビウス裂**周囲の広範に渡る損傷により「聞く」「話す」「読む」「書く」すべての言語機能が重篤に障害される失語．特定の言葉の自動的発話（**残語**，**再帰性発話**）がみられることもある

One More Experience

脳血管障害のコーマ・ルール "JCST"（図3）

　意識障害が主症状である脳卒中におけるコーマ・ルールは，頭の片隅にチェックリストとして覚えておくと，意識がない患者の診察にすみやかにとりかかることができるだろう．

J：日本語（Japanese）：本当に意識がないの？ あるいは返事がないの？
　⇒ポイントは「"no response？" or "can not speak？"」の感覚であろうか？
　「日本語話せますか？ Can you speak Japanese？」と聞くような気持ちで
　⇒少なくとも助詞が入った日本語で返答できれば，重度な言語障害はないと判断可能
　　（「注射針を刺された手が痛い」の "が" など助詞が言えればOK）

C：意識状態（Consciousness）をGCSで評価
　⇒E（開眼）/V（言語）/M（運動）　特にV（言語機能）に着目！

S：くも膜下出血（SAH）では意識障害だけで発症することもある．
　⇒頭痛の合併がないくも膜下出血も存在する！

T：テント（tent）上病変あるいはテント下病変なのか推測しよう！
　⇒小脳テントを境に，重症度や治療方針が異なる
　　（意識障害の病態生理を思い出そう．意識中枢はどこ？）
　　・テント下で意識の中枢はどこ？⇒中脳～橋にある網様体賦活系
　　・テント下を灌流する血管はどこ？⇒脳底動脈閉塞の有無は？
　　・テント上病変でも，両側大脳半球の障害は重症意識障害を引き起こす．

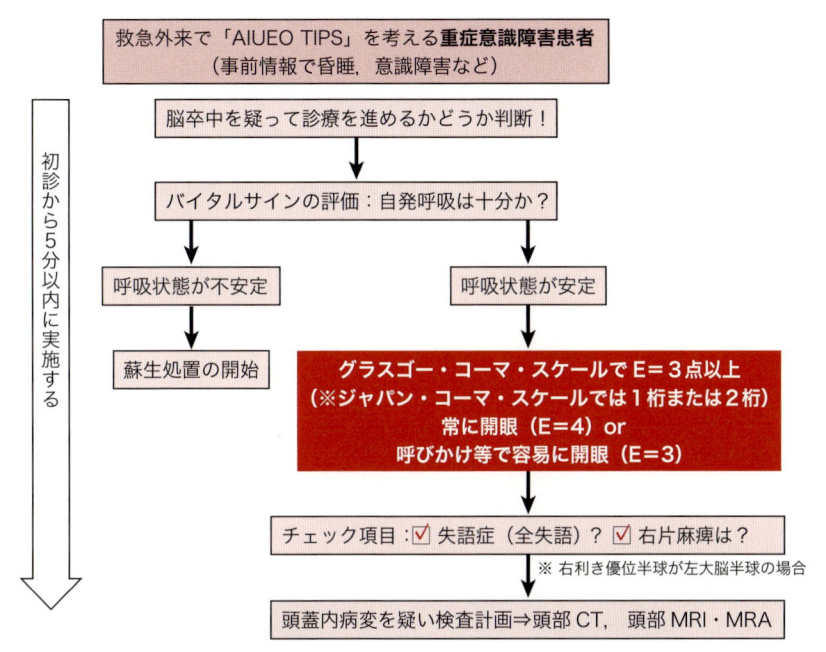

救急外来で「AIUEO TIPS」を考える**重症意識障害患者**
（事前情報で昏睡，意識障害など）

↓

脳卒中を疑って診療を進めるかどうか判断！

↓

バイタルサインの評価：自発呼吸は十分か？

→ 呼吸状態が不安定 → 蘇生処置の開始
→ 呼吸状態が安定

グラスゴー・コーマ・スケールでE＝3点以上
（※ジャパン・コーマ・スケールでは1桁または2桁）
常に開眼（E＝4）or
呼びかけ等で容易に開眼（E＝3）

チェック項目：☑ 失語症（全失語）？　☑ 右片麻痺は？
※右利き優位半球が左大脳半球の場合

頭蓋内病変を疑い検査計画⇒頭部CT，頭部MRI・MRA

（初診から5分以内に実施する）

図3　ERにおける意識障害患者のファーストタッチ脳血管障害版
　　　（脳血管障害を強く疑って初期対応を開始する場合）

One More Experience

瞳孔の評価はスマートに（まずは瞳孔の大きさ，左右差を見てみよう）

　瞳孔の対光反射が消失するときはどんなときであろうか？昏睡状態の患者では，脳幹虚血や脳ヘルニアによる直接圧迫で中脳障害をきたした場合である．重症意識障害（JCS3桁以上，GCS8点以下）では，瞳孔所見は脳幹障害を反映する．脳神経でも末梢レベルの障害，例えば視神経の問題だけであれば意識障害をきたすことはないだろう．脳幹呼吸中枢の障害では呼吸抑制を合併し，頭蓋内亢進では徐脈や血圧上昇もみられる．

　見た目で意識レベルが悪そうだからといって，すぐに対光反射を見ることはスマートではない．昏睡状態でなく，瞳孔散大も見られないのに，いきなりペンライトを当てることは避けるべきである（くも膜下出血患者に対して，強い刺激を与えることは望ましくないという意見もある）．

　瞳孔所見について，まずは左右の瞳孔径を評価しよう．別にペンライトを当てなくても，救急外来の蛍光灯の明かりで十分である．もし，どうしても光を当てたい場合には，眼球の真上からではなく，頭部の外側からゆっくりと光を差し込むような形で当てるとよいだろう．

Pros & Cons 賛成論 反対論

❖意識障害が主症状の脳卒中患者で，抗痙攣薬の予防的投与が必要か？

　脳卒中後の痙攣は，出血性脳卒中，皮質病変，高齢，錯乱状態，広範囲の病変，頭頂側頭葉病変，内科学的合併症が危険因子とも言われている．救急外来を受診時に痙攣発作の合併が見られない場合，抗痙攣薬の投与は悩むことが多いだろう．ガイドライン2009でもエビデンスは明確ではない．

　筆者の施設では，救急外来では，出血性，虚血性問わず抗痙攣薬の予防的投与は実施していない．脳卒中に合併する痙攣を予防するよりも，痙攣発作重積状態へきちんと対応することと，低酸素状態を避けるために気道管理と酸素投与を行うことが重要と考えている．すなわち，痙攣発作を合併したらすみやかに抗痙攣薬を投与し，痙攣発作を止めることを優先して，必要と判断すれば気管挿管を躊躇しないことである．血管拡張作用による急激な血圧低下に対しては十分な輸液を行って脳灌流低下を防ぐ．

文献・参考図書

1) 「脳卒中治療ガイドライン2009」（篠原幸人 ほか 編，脳卒中合同ガイドライン委員会），協和企画，2009
　↑本邦における脳卒中診療の基本方針を示す内容．急性期から慢性期治療まで網羅しており，記載内容も十分．ページレイアウトも読みやすく，エビデンスレベル，引用文献について記載がある．

2) Tintinalli, J. E., et al. : Tintinalli's, Emergency Medicine, 7th ed., McGraw-Hill Professional, 2010
　↑2004年の第6版に引き続き，2010年に第7版が出版された．救急医療におけるバイブル的存在で，救急診療における脳血管障害について基本的内容がまとめてあり，系統的に学ぶことができる．救急医に必須な読み物．

3) Special report from the National Institute of Neurological Disorders and Stroke. Classification of cerebrovascular diseases III. Stroke, 21 (4) : 637-676, 1990　PMID : 2326846

第2章【ケーススタディ】原因疾患への対応とコーマ・ルール

17 脳腫瘍・悪性腫瘍／癌

並木 淳

Point

- 脳腫瘍が突然の意識障害で発症→ **腫瘍内出血**や**急性水頭症**はないか？
- 悪性腫瘍の既往→ 脳転移による**痙攣発作**の可能性は？
- 担がん患者では**低血糖**（特に肝細胞癌），SIADH（特に肺癌）による**低ナトリウム血症**などの代謝性意識障害を見落とすな！（MEMO）

■ はじめに

　無症状あるいは軽微な神経症状しか認めない脳腫瘍が，腫瘍内出血を発症した場合や，急性水頭症をきたしたときは，突然の意識障害で発症し救急搬入される．このような病態では，緊急脳外科手術を要することが少なくない．

Coma Rule

- 脳腫瘍の急性増悪，ダブルSでは緊急手術
  S し：腫瘍内出血
  S す：（急性）水頭症

MEMO ① 担がん患者の代謝性意識障害

- **低血糖**：**肝細胞癌**，間葉系悪性腫瘍（繊維肉腫，横紋筋肉腫など），消化器癌などの膵外性悪性腫瘍により低血糖をきたし，意識障害を呈する場合がある．腫瘍によるグルコースの消費，肝障害による糖産生の低下，インスリン様物質（insulin-like growth factor）の産生が低血糖を引き起こすと考えられている．
- **低ナトリウム血症**：未分化細胞癌，特に**肺癌**において低ナトリウム血症による意

識障害を呈する場合がある．異所性ADH（抗利尿ホルモン）産生腫瘍により，SIADH（抗利尿ホルモン不適合分泌症候群）をきたす．

問題解決型ケーススタディ

症例 救急隊からの受入要請ホットライン

老人ホーム入所中だがADLは自立．最近，頭痛を時折訴えていたが，昨夕までは特に変わりなく生活していた．今朝，ホームの職員が訪室したところ様子がおかしいため救急要請．救急隊到着時には**意識JCS 20**．なお，**既往歴に脳腫瘍**と言われているが，特に治療はしておらず詳細は不明．

↪ 何を思い浮かべる？ 必要な検査は？

就寝中に発症した脳卒中か？ 既往歴の脳腫瘍も何か関係があるかもしれない．意識障害の原因疾患として，**まずは頭蓋内病変，そのほか全身の代謝性疾患も鑑別診断**にあげられる．血糖，採血スクリーニング，12誘導心電図，そして呼吸循環が安定していたら頭部CTはすみやかに行いたい．

来院時所見

80歳の女性．主訴は意識障害．意識JCS 10，GCS E3V3M5，そのほかバイタルサインには明らかな異常なし．室内気でSpO₂ 98％，体温36.5℃．神経学的所見は，瞳孔不同なし，対光反射は両側迅速，明らかな四肢の麻痺はなく，自分で手足を動かしている．身体所見では，項部硬直なし，体表に明らかな外傷なし，るいそうなし，明らかな皮膚の乾燥なし，浮腫なし．胸腹部に視診・聴診・触診上，明らかな異常を認めず．モニター心電図は不整なく，12誘導心電図は正常範囲内．簡易血糖の測定結果は85 mg/dL．

老人ホーム職員から既往歴について聴取したところ，**約10年前に脳腫瘍と診断された**が手術適応なく，老人ホーム入所後は特に通院もしていない．やや目が見え難いが（脳腫瘍と関係あるかは不明），日常生活には支障はなかった．高血圧や便秘に対して，近くの内科医院から処方され内服中とのことである．

↪ 意識障害の原因検索

意識障害のほかには，新たなプロブレムはなさそうである．意識障害の原因として，来院時所見からは**ただちに全身の代謝性疾患を疑わせるものはないが，スクリーニングの採血と動脈血液ガスは提出**しておきたい．自覚症状や病歴が聴取できない意識障害患者では，脳・心疾患を否定することを忘れずに．

神経学的所見としては，**意識のほか瞳孔と四肢麻痺の有無をまずチェック**しておく．新たに発症した神経学的局所症状が認められれば，頭蓋内病変による意識障害の可能性は高い．明らかな神経学的局所症状がみられなければ，意識障害の原因疾患の鑑別診断の一環として**頭部CTを行う**ことになるが，本症例では脳腫瘍の既往歴があるので，頭部CTで脳腫瘍に関する情報を得たい．

経過1 頭部CT

トルコ鞍内から上部に進展する淡いhigh densityのmass（図1，★印）．上方では，第3脳室から側脳室まで達している．一部に石灰化と思われるhigh densityを認めるが，腫瘍内出血を疑わせる所見はない．**両側の側脳室は拡大しており，水頭症の所見**である．

↪ 手術的治療を前提に脳外科コンサルト

緩徐な腫瘍の増大により，側脳室と第3脳室の間のモンロー孔が腫瘍によって閉塞したために，急性水頭症をきたしたと考えられた．**意識障害の原因は，トルコ鞍部腫瘍による閉塞性（非交通性）の急性水頭症と診断された．**

トルコ鞍部腫瘍の精査のためには頭部MRIの適応であるが，今回の意識障害の直接の原因は脳腫瘍ではなく，二次的に生じた急性水頭症である．したがって，意識障害の改善を目的とした検査・治療が優先される．ここでゆっくり脳腫瘍のMRI検査をして，通院中の医院からの脳腫瘍に関する診療情報提供書の入手を待ってから脳外科医をコールするのでは遅い．**緊急手術適応も考慮されるので，手術のために必要な検査や準備を遅滞なく進め，脳外科オンコールを緊急でコールすべき症例である．**

電話でのコンサルトでは，トルコ鞍部腫瘍の所見だけのプレゼンテーションでは，脳外科医に緊急性は伝わらない．「80歳の女性，老人ホーム入所中ですがADLは自立

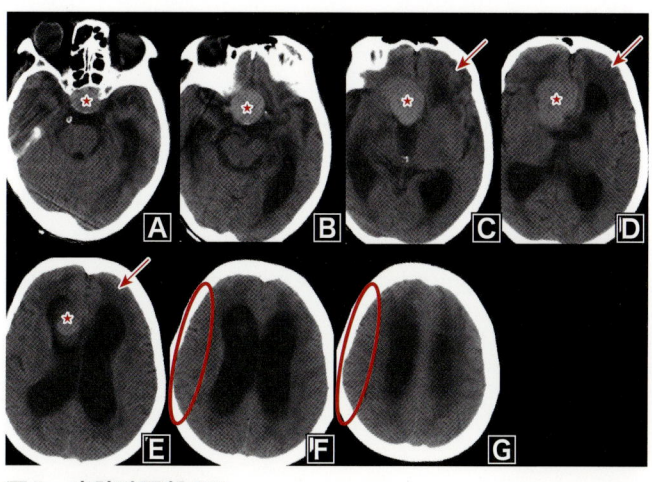

図1　来院時頭部CT

していた方です．今朝，意識障害にて発見され救急搬入されました．来院時の意識はJCS 10，もともと第3脳室の上方まで進展するトルコ鞍部の大きな腫瘍が指摘されていたようですが，緊急で施行した当院のCTでは著明な脳室拡大を認めて水頭症の所見です．おそらく腫瘍によるモンロー孔の閉塞で急性水頭症をきたして意識障害となったと思われます」と言えば，脳外科医はすみやかに来てくれるはずだ．ここで，急性水頭症とアセスメントした根拠となるCT所見を言えるようにしておきたい（One More Experience参照）．

救急外来では急性水頭症の進行による意識レベルの低下に注意し，頻回に患者に声をかけて意識レベルを評価する．急激な意識レベルの低下があれば，気管挿管の適応を考えるとともに，救急外来での緊急穿頭による脳室ドレナージも『想定内』とするべきである．

経過2 脳外科依頼

脳外科オンコールにただちに連絡するとともに，家族に来院するよう老人ホーム職員にお願いした．手術を前提とした採血項目を追加し，胸部および腹部単純X線を撮影した．

高血圧などに対して内服処方を受けている内科医院に既往歴について照会を行い，ファックスでの診療情報提供書を受け取った．**脳腫瘍は10年前に視野障害を主訴に某大学病院を受診し，脳神経外科で頭蓋咽頭腫と診断**されていた．視野検査では両耳側半盲を認めたが，下垂体ホルモンの異常はなく，高齢のため積極的な手術適応はないと判断され，同脳神経外科で経過観察となった．毎年，頭部MRI検査を行っていたが明らかな腫瘍の増大はなく，その数年後に**同脳神経外科の通院は自己中断していた**．

当院の脳外科オンコールは10分後に救急外来に来室した．意識レベルには変化なくJCS 10．脳外科医は診察するとただちに手術室の手配を行った．その時点で手術室の空きはなかったが，閉腹中の外科手術がまもなく終わるため**1時間後に入室，V-Pシャント術の予定**となった．

最終経過 術 後

V-Pシャント後の経過は良好，術翌日には意識は清明となった．頭部CTにて水頭症による脳実質圧迫の所見は改善し（図2，One More Experience参照），以前から悩まされていた頭痛もほとんど消失した．頭蓋咽頭腫に対しては，本人と家族に特に手術希望のないことが改めて確認された．術後7日目には抜糸，以前から認めていた両耳側半盲のほかには明らかな神経学的異常を認めず，入院12日後に軽快退院，入所中の老人ホームに帰所した．

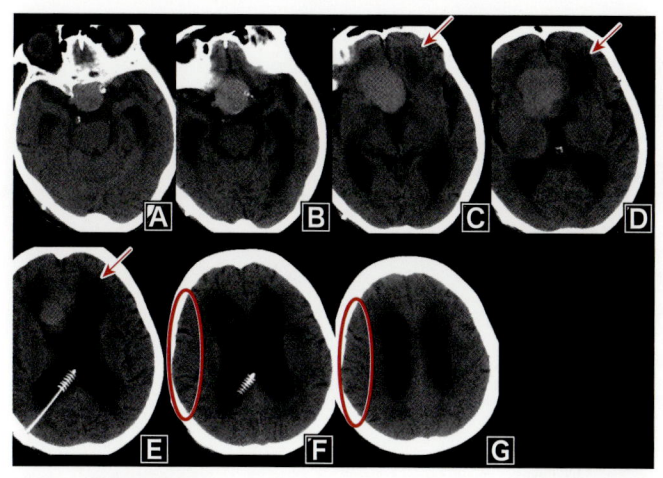

図2　術後頭部CT

解説：脳腫瘍による閉塞性（非交通性）急性水頭症

1 急性水頭症の病態

　続発性の急性水頭症は，脳室内出血（くも膜下出血や高血圧性脳出血の脳室内穿破を含む），頭蓋内占拠性病変（脳腫瘍や高血圧性脳出血など）などにより，モンロー孔や中脳水道などの生理的に細い髄液路が閉塞するか，もしくは圧迫により通過障害をきたすことにより生じる（非交通性水頭症）．**閉塞部位よりも上位の脳室が拡大し，周囲の脳実質を圧迫することによって急速に頭蓋内圧が上昇し**，頭痛や嘔吐などの頭蓋内圧亢進症状から，すみやかに意識障害に進行する場合が多い．本症例では，組織学的には比較的良性の頭蓋咽頭腫が，緩徐に増大しモンロー孔を閉塞した結果，その上流の側脳室が拡大した．

2 急性水頭症の治療

　髄液循環の改善を目的とした治療をただちに行う必要がある．**脳外科手術により，髄液路を閉塞している原因の除去，あるいは貯留している髄液の排除を行う．**手術までの一時的な薬物治療として，マンニトール（マンニットール® 1V＝300 mL）の点滴静注が行われることもあるが，あくまで手術的治療までの"時間稼ぎ"の位置づけと考えてほしい．
　髄液排除の手段としては，側脳室穿刺による脳室ドレナージ術と，皮下に埋め込んだシャントチューブにより側脳室から腹腔内に髄液をドレナージする**V-P（ventriculo-peritoneal）シャント術がある．**腹腔内にドレナージされた髄液は，腹膜から吸収され体循環に戻る．V-Pシャントに用いるシャントチューブシステムは，体外から専用の電磁石によって髄液流出圧の設定・変更が可能な"圧可変式シャントシステム"が主流となっている．シャント術には，このほか側脳室から心房にドレナージするV-A（ventriculo-atrial）シャント，腰椎くも膜下腔

から腹腔にドレナージするL-P（lumbo-peritoneal）シャントがあるが，L-Pシャントは交通性水頭症のみで適応となる．

3 V-Pシャントと脳室ドレナージの適応

　V-Pシャントは，閉塞あるいは感染のリスクがあるため，脳室内出血の急性期や髄膜炎を合併している症例では禁忌と考えてよい．その場合は，まず脳室ドレナージにより脳室内出血の排除や，感染した髄液の排除と抗菌薬治療を行う．その後，髄液路の閉塞が改善せずに持続的な髄液排除が必要であれば，V-Pシャントに移行する．

　脳室ドレナージとV-Pシャントの適応の違いは，一般的には脳室ドレナージが過剰な髄液の排除を目的とした一時的な処置であるのに対し，V-Pシャントは水頭症に対する根本的な治療である．したがって，髄液路を閉塞している原疾患（例えば脳腫瘍）に対する治療が予定されている場合は，まず脳室ドレナージにより急性水頭症に対処しつつ原疾患に対する治療を行い（脳腫瘍の摘出など），髄液循環が改善されれば脳室ドレナージは抜去できる．本症例では，原疾患の頭蓋咽頭腫に対する治療は予定されていなかったため，急性水頭症に対してV-Pシャントが選択された．

One More Experience

高齢者の脳室拡大…脳萎縮か水頭症か？

　図1（V-Pシャント術前CT）と図2（術後CT）を比べると，脳室のサイズには明らかな違いはない．脳萎縮と水頭症による脳室拡大の本質的な違いは，脳萎縮では脳のサイズが縮んでいることによって，脳室が相対的に大きくなっている（すなわち，脳室がそのままの形で大きくなっている）のに対し，水頭症では脳室内の髄液が多すぎるために脳室が"膨らんでいる"（すなわち周りの脳を圧迫している）ことである．

　両者のCT上の所見の違いとしては，

① 脳萎縮では脳溝がはっきりと深く描出されるのに対して，**水頭症では脳の圧迫により脳溝の描出が不良**である．

　　脳溝の所見は，特に高位の大脳半球が写っているスライスで明らかである．図1と図2で側脳室体部が写っている上部の2スライスを比べてみよう（F, G）．高齢者なのに，図1（術前CT）では脳溝がほとんど見えていない．図2（術後CT）では，脳溝の描出がはっきりとしている（楕円で囲んだ部分の脳溝を比較）．

② 脳萎縮では脳室の形に本来の"くびれ"があるのに対して，**水頭症では脳室の形が"丸っこく膨らんで"くる**．

　　脳室の形は，特に側脳室の前角に注目する．呈示した症例では腫瘍のため側脳室前角の形がわかりにくいが，一般的な所見としては，水頭症では中から押されたように，勾玉のような側脳室前角のくびれがなくなってくる．第3脳室よりも下流で閉塞した場合は，第3脳室も左右に膨らんだ"ラグビーボール"のような形状を呈してくる．

水頭症におけるperiventricular lucency（脳室周囲低吸収域）の所見

　水頭症のCT所見として側脳室周囲，特に側脳室前角の前方にlow density areaが認められ，periventricular lucency（PVL）と呼ばれる．これは，水頭症による脳脊髄液の大脳白質への浸み出しを見ているとされている．図1（術前CT）と図2（術後CT）を比べると，側脳室前角の写っているスライス（C～E）で，V-Pシャント後はPVLのlow densityが薄くなっているのがわかる（矢印で示す）．

　ただし，**PVLは脳室周囲のlow densityのCT所見を示す用語であって，水頭症に特異的ではない**ことに注意してほしい．脳萎縮によって脳室拡大を呈している高齢者のCT所見でもPVLを認めることがある．これは，慢性の虚血性変化により，側脳室周囲の大脳白質が，びまん性に淡いlow densityを呈したもので，特に側脳室前角の前方は前大脳動脈領域と中大脳動脈領域の分水嶺（watershed）にあたり虚血性変化が表れやすい領域である．水頭症によるPVLと，慢性脳虚血によるPVLの両者とも，側脳室前角がそのまま脳表に向かって伸びるようにlow density areaが広がり，PVLのCT所見からその原因疾患を鑑別することは難しい．

Pros & Cons 賛成論 反対論

❖ 脳室ドレナージかV-Pシャントか？

　小脳腫瘍の腫瘍内出血により急性水頭症をきたし，意識障害を主訴に救急搬入となった症例（図3）では，次の3通りの治療方針が選択され得る．

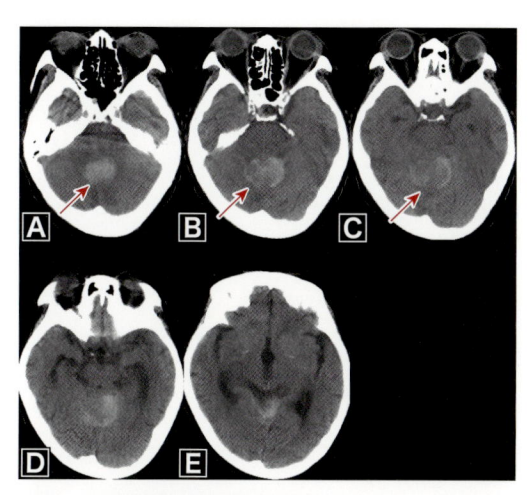

図3　小脳腫瘍の腫瘍内出血
小脳正中部にやや不均一な淡いhigh densityを認める．第4脳室は確認できず，閉塞している所見である（→）．

① 緊急小脳腫瘍摘出術
　② 緊急脳室ドレナージ（救急外来もしくは手術室）に引き続き，小脳腫瘍摘出術
　③ 緊急V-Pシャントを行い，意識障害が改善した後に小脳腫瘍を精査，予定手術で小脳腫瘍摘出術

　意識障害の原因は急性水頭症と腫瘍内出血による脳幹の直接圧迫の両者の可能性がある．腫瘍内出血をきたした小脳腫瘍が急性水頭症の原疾患なので，①により一期的な治療が可能であるが，術後の脳浮腫により髄液路の閉塞が解除されずに水頭症が改善しない懸念がある．②の脳室ドレナージをおいてからの腫瘍摘出が，3通りの治療方針のなかでは最も手堅いが，脳室ドレナージが抜去できない場合はV-Pシャントへの移行を考えなければならない．脳室ドレナージが長期化すると髄膜炎併発のリスクが高まり，いったん髄膜炎を発症すると，髄液所見の改善までV-Pシャントへの移行は延期せざるを得なくなる．では，③のV-Pシャントのみ緊急で行って急性水頭症の改善を図り，腫瘍の精査も行ってから腫瘍摘出に進む方針も考えられる．しかし，腫瘍内出血による脳幹の直接圧迫が意識障害の主因であった場合は，症状の改善は得られない．また，腫瘍摘出術に伴う第4脳室内への出血が側脳室内に逆流して，V-Pシャントを閉塞するリスクもある．

　症例に応じた判断が必要になるが，小脳腫瘍の全摘出が期待できれば，②の治療方針で，術後脳浮腫の改善傾向（第4脳室の開存の確認など）が認められ次第，数日〜1週間以内に脳室ドレナージを抜去したい．小脳腫瘍の手術適応を慎重に判断しなければならない場合（高齢者など）や，部分摘出を予定する場合は，③の治療方針を考慮する．

文献・参考図書

1) 「脳神経外科学 改訂10版」（太田冨雄，松谷雅生 編），金芳堂，2008
　↑脳神経外科学全般の教科書．脳神経外科専門医に要求されるレベルの内容．

2) 「ゼッタイわかる頭部写真の読み方 第3版」（百島祐貴 著），医学教育出版社，2003
　↑各疾患の代表的な頭部CTスキャンとMRIが，簡潔な説明とともに示されている．読み易い内容．

3) 森惟明 ほか：CT上のperiventricular lucency（PVL）．Neurol Med Chir, 20 : 947-955, 1980
　↑水頭症によるPVLと脳萎縮によるPVLについて，CT上の所見の相違について論じた文献．

4) 園原和樹：白質病変と老年症候群．日老医誌，44：322-324, 2007
　↑高齢者の虚血性白質病変（leukoaraiosis, PVLなど）について簡潔に概説した総説．

第3章

【Special Lecture】
さらに視野を広げるために！

第3章 【Special Lecture】さらに視野を広げるために！

1 PCECの目的と実際

横田裕行

Point

- 意識障害を有する傷病者に対する判断や救急活動を体系化・標準化したものがPCECである
- 意識障害の原因は一次性脳病変と二次性脳病変に分類する
- PCECのアルゴリズムは7つのステップで構成されている
- PCECで脳卒中，あるいはその疑いがあると判断された場合にはPSLSのアルゴリズムに移行する

■はじめに

　救急医療の最前線である救急隊による現場活動のなかで，意識障害を伴った傷病者を取り扱う機会は少なくない．そこで医師，看護師，薬剤師だけでなく救急隊員も会員となっている日本臨床救急医学会は，意識障害を呈する傷病者に対するプレホスピタルケアを体系化・標準化するためにPCEC（意識障害病院前救護：Preshospital Coma Evaluation & Care）を作成した．それに先立ち，同学会はPCEC作成に先立って2005年10月に虚血性脳卒中の治療薬であるt-PAが保険適応になったことを契機にPSLS（Prehospital Stroke Life Support）を作成した．脳卒中発症急性期ではしばしば意識障害を伴うことから，PSLSとPCECはそれぞれ別個に位置付けされている．PCECのなかで脳卒中，あるいはその疑いがあると判断した場合にはPSLSのアルゴリズムに移行する．

　ちなみに，2006年に日本臨床救急医学会，日本救急医学会，および日本神経救急学会が3学会合同の脳卒中病院前救護（Prehospital Stroke Life Support：PSLS）委員会を設置し，2007年12月にPSLSコースガイドブック[1]が出版された．その後，2008年10月に意識障害を有する傷病者に対する病院前救護（Prehospital Coma Evaluation & Care：PCEC）コースガイドブック[2]が出版され，現在全国各地で救急隊員を中心とする勉強会が開催されている．

1 病院前救護における意識障害の判断

❶ 意識障害の判断

"意識"とは医学的に「生体がその環境に気づいている状態」、あるいは「周囲の環境を認識する状態」と定義することができる。意識を司る部位は脳幹や大脳であるが、その機能を評価するときには周囲の環境を認識し、かつ認識していることを他覚的に評価することが必要で、音声や疼痛刺激による反応が意識障害の評価に重要となる。したがって、脳神経や脊髄神経などの末梢神経、脊髄が少なくとも一部は機能していることが前提となる。例えば、非覚醒の状態であっても、四肢や顔面への疼痛など外界からの刺激に対して、払いのけの運動や顔をしかめるなどの反応で意識障害の有無やその程度を判断することが可能である。しかし、末梢神経と脊髄がすべて同時に機能を消失している病態であれば、身体的所見のみで意識を評価することは困難となる。そのような病態では意識の有無を判断するには医療機関で施行する画像診断や電気生理学的な手法を用いて総合的に判断することが必要となる。

❷ 意識障害の評価法

救急医療の現場において問題とするのは意識障害の程度である。日常的に意識障害が強い順から深昏睡、半昏睡、昏迷、傾眠などが使用されているが、客観性や具体性に欠ける部分があり、病院前救護ではジャパン・コーマ・スケール（JCS）やグラスゴー・コーマ・スケール（GCS）が使用されている。

1）Japan Coma Scale：JCS

本邦において最も普及した意識障害の評価法として知られている。全国の救急隊はJCSで意識障害の程度を評価しているので、病院前救護と医療機関との共通言語としてきわめて重要な評価法である。JCSは意識障害を刺激による開眼状況で大きく3段階に分類し、それぞれをさらに3つに細分して意識障害の程度を合計9種類に分類している（表1）。しかしこの方式は、意識障害の程度を刺激に対する開眼状況のみに注目してその評価をしているために、例えば除脳硬直と除皮質硬直が同じJCS200として評価され、神経学的な重症度を十分反映しているとはいい難い状況も存在する。

2）Glasgow Coma Scale：GCS

意識障害の程度を開眼状況（E）、言語の機能（V）、および最良の運動機能（M）を組み合わせて点数化した判定法である（表2）。最も重度の意識障害はGCS 3となり、意識が清明な状態はGCS 15となる。世界的に使用されている急性期意識障害の評価法である。JCS200として同一であった除脳硬直と除皮質硬直がそれぞれM2、M3と区別することが可能であり、予後予想に関しても有用であるとされている。

2 意識障害の原因

脳自体の病変やそれ以外のさまざまな疾患でも意識障害を呈する。前者を一次性脳病変、後者を二次性脳病変による意識障害と呼ぶことがある。一次性脳病変による意識障害は、前述の

表1　Japan Coma Scale

I	刺激しないでも覚醒している状態（1桁で表現）
1	大体意識清明だが，今1つはっきりしない
2	見当識障害（時・場所・人）がある
3	自分の名前，生年月日が言えない
II	刺激すると覚醒する−刺激をやめると眠り込む状態
10	普通の呼びかけで容易に開眼する
20	大声または体をゆさぶることにより開眼する
30	痛み刺激を加えつつ呼びかけをくり返すと辛うじて開眼する
III	刺激をしても覚醒しない
100	痛み刺激を払いのけるような動作をする
200	痛み刺激で少し手足を動かしたり，顔をしかめたりする
300	痛み刺激に反応しない

R：restlessness（不穏状態），I：incontinence（失禁），A：akinetic mutism（無動性無言），apallic state（失外套症候群）

表2　Glasgow Coma Scale

E	開眼（eyes opening）
4	自発的に（spontaneous）
3	音声により（to sound）
2	疼痛により（to pain）
1	開眼せず（never）
V	発語（best verbal response）
5	指南力良好（orientated）
4	会話混乱（confused conversation）
3	言語混乱（inappropriate words）
2	理解不明の声（incomprehensible sounds）
1	発語せず（none）
M	運動機能（best motor response）
6	命令に従う（obeys commands）
5	疼痛部認識可能（localize pain）
	四肢屈曲反応（flexion）
4	・逃避（withdrawal）
3	・異常（abnormal）
2	四肢進展反応（extension）
1	全く動かず（none）

注1：E＋V＋M＝3〜15（最重症は3点，最軽症は15点）
注2：V，Mはくり返し検査したときの最良の反応とする

　意識中枢である脳幹や大脳が病巣自体によって直接，あるいはそれによる頭蓋内圧亢進や循環不全などが原因となって機能低下をきたし意識障害を引き起こす．一次性脳病変による意識障害は，例えば脳血管障害，頭部外傷，脳腫瘍などでは片麻痺などの神経学的局在症状（巣症状）や除脳硬直などの脳幹症状，共同偏視，頭蓋内圧亢進による脳ヘルニア徴候，すなわち瞳孔不同，異常姿位，呼吸様式の異常など，髄膜炎では項部硬直など特徴的な神経学的徴候を伴うことが多い．

　一方，二次性脳病変による意識障害は，脳細胞の代謝や脳血流の低下により二次的に脳幹や大脳の機能低下により意識障害をきたすもので，上記のような身体所見に乏しい．

　各種診断装置の利用ができない病院前救護においても一次性脳障害と二次性脳障害による意識障害は，上記のような所見から鑑別が可能なことがある（表3）．さらに，既往歴や意識障害に至った状況，周囲の状況などを総合的に判断することで適切な判断と処置が可能となる．

表3 一次性脳病変と二次性脳病変による意識障害の違い

	一次性脳病変	二次性脳病変
発症の様式	突然発症	徐々に発症
意識の変動	少ない	多い
神経学的左右差（片麻痺など）	多い	少ない
巣症状	多い	少ない
異常姿位（除脳姿位，除皮質姿位）	出現することがある	出現することは稀

重要

意識障害における一次性脳病変と二次性脳病変

- 一次性脳病変

  脳卒中，脳腫瘍，中枢神経感染症や頭部外傷など頭蓋内の病変が脳の機能を低下させる結果生じる意識障害をいう．これらの病変が脳を直接損傷したり，その結果生じる頭蓋内圧亢進や血流障害をきたす結果意識障害が生じる．意識障害だけではなく，麻痺などの巣症状様，脳ヘルニア徴候（瞳孔不同，異常姿位，呼吸様式の異常など）が認められる．

- 二次性脳病変

  脳以外の病変により意識の中枢に機能障害をきたすものである．原因としては各種ショックなど循環障害，低酸素血症，薬物，中毒物質，体温異常，電解質異常，代謝・内分泌異常などがある．

3 PCECの意義とアルゴリズム

　救急現場の多様な傷病者のなかで，意識障害を有する病態を的確に判断し，処置を行い，限られた時間内に適切な医療機関へ搬送することは容易ではない．しかし，意識障害を有する傷病者の良好な転帰のためにはこれらの要素は必須である．PCECのアルゴリズムは，救急隊員によって行われる日常の救急活動と整合性を最も重視して作成されているので，多くの救急隊員にとって受け入れやすいものとなっている．

　前述のようにPCECはPSLSを含む概念で構築され，以下に示す7段階のアルゴリズムで構成されている（図1）．

1）Step1：状況評価

　通報から傷病者接触までの事前情報や現場状況から円滑な現場活動を行うための体制作りを意味する．そのために情報収集，感染防御，携行資材確認，安全確認，傷病者数確認などが含まれている．

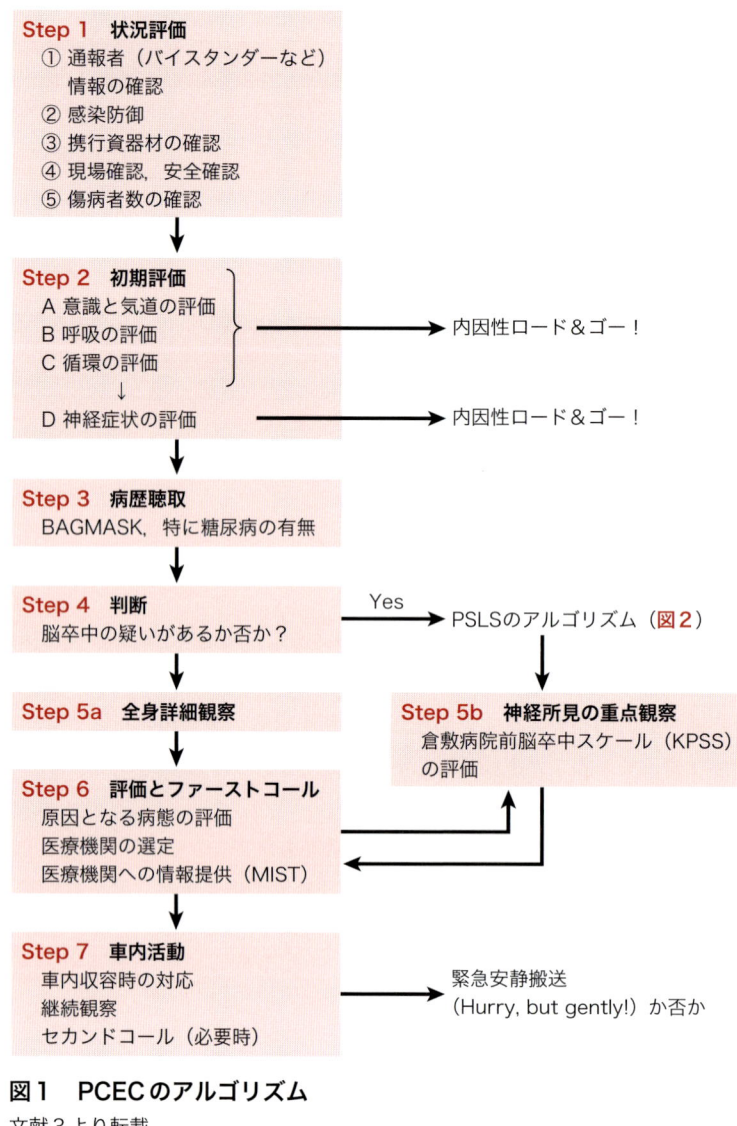

```
Step 1  状況評価
  ① 通報者（バイスタンダーなど）
     情報の確認
  ② 感染防御
  ③ 携行資器材の確認
  ④ 現場確認，安全確認
  ⑤ 傷病者数の確認
          ↓
Step 2  初期評価
  A 意識と気道の評価  ┐
  B 呼吸の評価        ├→ 内因性ロード＆ゴー！
  C 循環の評価        ┘
          ↓
  D 神経症状の評価    →  内因性ロード＆ゴー！

Step 3  病歴聴取
  BAGMASK，特に糖尿病の有無

Step 4  判断                    Yes
  脳卒中の疑いがあるか否か？  ──→ PSLSのアルゴリズム（図2）
                                            ↓
Step 5a  全身詳細観察          Step 5b  神経所見の重点観察
                                 倉敷病院前脳卒中スケール（KPSS）
                                 の評価
          ↓
Step 6  評価とファーストコール
  原因となる病態の評価
  医療機関の選定
  医療機関への情報提供（MIST）
          ↓
Step 7  車内活動               緊急安静搬送
  車内収容時の対応           → （Hurry, but gently!）か否か
  継続観察
  セカンドコール（必要時）
```

図1　PCECのアルゴリズム
文献3より転載

2）Step2：初期評価

傷病者に接触し，その生理学的観察から内因性ロード＆ゴーの有無（MEMO 1参照）を迅速に判断する．すなわち，A：意識と気道の評価，B：呼吸の評価，C：循環の評価，およびD：神経症状の評価を行う．

MEMO ❶ PCECで使用される用語

① 内因性ロード＆ゴー

呼吸（A・B）の異常，循環（C）の異常で生命に危険が迫っている緊急度の高い病態では内因性ロード＆ゴーを宣言する．また，呼吸，循環が安定していても脳ヘルニア徴候（Dの異常）が疑われた場合には内因性ロード＆ゴーを宣言する．内因性ロード＆ゴーを宣言したら必要な処置を行い，初期評価を中断して適切な医療機関への搬送を行う．

② 緊急安静搬送（Hurry, but gently！）

内因性ロード＆ゴーには該当しないが，くも膜下出血や大動脈解離など搬送中にバイタルサインの異常や脳ヘルニアなどの急変が生じやすい病態では，愛護的な搬送に心がけ，急変にも対応できるように心がける．

③ ハイリスク意識障害

通報内容や状況評価から呼吸・循環の異常をはじめ重症を疑わせる病態に関する用語であり，内因性ロード＆ゴーや緊急安静搬送（Hurry, but gently！）を念頭に病院前活動に臨む．

One More Experience

内因性ロード＆ゴーの判断基準と処置

●判断基準

1. Aの異常

    ①気道閉塞または高度狭窄を伴う

    ②JCS三桁で気道確保が困難である

2. Bの異常：呼吸様式，または呼吸数の異常を伴う

    ①呼吸様式の異常（Cheyne-Stokes呼吸，中枢性過換気，Kussmaul呼吸など） ②呼吸数が10回/分未満，または30回/分以上

3. Cの異常：皮膚冷汗，湿潤，頻脈を伴う，または脈拍を触知しない

4. Dの異常：脳ヘルニア徴候をみとめる

    ①JCS300で両側瞳孔散大，JCS200で異常肢位（除脳肢位，除皮質肢位）

    ②JCS二桁，または三桁で瞳孔異常を伴う

    ③GCS8以下で瞳孔異常を伴う

●必要な処置

1. 気道確保
2. 補助呼吸
3. 口腔内異物・分泌物吸引

    4. 酸素投与
    5. 側臥位，または回復体位
    6. 保温（ときに冷却）

　意識障害を呈する疾患は多様であり，その病態によって重症度や緊急度も異なる．したがって，救急現場ではバイタルサインの安定化を前提に病態の判断と処置を同時に行わなければならない．PCECはそのような多様な意識障害患者の対応に関する救急現場，すなわち救急隊員が使用する標準的なアプローチを提示するものである．

3）Step3：病歴聴取

　PCECでは病歴聴取を"BAGMASK（MEMO 2参照）"で行う．病歴聴取は**Step 4**で意識障害の判断，原因検索を行ううえできわめて重要な過程である．

> **MEMO 2　BAGMASK**
> B：Byoureki（病歴）
> A：Allegery（アレルギー）
> G：G（J）ikan（時間）
> M：Meshi（めし＝最終食事摂取時間）
> A：ADL（日常生活動作）
> S：Syuso（主訴）
> K：Kusuri（薬：常用薬）

4）Step4：判断

　脳卒中を疑った際にはPSLSのアルゴリズムへ移行して神経所見についての重点観察（**Step 5b**）を行うのか，PCECのままのアルゴリズムで進むのか（**Step5a**）の判断を行う．PSLSのアルゴリズム（**step 5b**）には①内因性ロード＆ゴーではない，②CPSSが1つ以上，またはドロップテストで左右差がある，③持続性めまいと嘔吐，④突然のJCS 100以上，またはGCS 8以下の意識障害，⑤突然の激しい頭痛である，のいずれかが1つでもある場合に進む．

5）Step5a：全身詳細観察

　バイタルサインが安定し，内因性ロード＆ゴーでなく，脳卒中の可能性が低ければ**Step 5a**の全身詳細観察に移行する．すなわち，意識障害の原因特定につながる身体所見の詳細な観察を行う．その結果，脳卒中の疑いが生じればPSLSのアルゴリズムに移行することになる．

Step5b：PSLSの重点観察

　Step 4，あるいは**step 5a**で脳卒中の疑いがあると判断した場合にはPSLSの重点観察，すなわち倉敷病院前脳卒中スケール（KPSS）に従って傷病者を評価する（図2）．

6）Step6：評価とファーストコール

　Step1から**step5**で得られた情報から系統的に意識障害の病態を判断し，適切な医療機関

```
Step 1  状況評価
① 通報者（バイスタンダーなど）
  情報の確認
② 感染防御
③ 携行資器材の確認
④ 現場確認，安全確認
⑤ 傷病者数の確認
        ↓
Step 2  初期評価
  A 意識と気道の評価  ┐
  B 呼吸の評価        ├──→ 内因性ロード＆ゴー！
  C 循環の評価        ┘
        ↓
  D 神経症状の評価    ────→ 内因性ロード＆ゴー！
        ↓
Step 3  病歴聴取
  BAGMASK，特に糖尿病の有無
        ↓
Step 4  判断              No
  脳卒中の疑いがあるか否か？ ────→ PCECのアルゴリズム（図1）
        ↓                              ↓
Step 5b  神経所見の重点観察    Step 5a  全身詳細観察
  倉敷病院前脳卒中スケール（KPSS）
  の評価
        ↓                              │
Step 6  評価とファーストコール ←────────┘
  原因となる病態の評価
  医療機関の選定
  医療機関への情報提供（MIST）
        ↓
Step 7  車内活動
  車内収容時の対応
  継続観察
  セカンドコール（必要時）
```

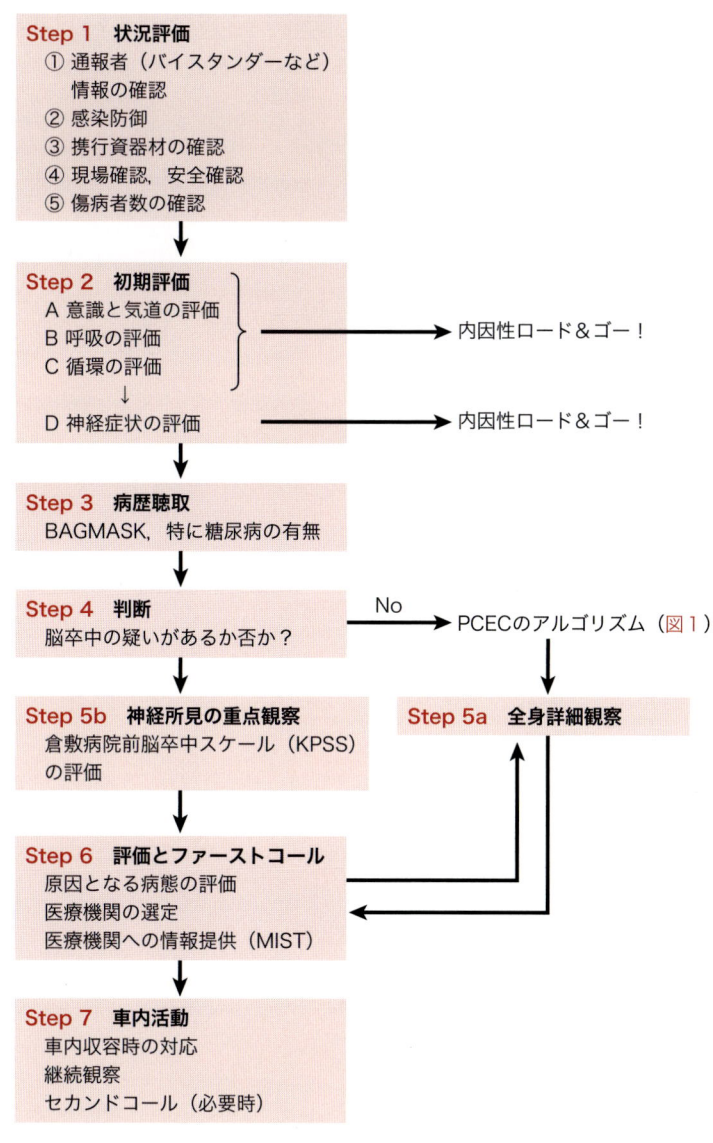

図2　PSLSのアルゴリズム
文献3より転載

を選定し，それらの情報を医療機関へ伝達する．

7）Step7：車内活動

　傷病者を車内収容した直後から医療機関到着までに行う活動で，救急現場で施行できなかった処置や観察，モニター装着，保温や酸素投与，バイタルサインの評価などが含まれる．

表4 意識障害の鑑別〜"AIUEO・TIPS（アイウエオ・チップス）"

A	: alcohol
I	: insulin
U	: uremia
E	: ECG, encephalopaty, electrolyte, endocrinology
O	: O_2, CO_2, opiate
T	: trauma, tumor
I	: infection, intoxication
P	: psychiatry
S	: stroke, sepsis, shock

表5 意識障害の鑑別〜"まずい！意識に障害，試して酸素"

ま	: 麻薬・覚醒剤	⇒ 薬物中毒
ずい	: 髄膜炎	
い	: インスリン	⇒ インスリン低血糖，糖尿病性昏睡
し	: 失神	⇒ Adams-Stokes症候群
き	: 胸部大動脈病変	⇒ 大動脈疾患
に	: 尿毒症	⇒ 腎不全
しょ	: 消化器疾患	⇒ 肝疾患，消化管出血
う	: うつ病	⇒ 精神疾患
が	: 外因性	⇒ 頭部外傷，窒息
い	: 飲酒	⇒ アルコール
た	: 体温	⇒ 熱中症，低体温症
め	: めまい	
し	: 心筋梗塞	⇒ 急性冠症候群
て	: てんかん	
酸素	: 低酸素	

One More Experience

意識障害の鑑別法

意識障害を鑑別する際に医療機関内では"AIUEO・TIPS（アイウエオ・チップス）"がしばしば使用される（表4）．"AIUEO・TIPS"は英語の頭文字であるので，主として救急隊員が利用するPCECではさまざまな記憶法が呈示されている．その代表が"まずい！意識に障害，試して酸素"である（表5）．

文献・参考図書

1) 「救急隊員による脳卒中の観察・処置の標準化 改訂 PSLSコースガイドブック」（日本臨床救急医学会 監，日本救急医学会・日本神経救急学会 編集協力，脳卒中病院前救護ガイドライン検討委員会 編），へるす出版，2009

2) 「PCECコースガイドブック」（日本臨床救急医学会 監，意識障害に関する病院前救護の標準化委員会 編），へるす出版，2008

3) 日本臨床救急医学会教育研修委員会：PCEC（Prehospital Coma Evaluation & Care）の骨子（http://jsem.umin.ac.jp/training/images/pcec_substance_rev3.pdf）

4) PCECの骨子．日本臨床救急医学会ホームページ（http://jsem.umin.ac.jp/training/pcec_mainpoint.html）

5) 「ISLSコースガイドブック―脳卒中初期診療のために」（日本救急医学会，日本神経救急学会 監，『ISLSコースガイドブック編集委員会』編），へるす出版，2006

第3章 【Special Lecture】さらに視野を広げるために！

2 敗血症性脳症の最近の知見

定光大海，上尾光弘

Point

- 敗血症性脳症の発症にはいくつもの病態が複雑に絡んでいる
- 意識障害の原因として鑑別診断上留意すべき病態の1つである
- 敗血症の回復後も認知障害など不可逆的な脳機能障害をきたすことがある
- 重症敗血症では脳保護を想定した全身管理が必要である

■はじめに

　敗血症により注意力障害，失見当識，興奮，錯乱，傾眠，昏迷，昏睡などの意識障害をきたした状態を敗血症性脳症（septic encephalopathy）という．敗血症は感染に伴う全身性炎症反応症候群（SIRS）と定義されるが，脳症も全身の炎症反応の結果として起こる病態であり，脳のびまん性障害を呈する．原因不明の意識障害として外来でみることもあるが，集中治療の経過中に敗血症が改善しても意識障害を認めることで脳症を疑うことが多い．脳症の発現機序はいまだ不明の点も多いが，本項では最近の知見も含めて概説する．

1 敗血症性脳症における臨床上の問題点

　敗血症は，致死率の高い多臓器不全の原因として現在でも救急集中治療領域で最も重要な課題の1つである．脳症も臓器障害の1つと考えればわかりやすい．意識障害の原因が不明のときには本症も疑う．

　敗血症がもたらす全身の病態には循環不全（敗血症性ショック）や急性呼吸促迫症候群（acute respiratory distress syndrome：ARDS），腎機能障害，肝機能障害，酸塩基平衡・電解質異常などがある．これらも脳障害をきたす原因になる．敗血症に陥った患者にみられる脳症状がこれらの病態によるものであれば厳密には敗血症性脳症といわないが，臨床的に区別することは容易ではない．敗血症性脳症の発生頻度が8〜70％と報告にばらつきがあるのも病態の複雑さを物語っている．鎮静・鎮痛薬を用いた集中治療の影響も無視できない．集中治療後

に顕在化する末梢神経障害や脱力など神経筋の障害と脳症との関連も明らかではない．一方で，敗血症性脳症は原疾患の改善に伴って回復する可逆的なものだけでなく，認知障害など不可逆的な脳機能の障害をもたらす可能性がある．これらを考慮すれば，敗血症性脳症として臨床的に問題になるのは，意識障害を症状として呈している初期の鑑別診断と，脳症遷延化のリスクを回避するための脳保護的治療を敗血症の治療の際にどこまで念頭におくのかということになる．

2 症　状

　脳症の症状として，精神状態の比較的軽微な変化としての注意力障害や失見当識から興奮，錯乱，傾眠，さらに重症になると，昏迷，せん妄，昏睡などを生じる．これらの症状はいずれも敗血症に特異的なものではない．神経学的左右差（脳局所症状）がみられることは少なく，代謝性脳症でみられるはばたき振戦やミオクローヌス，痙攣なども稀である．

3 病　態

　敗血症性脳症の病態には，①脳血流量減少，②微小循環障害，③血管透過性亢進と脳浮腫，④血液脳関門（BBB）の異常と敗血症に関連する各種生化学物質の影響などが考えられる（図1）．

1) 脳血流量減少

　脳血流量は通常，自己調節能という，血圧の変動があっても一定に保たれる仕組みがあるが，調節能の障害があれば脳血流量は血圧依存性になる．敗血症性ショックの患者では自己調節能が障害されているという報告がある[1]．

　一方，脳血管はCO_2反応性をもち，$PaCO_2$の増減により脳血流量も変動する．SIRSの病態では代謝性アシドーシスに傾くため代償的に過換気になりやすい．結果的に$PaCO_2$が低下すれ

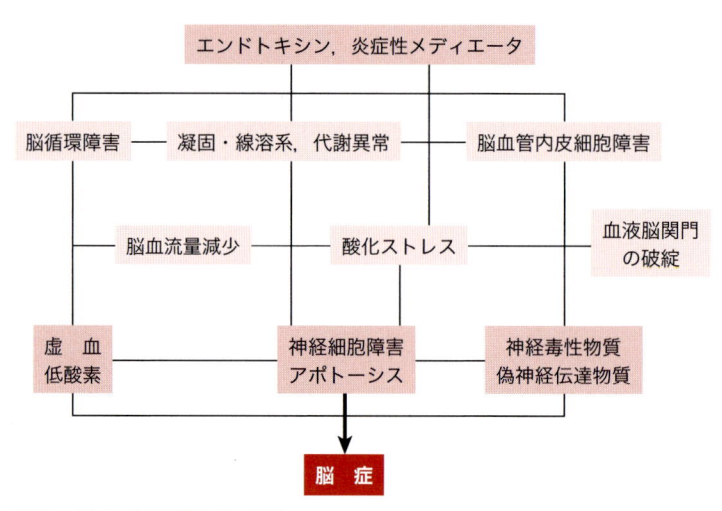

図1　敗血症性脳症の病態

ば脳血流量も減少する．必要な脳酸素消費量に見合わない血流低下は相対的な虚血状態をもたらすので脳機能に影響を及ぼす．

2) **微小循環障害が引き起こす血液脳関門の異常**

活性化された白血球は脳微小血管に対してもサイトカインやラジカルなどさまざまな炎症性メディエータを介して内皮細胞障害や播種性血管内凝固症候群（disseminated intravascular coagulation：DIC）をもたらし，微小循環障害を惹起する．ラジカルは容易に血液脳関門を通過し神経細胞の障害や細胞死をもたらす．血液脳関門の破綻は同時に血管透過性亢進による脳浮腫や神経毒性物質の脳内への流入をもたらす[2]．

炎症性メディエータとして脳症との関連が報告されているものとして，内皮細胞障害をもたらすNO[3]やIL-1[4]，TNF[5]などのサイトカインなどが指摘されている．

3) **神経伝達物質の異常**

脳症の発生機序には神経伝達物質の異常も関与している．敗血症患者ではタンパク異化が起こり，肝臓では急性相タンパク合成のため分枝鎖アミノ酸（BCAA）が利用される．そのため血漿中では相対的にフェニルアラニン，トリプトファンといった芳香族アミノ酸（AAA）が増加し，Fisher比（BCAA/AAA）が低下する．両者のBBBを介した脳内への移行は競合的で，結果的にAAAの移行が増加する．フェニルアラニンの増加は代謝産物であるフェニルエトラミンやオクトパミンの増加をきたす．これらは偽性神経伝達物質として作用し，ドパミンやノルアドレナリンなどと置換し，神経伝達障害をもたらす．トリプトファンはセロトニンの前駆物質であり，セロトニン神経系に影響を及ぼす．セロトニン神経系は抑制性で縫線核を起始核として脳内の広範な部位に投射している．セロトニン神経系の亢進はドパミン神経系の抑制にもつながる．

4) **予後とその他の障害**

敗血症性脳症は可逆的といわれていたが，生存回復した患者の70％で退院時に認知障害を認め，1年後には45％に残り，2年後では障害が回復する徴候は見られないという報告がある[6]．

長期的な記憶や注意力，集中力の障害は敗血症や敗血症性ショックに伴う神経細胞の損傷が関与している可能性がある．最近では神経細胞障害との関連が指摘されている血清S-100βタンパクや神経特異エノラーゼ（neuron specific enolase：NSE）などの異常値が重症の敗血症性脳症でも報告されている[7]．

MR，FLAIR像で中脳，小脳虫部，基底核，視床等に異常信号を認め，死亡後に敗血症性脳症と診断された報告例[8]もあり，重篤な例では脳にも器質的病変をきたす可能性がある．

4 診 断

原因不明の意識障害では敗血症も念頭におく．脳症に特異的な所見はないので，症状や検査結果から総合的に診断する．頭蓋内感染症である脳炎，髄膜炎，頭蓋内膿瘍は除外する．器質的脳病変のない代謝性脳症で鑑別すべき疾患や病態は表に示す．検査所見では，脳波は徐波化し，聴性脳幹誘発電位（auditory brainstem evoked potential：ABEP）も潜時が延長する（図2）．脳波には鎮静薬や虚血の影響も関連するので評価には注意を要する．血中アミノ酸量やFisher

表　代謝性脳症で鑑別を要す主な疾患と病態

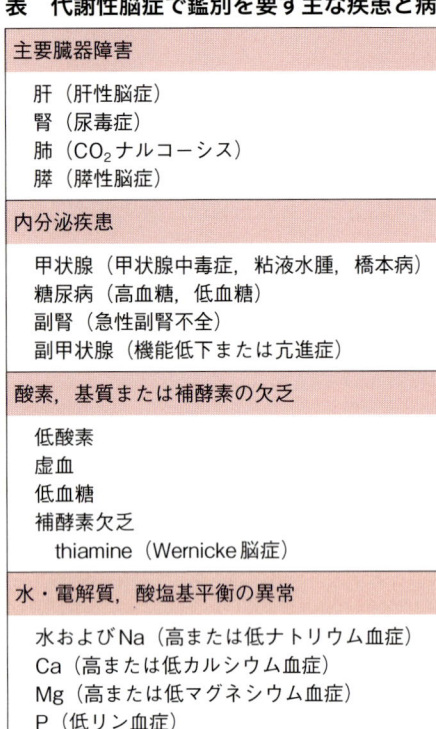

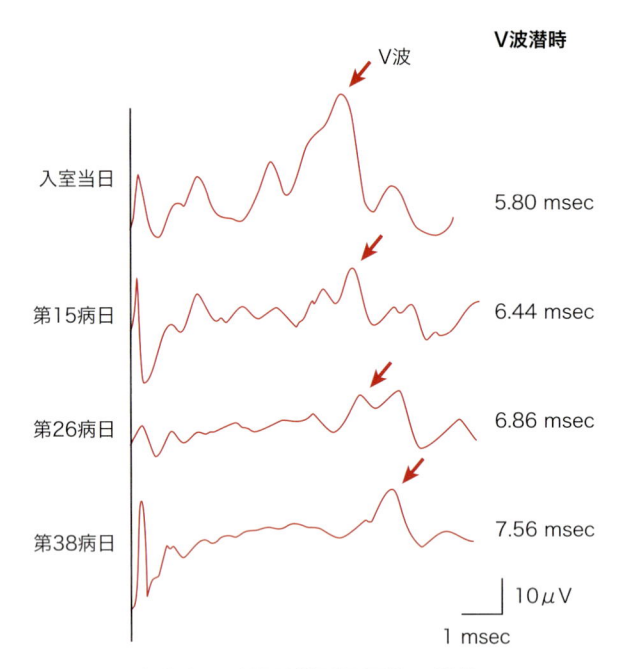

主要臓器障害
肝（肝性脳症）
腎（尿毒症）
肺（CO_2ナルコーシス）
膵（膵性脳症）

内分泌疾患
甲状腺（甲状腺中毒症，粘液水腫，橋本病）
糖尿病（高血糖，低血糖）
副腎（急性副腎不全）
副甲状腺（機能低下または亢進症）

酸素，基質または補酵素の欠乏
低酸素
虚血
低血糖
補酵素欠乏
thiamine（Wernicke脳症）

水・電解質，酸塩基平衡の異常
水およびNa（高または低ナトリウム血症）
Ca（高または低カルシウム血症）
Mg（高または低マグネシウム血症）
P（低リン血症）

図2　敗血症患者の聴性脳幹誘発電位の推移
脳症の進行に伴ってV波潜時の延長を認める

比はABEPの潜時と関連が示唆され[9]，これらの異常も脳症の診断に役立つ．S-100βタンパクやNSEも神経細胞障害を反映したマーカーになる可能性がある．

5 治　療

　脳症の決定的な治療法はない．原疾患の治療による敗血症からの改善が最も重要である．

重要

敗血症の治療の際の全身管理がポイントである．すなわち十分な脳への酸素運搬を保証する呼吸循環管理と体液・電解質および栄養管理である．血圧の安定化や適切な$PaCO_2$や酸素化の維持，心拍出量の確保等は敗血症に対する治療と齟齬をきたすことはない．早期からの経管栄養の導入はタンパク異化を抑え，血中アミノ酸濃度のバランス異常を回避することで脳症発症の抑制にもつながる可能性があり，検討する価値がある．

One More Experience

ABEPのV波潜時とFisher比の関連性

われわれは以前に敗血症性脳症で脳血流量が低下することやABEPのV波潜時とFisher比の関連性（図3）を報告した[9]．

当時は敗血症の疾患概念も明確でなく，データも集中治療による全身管理を行っている時期のもので，他の臓器不全の影響も否定できない．脳症も，敗血症の初期徴候としてとらえる病態と，回復期の病態では異なる可能性がある．診断が治療に必ずしも結び付かないため臨床的意義も明確ではない．

しかし，脳症も炎症に起因する血管内皮細胞障害を中心とした急性病態を臓器別に表現したものとすれば，各臓器に特異的な病態がそこにあり，惹起される脳機能の異常はさらに神経・内分泌系を介して全身へ影響をもたらすことが想定される．敗血症の治療にも脳虚血や外傷と同様に脳保護を視野に入れた脳志向型の全身管理が求められる．

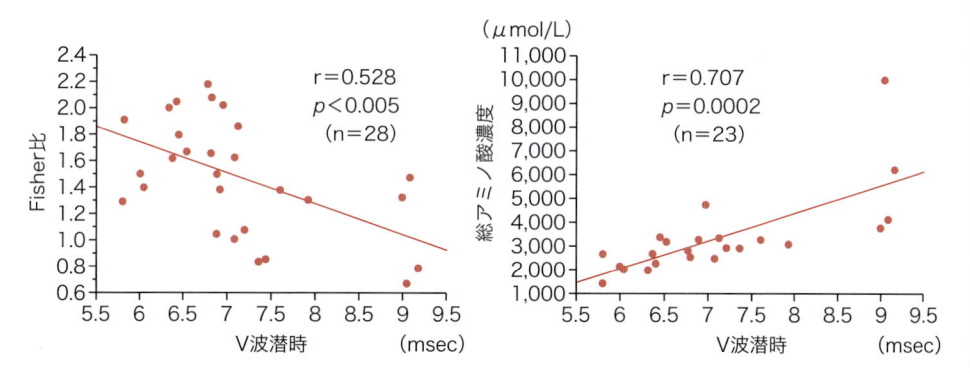

図3 敗血症患者の聴性脳幹誘発電位V波潜時と血漿アミノ酸（Fisher比，総アミノ酸濃度）の関係

血漿総アミノ酸量とFisher比から予測されるAAAの増加がV波潜時の延長と関連することが示唆される．

左図: $r=0.528$, $p<0.005$ (n=28)
右図: $r=0.707$, $p=0.0002$ (n=23)

文献・参考図書

1) Taccone, F. S., et al. : Cerebral autoregulation is influenced by carbon dioxide levels in patients with septic shock. Neurocrit Care, 12 : 35-42, 2010
   ↑敗血症患者で脳血流の自己調節機能を経頭蓋超音波ドップラーを用いて検討した．

2) Kafa, I. M., et al. : The-peri-microvascular edema in hippocampal CA1 area in a rat model of sepsis. Neuropathology, 27 : 213-220, 2007
   ↑ラット敗血症モデルで海馬CA1領域の微小血管周囲の浮腫を同定した．

3) Handa, O., et al. : Role of endothelial nitric oxide synthetase-derived nitric oxide in activation and dysfunction of cerebrovascular endothelial cells during early onsets of sepsis. Am J Physiol Heart Circ Physiol, 295 : H1712-1719, 2008
   ↑敗血症による脳血管内皮細胞障害への一酸化窒素（NO）の関与を培養細胞を用いて明らかにした．

4) Serantes, R., et al. : Interleukin-1beta enhances GABAA receptor cell surface expression by a phosphatidylinsitol 3-kinase/Akt pathway: relevance to sepsis-associated encephalopathy. J Biol Chem, 281 : 14632-14643, 2006

↑IL-1βが抑制性神経伝達の主要な経路であるGABA受容体を介して脳症をきたす機序を示した．

5) Alexander, J. J., et al. : TNF is a key mediator of septic encephalopathy acting through its receptor, TNF receptor-1. Neurochem Int, 52 : 774-756, 2008

↑TNFが敗血症性脳症をきたす炎症反応の主要なメディエータであることを実験的に示した．

6) Streck, E. L., et al. : The septic brain. Neurochem Res, 33 : 2171-2177, 2008

↑敗血症性脳症の病態と生存者の長期認知障害について概説した論文

7) Nyuyen, D. N., et al. : Elevated serum levels of S-100beta protein and neuron-specific enolase are associated with brain injury in patients with severe sepsis and septic shock. Crit Care Med, 34 : 1967-1974, 2006

↑重篤な敗血症患者で血清S-100βタンパクと神経特異エノラーゼ（NSE）が脳障害と関連することを示した．

8) Bozza, F. A., et al. : Sepsis-associated encephalopathy: a magnetic resonance imaging and spectroscopy study. J Cereb Blood Flow Metab, 30 : 440-448, 2010

↑マウス敗血症モデルにおける神経細胞障害をMRIを用いてコントロールと比較することで明らかにした．

9) 定光大海 ほか：代謝性脳症．救急医学，20：711-718, 1996

↑代謝性脳症の総説．敗血症性脳症の聴性脳幹誘発電位にも言及している．

Column

錐体路（pyramidal tract）は交叉しているか？

堤　晴彦

　私が学生時代，当時の神経内科の教授が授業中に語っていた話です．「パリに錐体路（pyramidal tract）という名前の道がある．数年前，パリに行った時に偶然見つけた．私はそのとき，『錐体路ならその道を辿ってゆけば必ず交叉しているはずだ』と考え，その道に沿って歩いてみた．実際，本当に，その道は交叉していた」と．私の場合，大学の授業で，他の大事なことは全く記憶に残っておりませんが，なぜか，このような話だけは鮮明に記憶として残っているのです．

　その後，医師になってパリを訪れたとき，なぜか急にこの話を思い出し，思わず，本屋に行ってパリの地図を買い，pyramidal tractを探しました．地図上にその名前を見つけたとき，少し嬉しかったことを記憶しています．そして，その道がどうなっているのか，実際に，私も歩いてみました．結果はどうであったか．ずっと歩いているうちに，pyramidal tractという道路の名前は，いつの間にか別な名前に変わっていた！交叉していない！科学者たるもの，こんな嘘をついてよいのか！

　現在は，Google mapがあるので，パリに行かなくても，いつでも，簡単に探すことができます．便利な時代になったとつくづく思います．でも，考えてみれば，パリの道路は凱旋門を中心に放射線状に広がっているので，交叉するはずがないことは，パリに行かなくてもわかることですよね．

　でも，男という動物は，嘘とわかっていても，"時には"騙されることを望むこともある生き物のようです．

第3章 【Special Lecture】さらに視野を広げるために！

ICUせん妄に関する最近の知見

鶴田良介

Point

- ICUせん妄は重症患者における脳機能障害の1つの表現型に過ぎない
- せん妄と不穏をしっかり区別する
- ICUせん妄を診断するには，CAM-ICUに代表される特殊なツールが必要である
- ICUせん妄を診断しても有効な治療法は確立されていない

■はじめに

近年，ICUせん妄の論文発表数は増加の一途にある．その火つけ役は，2004年に米国バンダービルト大学から発表され，ICUせん妄に対する世界的関心を高めた1つの論文である．せん妄の発症自体が6カ月後の予後を独立して規定するという結果からConfusion Assessment Method for the Intensive Care Unit（CAM-ICU）を用いてICUせん妄を診断する重要性を強調した[1]．

1 「ICU」を付けた理由

せん妄の前にわざわざ「ICU」を付けたのには理由がある．著者は救命救急医かつ集中治療医であって精神科医ではない．一般病棟のせん妄患者，例えば，終末期の癌患者のせん妄に詳しい訳ではない．さらに重要な理由として最近，**ICUと非ICUではせん妄の様相が異なることが明らかになってきた**ことがあげられる[2]．ICU患者は重症である．鎮静・鎮痛薬以外に傷病そのものによって**急性脳障害（acute brain dysfunction）**を生じやすい．また，肝腎機能低下によって鎮静・鎮痛薬の代謝に変化が起こり，作用が増強されることもある．さらに，ICUせん妄は非ICUせん妄と異なり抗精神病薬などの薬物療法に反応しにくい．加えて，ICUせん妄の場合，10種類以上の**危険因子**が存在する（表1）[3]．これらの結果，ICUせん妄には感染性か非感染性かの病態の違いが影響するかもしれず，原因の除去が行われない限り，せん妄の消失は困難である可能性が大きい．

表1　ICUせん妄の危険因子

患者要因	疾患要因	医原性要因
年齢（高齢） アルコール依存 APOE4多型 基礎にある認知障害 うつ病 高血圧症 喫煙 視力/聴力障害	アシドーシス 貧血 発熱/感染症/敗血症 低血圧 代謝性障害（例；Na, Ca, BUN, ビリルビンの異常） 呼吸器疾患（低酸素血症） 重症	不動（例；カテーテル, 身体拘束） 薬物（例；ベンゾジアゼピン系鎮静薬, 麻薬） 睡眠障害

APOE4：apolipoprotein E4

MEMO ① 急性脳障害

昏睡とせん妄を合わせて急性脳障害という．ICU患者の脳障害には昏睡，せん妄，重症疾患後の認知障害の3つがあるが，3番目が亜急性から慢性に発症するのに対し，前2者を急性と区別した．急性脳障害は急性肺障害（ALI/ARDS），急性腎傷害（AKI）などと同様に重症患者における臓器障害の中枢神経系での表現型である．

Pros & Cons　賛成論　反対論

❖「○○ free days」の怪

海外の文献を読んで目にすることが多いのが，「○○ free daysが延長した」という表現．これは，「雨の降らない日が増えた」という表現と同じで，晴れ以外に曇り，時によっては雪の日も増えた日に加わる．人工呼吸離脱日数が代表例である．リザーバーマスクで高流量酸素吸入を受けても室内気でも人工呼吸離脱に代わりはない．ICUせん妄の論文では，せん妄のない日数，昏睡のない日数，そのどちらか（急性脳障害，せん妄/昏睡）のない日数というのが登場する．

鎮静薬の種類の違いによるICUせん妄の予防効果を比較検討した二重盲検無作為化の多施設共同研究にMENDS（Maximizing Efficacy of Targeted Sedation and Reducing Neurological Dysfunction）スタディがある．ベンゾジアゼピン系ロラゼパム（日本では未市販）とデクスメデトミジン（DEX）を比較したものである[4]．DEXはロラゼパムと比較して急性脳障害または昏睡のないICU日数が有意に長かったが，せん妄のない日数については有意差が認められなかった．

2 ICUでのせん妄の診断

　せん妄（delirium）と不穏（agitation）は混同されている．不穏とは，過剰な精神運動興奮によって引き起こされる非合理的な動作のことをいう．せん妄の一症状ではあるが，せん妄に必ず認められるものではない．不穏はせん妄以外に高度の不安，疼痛でも生じる．これに対して，せん妄とは，失見当識や短期記憶の障害，注意力の欠如，思考回路の異常などを伴う可逆的な認知過程の障害のことをいい，不穏とせん妄はしっかり区別されるべきである．不穏は一見して判断できるが，一過性または短期間の認知症であるせん妄は積極的に診断に向かわなければ捉えられない．精神科医の診断または CAM-ICU に代表される特殊なツールを用いた評価が必要になる．

MEMO 2　2種類のせん妄

　せん妄には軽度ないし中等度の意識混濁をもとに，錯覚，幻覚，妄想，精神運動興奮，不安などの情動変化を示す活発型せん妄（hyperactive delirium, "loud" delirium）と意識混濁に精神運動の抑制を特徴とする不活発型せん妄（hypoactive delirium, "quiet" delirium）がある．

Pros & Cons　賛成論　反対論

❖ 身体拘束の是非

　身体拘束に対していくつか司法からの判断が下されている．これらによると，患者の受傷を防止するために必要やむを得ない場合に限り，緊急避難的に短時間の身体拘束が許容されるというという考えでよいと思われる．

　しかし，一方で，身体拘束が不穏またはせん妄の誘因となるため医療スタッフが身体拘束に慎重な態度を示した結果，患者が転落受傷したというケースもある．そのときの状況判断を後から検証し，「あれをすべきであった」「これをしてはいけなかった」というのが司法側の論理展開である．

　医療スタッフはその道のプロとして医学的に正しい現場の判断を貫き通すべきだと思う．ただし，その際に，「不穏」と「せん妄」の用語の区別，そしていずれにしてもその背後にある病態の把握に最低限努めなければならない．

3 ICUせん妄評価の実際

　CAM-ICU は Richmond Agitation-Sedation Scale（RASS，表2）[5] を用いた鎮静（意識）評価とせん妄評価の2ステップになっており，RASSで−3以上（−3〜＋4）の場合，せん妄評

表2　Richmond Agitation-Sedation Scale（RASS）

スコア	用語	説明	
＋4	好戦的な	明らかに好戦的な，暴力的な，**スタッフに対する差し迫った危険**	
＋3	非常に興奮した	**チューブ類またはカテーテル類を自己抜去；攻撃的な**	
＋2	興奮した	**頻繁な非意図的な運動，人工呼吸器ファイティング**	
＋1	落ち着きのない	**不安で絶えずそわそわしている**，しかし動きは攻撃的でも活発でもない	
0	意識清明な 落ち着いている		
－1	傾眠状態	完全に清明ではないが，呼びかけに**10秒以上の開眼**および アイ・コンタクトで応答する	呼びかけ 刺激
－2	軽い鎮静状態	呼びかけに**10秒未満のアイ・コンタクト**で応答	
－3	中等度鎮静状態	呼びかけに動きまたは開眼で応答するが**アイ・コンタクトなし**	
－4	深い鎮静状態	呼びかけに無反応，しかし，**身体刺激で動きまたは開眼**	身体刺激
－5	昏睡	呼びかけにも身体刺激にも**無反応**	

ステップ1：30秒間患者観察（0〜＋4）
ステップ2：1）大声で名前を呼ぶか，開眼するように言う
　　　　　　2）10秒以上アイ・コンタクトができなければくり返す
　　　　　　3）動きがみられなければ，肩を揺するか，胸骨を摩擦する
文献5より引用

価に進み，－4か－5の場合，昏睡と診断し，せん妄評価を見合わせる．

❶ RASSを使った鎮静評価法

　　　RASSは鎮静中の患者はもちろんのこと，鎮静薬を使用していない患者に対しても使用できる．RASSを使った鎮静（意識）レベルの評価法は2段階からなり，まず，患者を刺激することなく，そっと観察する．このとき，0〜＋4の範囲にあればこれで評価は終了する．＋1〜＋4の状態を不穏という．次に，患者を音声で刺激する．10秒以上のアイ・コンタクトの有無がスコアを分ける鍵になる．最後に，患者の身体を刺激する．

❷ CAM-ICUを使ったせん妄評価

　　　RASSで－3以上，すなわち－3〜＋4の範囲であれば，CAM-ICU（図）を用いてせん妄の有無を調べる．所見1から所見4まで4つの所見の有無をチェックするが，所見1で基準線という普段の状態，術前状態，前日の状態から全く変化がなければ所見1は陰性となり，せん妄なしと診断する．RASSが0以外であれば自動的に所見3は陽性である．したがって，所見1と所見3が陽性なら実際に患者に接して所見をとるのは所見2だけでよいことになる．実際，所見4の確認の必要はほとんどない．所見1＋所見2＋（所見3 or 4）をせん妄と診断する．その際，RASSが0〜－3であれば，**不活発型せん妄**，RASSが＋1〜＋4であれば**活発型せん妄**という．

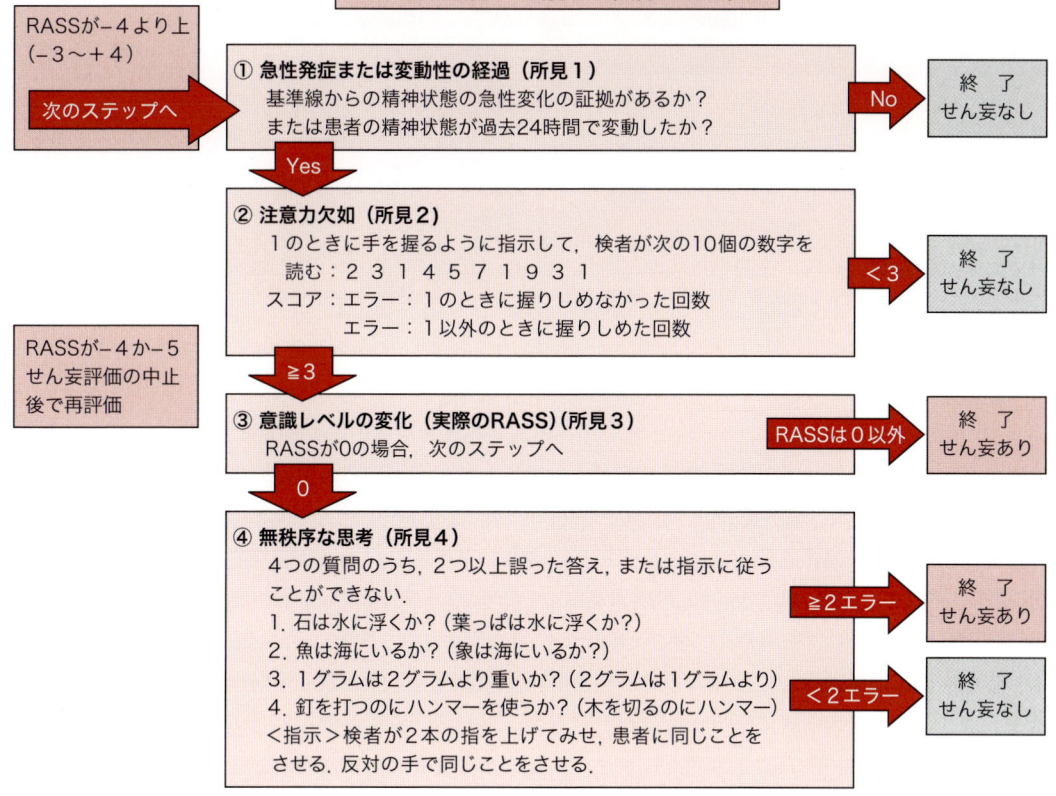

図 日本語版 CAM-ICU のフローチャート

```
せん妄 ＝所見1＋所見2＋（所見3 or 4）
```

RASSが−4より上（−3〜＋4） → 次のステップへ

① 急性発症または変動性の経過（所見1）
基準線からの精神状態の急性変化の証拠があるか？
または患者の精神状態が過去24時間で変動したか？
→ No → 終了　せん妄なし
→ Yes ↓

② 注意力欠如（所見2）
1のときに手を握るように指示して，検者が次の10個の数字を読む：2 3 1 4 5 7 1 9 3 1
スコア：エラー：1のときに握りしめなかった回数
　　　　エラー：1以外のときに握りしめた回数
→ ＜3 → 終了　せん妄なし
→ ≧3 ↓

RASSが−4か−5　せん妄評価の中止　後で再評価

③ 意識レベルの変化（実際のRASS）（所見3）
RASSが0の場合，次のステップへ
→ RASSは0以外 → 終了　せん妄あり
→ 0 ↓

④ 無秩序な思考（所見4）
4つの質問のうち，2つ以上誤った答え，または指示に従うことができない．
1. 石は水に浮くか？（葉っぱは水に浮くか？）
2. 魚は海にいるか？（象は海にいるか？）
3. 1グラムは2グラムより重いか？（2グラムは1グラムより）
4. 釘を打つのにハンマーを使うか？（木を切るのにハンマー）
＜指示＞検者が2本の指を上げてみせ，患者に同じことをさせる．反対の手で同じことをさせる．
→ ≧2エラー → 終了　せん妄あり
→ ＜2エラー → 終了　せん妄なし

文献6を参考に作成

重要

◆昏睡，せん妄，不穏の区別

これまでに登場した用語をまとめると表3になる．医学用語をその場の雰囲気で用いてはならない．診断ツールを再確認しよう．

MEMO ❸ せん妄の同義語

せん妄は海外では急性錯乱状態（acute confusion state）と呼ばれることもある．また，発症する場所や状況により，ICU症候群（ICU精神病），術後せん妄，敗血症性脳症，代謝性脳症，中毒精神病などが用いられる．ただし，ICU症候群という名称はICUでみられる精神症状を総称しているが，いまだ明確な定義はなく，慣用的にICUという特殊な環境を強調する意味が含まれていて，そこに発生する，せん妄をさすことが多い．したがって混乱を招くためICU症候群という名称は用いる

表3 CAM-ICUにまつわる用語のまとめ

	RASS （鎮静）	CAM-ICU （4つの所見）
昏睡 coma	−4または−5	評価不可
不活発型せん妄 hypoactive delirium	0〜−3	陽性
活発型せん妄 hyperactive delirium	＋1〜＋4	陽性
不穏 agitation	＋1〜＋4	陰性

表4 ABCDEバンドル

Awakening and **B**reathing Coordination of daily sedation and ventilator removal trials	1日1回鎮静中断とウィニングをし，覚醒と自発呼吸の調整を行う
Choice of sedative or analgesic exposure	鎮静薬・鎮痛薬の適切な選択
Delirium monitoring and management	せん妄評価とその対処
Early mobility and **E**xercise	早期離床と運動療法

> べきでない．脳機能障害という観点からacute brain function failure，critical illness brain syndrome，あるいはcritical illness-associated cognitive dysfunctionという呼称もある．
>
> 　敗血症性脳症は海外では，sepsis-associated encephalopathy，sepsis-associated delirium，sepsis-associated brain dysfunctionと呼ばれている．

4 ABCDEバンドル

　適切な鎮痛・鎮静が患者の人工呼吸離脱を促進し，臨床転帰を改善することが判明してきており，鎮痛・鎮静に対する根拠にもとづく組織学的アプローチを「ABCDEバンドル」と提唱した（表4）[7]．

　ICUせん妄を診断しても有効な治療法は確立されていない．ICUでは全身状態の改善とともにせん妄が消失することが多い．では，わざわざICUせん妄を評価する意義はどこにあるのだろうか？1つは，せん妄をしっかりと診断することで，**その背景にある病態の早期発見につながることである**（表5）．もう1つは，せん妄の発症率などの実態調査を行うことで，**せん妄発症のメカニズムの解明とせん妄に対する有効な治療法の開発**が期待されるからである．現在，日本集中治療医学会応募研究（A）の「日本におけるICUせん妄の疫学研究」（Japanese Epidemiology of Delirium in ICUs：JEDI）が進行中である．

> **One More Experience**
> **ICU患者の疼痛，不穏／不安，せん妄**
> 　ICU患者の疼痛，不穏／不安，せん妄は密接に関連している．3つのそれぞれへの対処法（鎮痛・鎮静・せん妄評価）を間違うと他の2つに影響が出る．また，個別で対処するより3つを包括的に評価・対処する方が現実的で，効率的である．

表5 せん妄の原因の鑑別診断の暗記法(DELIRIUM)

D : Drugs	薬物(特に鎮静薬)
E : Eyes, Ears	視覚・聴覚障害
L : Low O_2 states	低酸素状態(心筋梗塞, ARDS, 肺塞栓症, 心不全, COPD)
I : Infection	感染症
R : Retention (urine or stool), Restraints	尿・便の停滞, 身体拘束
I : Ictal	痙攣発作後
U : Underhydration/Undernutrition	脱水/低栄養
M : Metabolic	代謝性障害

ARDS:acute respiratory distress syndrome(急性呼吸促迫症候群)
COPD:chronic obstructive pulmonary disease(慢性閉塞性肺疾患)

文献・参考図書

1) Ely, E. W., et al. : Delirium as a predictor of mortality in mechanically ventilated patients in the intensive care unit. JAMA, 291 : 1753-1762, 2004
   ↑今日のICUせん妄研究の金字塔的な論文. 著者もこの論文がきっかけでICUせん妄に興味をもつに至った.

2) Girard, T. D., et al. : Feasibility, efficacy, and safety of antipsychotics for intensive care unit delirium: the MIND randomized, placebo-controlled trial. Crit Care Med, 38 : 428-437, 2010
   ↑人工呼吸患者を無作為にハロペリドール, ジプラシドン, プラセボに割り付けた結果, 3群とも急性脳機能障害なしの生存日数は同様であった.

3) Girard, T. D., et al. : Delirium in the intensive care unit. Crit Care, 12 (Suppl 3) : S3, 2008
   ↑ICUせん妄の絶好の総説

4) Pandharipande, P. P., et al. : Effect of sedation with dexmedetomidine vs lorazepam on acute brain dysfunction in mechanically ventilated patients: the MENDS randomized controlled trial. JAMA, 298 : 2644-2653, 2007
   ↑本文中に解説

5) 日本呼吸療法医学会 人工呼吸中の鎮静ガイドライン作成委員会:人工呼吸中の鎮静のためのガイドライン, 人工呼吸, 24: 146-167, 2007
   ↑日本で最初かつ唯一の人工呼吸患者に対する鎮静のガイドライン(必読).

6) Vasilevskis, E. E., et al. : Reducing iatrogenic risks. ICU-acquired delirium and weakness-crossing the quality chasm. Chest, 138 : 1224-1233, 2010
   ↑ICUせん妄と人工呼吸中の筋力低下を医原性と捉え, それを防止するキャンペーンを唱えている. バンダービルト大学のEly教授たちの業績が集結したよい総説である.

7) Pandharipande, P., et al. : Liberation and animation for ventilated ICU patients: the ABCDE bundle for the back-end of critical care. Crit Care, 14 : 157, 2010
   ↑文献6にも紹介されている. 2011年2月15日のThe Wall Street Journalで取り上げられたICU後の機能改善のためのバンドル.

第3章 【Special Lecture】さらに視野を広げるために！

4 脳梗塞に対する血栓溶解療法・血管内治療

出口一郎，棚橋紀夫

Point

- 急性期血栓溶解療法は虚血性ペナンブラを救出することを目的としている
- rt-PA静注療法は，発症3時間以内のすべてのタイプの脳梗塞が適応となる
- rt-PA静注療法を迅速に行うには，スタッフ間の連携が不可欠である
- 脳血管内治療は，rt-PA適応除外例・無効例を含む発症8時間以内の症例に対して行われる

■ はじめに

　2005年10月より本邦で発症3時間以内の脳梗塞超急性期患者に対する血栓溶解療法の治療薬として遺伝子組み換え組織型プラスミノゲン・アクチベーター（recombinant tissue-type plasminogen activator：rt-PA）の静注療法が認可され，我が国の虚血性脳卒中診療に劇的な変貌をもたらした．現在では多施設でrt-PA静注療法が行われ，治療成績も多く報告されている．本邦でのアルテプラーゼの市販後調査では，過去の大規模試験と同様に症候性頭蓋内出血の合併は3～4％と比較的少なく，安全に投与されていることが明らかになった[1]．しかし，超急性期脳梗塞患者では，rt-PA静注療法の適応となる割合は数％以下と非常に少ない．これは，rt-PA静注療法を施行できる治療開始時間（therapeutic time window）が，わが国では発症3時間以内と限定されているからである．したがって，rt-PA静脈療法施行に際しては，受診率向上のための市民啓発，救急隊との連携，院内診療体制の整備が不可欠である．

　さらに近年では，脳血管内治療用の新たなデバイスが次々と認可され，rt-PA適応除外例・無効例に対して脳血管内治療が行われるようになり，post rt-PA時代に突入した．本項では，rt-PA静注療法のポイント，脳主幹動脈急性期閉塞に対する脳血管内治療の大規模臨床試験を中心に概説する．

1 血栓溶解療法（rt-PA静注療法）

❶ rt-PA静注療法とは？

1）rt-PAについて

血栓溶解は，血栓の構成成分であるフィブリンがプラスミンによって分解されることによって生じる．通常プラスミンはその前駆体で酵素活性をもたないプラスミノゲンとして血液中に存在している．プラスミノゲンをプラスミンに活性化させるのがプラスミノゲンアクチベーター（plasuminogen activator：PA）であり，このPAが血栓溶解剤として臨床使用されている．

PAはフィブリン親和性の有無から，大きく2つに分類される．フィブリン親和性のないPAが血液中に投与された場合，そのPAはただちに血液中のプラスミノゲンをプラスミンに活性化して循環血液中で線溶活性が亢進する．しかし，活性化されたプラスミンの大部分は血液中に存在するプラスミンのインヒビター（阻害剤）であるα2-プラスミンインヒビターによってほとんどが失活する．そのため，残存したわずかのプラスミンが血液中のフィブリノゲンを分解しながら血栓に到達して血栓の主要成分であるフィブリンを分解する．このようにフィブリン親和性をもたないPAは循環血液中でプラスミノゲンをプラスミンに活性化させて全身性の線溶活性を亢進させる．したがって，血栓溶解作用を期待するには大量に薬剤を投与する必要があり，その結果，プラスミンのインヒビターは消費され，止血に必要なフィブリノゲンをも分解させることから，強い出血傾向が引き起こされる可能性がある（図1）．

一方，フィブリン親和性を有するPAは血栓を構成するフィブリンと特異的に結合する能力（生物学的特性）を有している．したがって，フィブリン親和性を有するPAは血液中のプラスミノゲンをプラスミンに活性化するが，その大部分は血栓上のプラスミノゲンと反応してプラスミンに活性化する．さらに血栓上で活性化されたプラスミンはα2-プラスミンインヒビターによる失活化を受けにくいことから，フィブリン親和性を有するPAはフィブリン親和性のないPAよりも効率よく血栓を溶解することができ，かつ全身性の血液凝固系に対する影響が軽微となる．このフィブリン親和性を有する血栓溶解薬がrt-PAである（図1）．

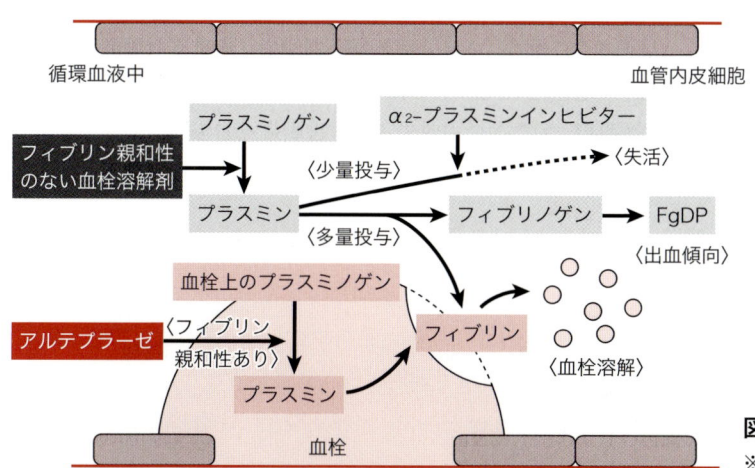

図1　rt-PAの作用メカニズム
※FgDP：フィブリノゲン分解物

2）rt-PA静注療法の目的

　　脳血管が閉塞すると閉塞が起こった血管の支配領域の脳実質では、閉塞の中心部（コア）にほとんど側副血行が届かず、早期に不可逆性変化を受けるが、その周囲は障害を受けるまで時間の余裕があり、早期に血流が再開することにより回復する可逆的な領域（**虚血性ペナンブラ**）になっている．虚血性ペナンブラの可逆性は、虚血の程度と持続時間に依存しているため、時間の経過とともに回復する可能性は低くなる．よって、脳梗塞発症後できるかぎり早期に血行を回復させ虚血性ペナンブラを救出することが必要となる．

　　rt-PA静注療法は、早期血流再開により虚血性ペナンブラを救出することを目的としている．ただし、血管が閉塞し時間が経過すると、神経細胞だけでなく、血管内皮細胞などの血管を構成する細胞も不可逆的な障害を受けてしまう．この時期以降に閉塞血管の血流が再開すると、障害された血管が破綻し、出血が生じる．このため、rt-PA静注療法では、脳梗塞発症3時間以内に投与することが厳守されている．

❷ rt-PA静注療法の投与までの流れ

　　rt-PA静注療法は発症3時間以内に投与を開始する必要がある．そのためには、病歴聴取、診察、臨床検査および頭部CT・MRIなどの画像検査を含めた評価を迅速に行い、適応方針を決定する必要がある．rt-PA静注療法の適応治療指針では、来院からrt-PA静注療法開始（Door to Needle）までの時間を1時間以内と設定している（図2）．適応決定までを第1から3段階に分類しポイントふまえ解説する．

1）第1段階（来院まで）

　　本治療のアルゴリズム（図2）は、発症3時間以内に治療可能と判断された患者が来院した時点から開始される．しかし、臨床の現場では来院してから対応していては治療開始時間が大幅に遅れる．したがって、救急隊から脳卒中を疑う患者の連絡が入った時点で、発症時刻、基礎疾患、内服薬の有無などを素早く聴取しておくことが重要である．

> **重要**
> 　発症時刻とは、患者自身、あるいは症状出現時に目撃者が報告した時刻であり、倒れているのを発見した場合や起床時にすでに症状が発現していた場合は、最後に無症状であったのが確認されている時刻が発症時刻となる．

2）第2段階（病歴，診察，臨床検査）

　　患者が来院したら、病歴の聴取、一般的および神経学的診察を迅速かつ正確に行う．これらは、脳卒中と間違いやすい疾患を除外し、脳卒中を正確に診断するうえできわめて重要となる．そのためには、複数の医師が役割分担し、上記作業を同時に行う必要がある．よって、迅速に評価を行うためには、日頃よりNational Institute of Health Stroke Scale（NIHSS）score（表1）の評価に慣れ（23点以上はrt-PA慎重投与）、rt-PA除外項目（表2）を常に頭に入れておくこ

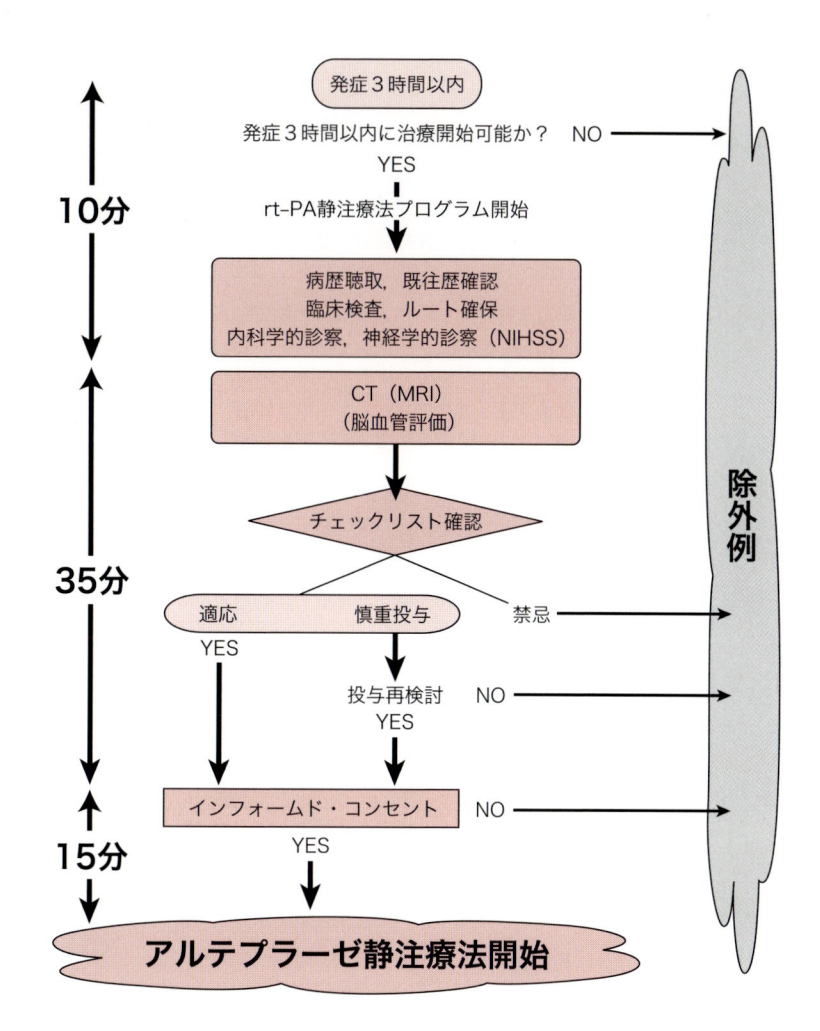

図2 rt-PA静注療法のアルゴリズム
文献2より転載

とが重要である．
　さらに，急性大動脈解離の合併にも注意する必要がある．脳梗塞は急性大動脈解離の約6％に合併するとされ，そのうち10～55％には胸痛や背部痛がないとされる．急性大動脈解離を合併する脳梗塞患者へのrt-PA静注療法は重篤な転帰を招く．したがって，rt-PA静注療法前に病歴（直前の胸痛，背部痛）や身体所見（血圧低下，末梢動脈拍動の減弱もしくは左右差，大動脈弁逆流性雑音），胸部X線所見（上縦隔拡大）などに注意する必要がある．

3）第3段階（画像診断）
　computed tomography（CT）またはmagnetic resonance imaging（MRI）を実施し，脳梗塞の早期発見を見出すとともに，出血性疾患（脳出血，くも膜下出血）を必ず除外することが重要である．CTにて，中大脳動脈領域の1/3以上のearly CT sign（早期虚血性変化）が存

表1　National Institute of Health Stroke Scale（NIHSS）scoreについて

項目	スコア
意識レベル	0＝覚醒　1＝簡単な刺激で覚醒　2＝反射刺激や強い刺激で覚醒　3＝無反応（反射的肢位以外）
意識レベルー質問（今月の月名および年齢）	0＝両方正解　1＝片方正解　2＝両方不正解
意識レベルー従命（開閉眼，「手を握る・開く」）	0＝両方正解　1＝片方正解　2＝両方不正解
最良の注視	0＝正常　1＝部分的注視麻痺　2＝完全注視麻痺
視野	0＝正常　1＝部分的半盲　2＝完全半盲　3＝両側性半盲
顔面麻痺	0＝正常　1＝軽度の麻痺　2＝部分的麻痺　3＝完全麻痺
左腕	0＝90度を10秒間保持可能　1＝90度を保持できるが10秒以内に下垂　2＝90度の挙上または保持不能　3＝重力に抗して動かない　4＝全く動きがみられない
右腕	0＝90度を10秒間保持可能　1＝90度を保持できるが10秒以内に下垂　2＝90度の挙上または保持不能　3＝重力に抗して動かない　4＝全く動きがみられない
左脚	0＝30度を5秒間保持可能　1＝30度を保持できるが5秒以内に下垂　2＝重力に抗して動きがみられる　3＝重力に抗して動かない　4＝全く動きがみられない
右脚	0＝30度を5秒間保持可能　1＝30度を保持できるが5秒以内に下垂　2＝重力に抗して動きがみられる　3＝重力に抗して動かない　4＝全く動きがみられない
運動失調	0＝なし　1＝1肢にあり　2＝2肢にあり
感覚	0＝障害なし　1＝軽度から中等度　2＝重度から完全
最良の言語	0＝失語なし　1＝軽度から中等度　2＝重度の失語　3＝無言，全失語
構音障害	0＝正常　1＝軽度から中等度　2＝重度
消去/無視	0＝異常なし　1＝視覚，触覚，聴覚，視空間，または自己身体に対する不注意，あるいは1つの感覚様式で2点同時刺激に対する消去現象　2＝重度の半側不注意あるいは2つ以上の感覚様式に対する半側不注意

NIHSS scoreは，最も代表的な脳卒中重症度スケールであり，多くの大規模研究で用いられている．意識レベル，視野，眼球運動，顔面神経麻痺，四肢筋力，失調，知覚，無視，構音，言語からなる15の項目の評価を行うことで，あらゆる虚血性脳血管障害の重症度の評価に使用できるようにデザインされている．合計点で評価し，0点が正常で点数が高いほど重症（最高42点）となる．

在する場合には，治療後の症候性頭蓋内出血と関連することから，rt-PA静注療法は禁忌とされる．また，MRI・diffusion weighted imaging（DWI）は急性期の虚血脳組織における水分子の拡散能（ブラウン運動）の低下を検出することで，急性期脳梗塞を分の単位で高信号域として描出することができ，CTでの虚血性変化に比べ梗塞巣の判定は容易に行える．またMR angiography（MRA）も合わせて撮像することで，責任血管の同定も可能となる．当施設では，採血結果待機中にMRIを撮像できるためルーチンでMRI（DWI・fluid-attenuated inversion recovery：FLAIR），MRAを撮像している．

以上の段階を経て，rt-PA静注療法適応と判断されれば，同意を取得した後，rt-PA静注療法

表2　アルテプラーゼ静注療法の適応患者選択チェックリスト

確認事項
- 発症時刻（最終未発症確認時刻）_____ ☐
- 治療開始（予定）時刻 _____ **（＜3時間）** ☐
- 症状の急速な改善がない ☐
- 軽症（失調，感覚障害，構音障害，軽度の麻痺のみを呈する）**ではない** ☐

禁忌　　　　　　　　　　　　　　　　　　　　　　　　　　　　　　あり　なし

既往歴
- 頭蓋内出血既往　☐　☐
- 3カ月以内の脳梗塞（TIAは含まない）　☐　☐
- 3カ月以内の重篤な頭部脊髄の外傷あるいは手術　☐　☐
- 21日以内の消化管あるいは尿路出血　☐　☐
- 14日以内の大手術あるいは頭部以外の重篤な外傷　☐　☐
- 治療薬の過敏症　☐　☐

臨床所見
- 痙攣　☐　☐
- くも膜下出血（疑）　☐　☐
- 出血の合併（頭蓋内出血，消化管出血，尿路出血，後腹膜出血，喀血）　☐　☐
- 頭蓋内腫瘍・脳動脈瘤・脳動静脈奇形・もやもや病　☐　☐
- 収縮期血圧（適切な降圧療法後も185 mmHg以上）　☐　☐
- 拡張期血圧（適切な降圧療法後も110 mmHg以上）　☐　☐

血液所見
- 血糖異常（＜50 mg/dL，または＞400 mg/dL）　☐　☐
- 血小板100,000/mm³以下　☐　☐
- ワーファリン内服中，PT-INR＞1.7　☐　☐
- ヘパリン投与中，APTTの延長（前値の1.5倍以上または正常範囲を超える）　☐　☐
- 重篤な肝障害　☐　☐
- 急性膵炎　☐　☐

画像所見
- CTで広汎な早期虚血性変化　☐　☐
- CT/MRIの圧排所見（正中構造偏位）　☐　☐

慎重投与（適応の可否を慎重に検討する）　　　　　　　　　　　　　　あり　なし

既往歴
- 10日以内の生検・外傷　☐　☐
- 10日以内の分娩・流早産　☐　☐
- 3カ月以上経過した脳梗塞　☐　☐
- 蛋白製剤アレルギー　☐　☐

臨床所見
- 年齢75歳以上　☐　☐
- NIHSSスコア23以上　☐　☐
- JCS100以上　☐　☐
- 消化管潰瘍・憩室炎，大腸炎　☐　☐
- 活動性結核　☐　☐
- 糖尿病性出血性網膜症・出血性眼症　☐　☐
- 血栓溶解薬，抗血栓薬投与中　☐　☐
- 月経期間中　☐　☐
- 重篤な腎障害　☐　☐
- コントロール不良の糖尿病　☐　☐
- 感染性心内膜炎　☐　☐

＜注意事項＞
1. 確認事項は完全に満足する必要がある
2. 一項目でも「禁忌」に該当すれば実施しない
3. 一項目でも「慎重投与」に該当すれば，適応の可否を慎重に検討し，治療を実施する場合でも「リスクとベネフィット」を患者本人・家族に正確に説明し同意を得る必要がある

文献2より転載

が行われる.ただし,臨床の場において来院からrt-PA静注療法開始までの一連の流れを1時間以内に終えることは決して容易ではない.したがって,各スタッフがrt-PA静注療法の流れを熟知し,連携していくことがきわめて重要となる.

❸今後の展望
1) 治療開始時間の延長
2008年に欧州から,発症3〜4.5時間の急性期脳梗塞患者に対するrt-PA静注療法の効果を検討したEuropean Cooperative Acute Stroke Study (ECASS) Ⅲ[3]の結果が報告され,発症3〜4.5時間の症例に対するrt-PA静注療法の安全性および有効性が示された.この結果を受けて,欧米のガイドラインが改訂され,発症4.5時間以内のrt-PA静注療法が推奨されるようになった.本邦においても,rt-PA静注療法のtherapeutic time window(治療可能時間)の延長が待たれる.

2) 新たな血栓溶解薬の使用
現在,発症9時間以内の脳梗塞症例を対象に,新たな血栓溶解薬であるデスモテプラーゼ(吸血コウモリの唾液由来の遺伝子組み換え血栓溶解薬)の大規模臨床試験が国際第Ⅲ相試験として,The Desmoteplase in Acute Ischemic Stroke Trial (DIAS) -3, 4が実施されている.わが国でも日本人急性期脳梗塞患者を対象としたデスモテプラーゼの第Ⅱ相試験であるRandomised, double-blind, placebocontrolled, dose-escalation study of desmoteplase in Japanese patients with acute ischemic stroke (DIAS-J) が2010年3月より実施されており,結果が注目されている.

2 脳梗塞に対する血管内治療 (表3)

❶経動脈的血栓溶解
閉塞血管にカテーテルを誘導し,血栓に対し直接ウロキナーゼ (UK),プロウロキナーゼ (pro-UK),t-PAを局所動注する方法である.大規模臨床研究としてPROACT (Prolyse in Acute Cerebral Thromboembolism) [4],PROACT Ⅱ[5],MELT (Middle Cerebral Artery Embolism Local Fibrinolytic Intervention Trial) Japan[6] の3つが報告されている.

PROACT, PROACT Ⅱは,北米で行われた発症6時間以内の中大脳動脈閉塞例を対象とし,pro-UK動注療法群とプラセボ群,ヘパリン静注療法群を比較した無作為化比較試験 (RCT) である.結果,再開通率はPROACT-Ⅰ 58%,PROACT-Ⅱ 66%であった.症候性頭蓋内出血は,PROACT-Ⅰ 15.4%,PROACT-Ⅱ 10%,3カ月後の転帰は,PROACT-Ⅰ 30.8% (mRS≦1),PROACT-Ⅱ 40% (mRS≦2),死亡率はPROACT-Ⅰ 26.9%,PROACT-Ⅱ 25%であった.MELT Japanは,発症6時間以内の中大脳動脈閉塞例を対象に,UK動注療法群と保存的加療群を比較した,本邦で行われたRCTである.結果,再開通は73.7%,症候性頭蓋内出血は8.7%,3カ月後の転帰は42.1% (mRS≦1),死亡率は8.7%であった.

表3　急性期脳梗塞に対する脳血管内治療の大規模臨床研究

研究名	研究デザイン	症例数	対象（発症時間）(NIHSS score)	治療（数）	再開通率（%）（TIMI≧2）	症候性頭蓋内出血（%）	臨床転帰（%）
PROACT	RCT	40	≦6 5〜29	IA-UK（26） Plasebo（14）	IA-UK：57.7 Plasebo：14.3	IA-UK：15.4 Plasebo：7.1	IA-UK：30.8 Plasebo：21.4 (mRS≦1)
PROACT II	RCT	180	同上	UK＋IV heparin（121） IVheparin（59）	UK＋IV heparin：66 IV heparin：18	UK＋IV heparin：10 IV heparin：2	UK＋IV heparin：40 IV heparin：25 (mRS≦2)
MELT Japan	RCT	114	≦6 5〜22	IA-UK（57） Control（57）	IA-UK：73.7 Control：−	IA-UK：8.7 Control：1.8	IA-UK：42.1 Control：22.8 (mRS≦1)
IMS I	Single arm	62	≦5 ≧10	IV-t-PA＋IA-t-PA	56	6.3	30（mRS≦1） 43（mRS≦2）
IMS II	Single arm	55	≦5 ≧10	IV-t-PA＋IA-t-PA/EKOS	73	9.9	33（mRS≦1） 46（mRS≦2）
MERCI trial	Single arm	141	≦8 ≧8	Merci Retriever®	48.2 60.3（＋追加治療）	7.8	27.7（mRS≦2）
Multi MERCI trial	Single arm	164	≦8 ≧8	Merci Retriever®	54.9 68.3（＋追加治療）	9.8	36.3（mRS≦2）
Penumbra Pivotal Stroke Trial	Single arm	125	≦8 ≧8	Penumbra system	81.6	11.2	25（mRS≦2）

mRS（modified Rankin Scale）：0＝全く症候がない，1＝症候はあっても明らかな障害はない，2＝軽度の障害，3＝中等度の障害，4＝中等度から重度の障害，5＝重度の障害，6＝死亡

❷経静脈的血栓溶解＋経動脈的血栓溶解

　　IMS（Interventional Management of Stroke）-I[7]，IMS-II[8] は，t-PA局所動注および静注併用療法の有効性および安全性を評価するために北米で行われた，多施設の単一治療オープンラベル試験である．発症3時間以内の脳梗塞患者にt-PA静注療法を行い，直後の血管造影にて閉塞病変が確認されれば，発症5時間以内にt-PAの局所動注療法を行った．さらにIMS-IIでは，誘導可能な部位であれば超音波振動端子をもつマイクロカテーテル（EKOS microinfusion system）による追加治療を行った．結果，再開通率はIMS-I 56％，IMS-II 73％であった．症候性頭蓋内出血は，IMS-I 6.3％，IMS-II 9.9％，3カ月後の転帰（mRS≦2）は，IMS-I 43％，IMS-II 46％，死亡率はIMS-I，IIともに16％であった．このことから，t-PA動注/静注併用療法の有効性および安全性が示された．またIMS-I，IIの結果を受けて，現在IMS-IIIが進行中である．IMS-IIIは，他施設共同介入試験で，t-PA静注療法単独療法とt-PA動注/静注併用療法＋各種カテーテル治療（EKOS，スタンダードマイクロカテーテ

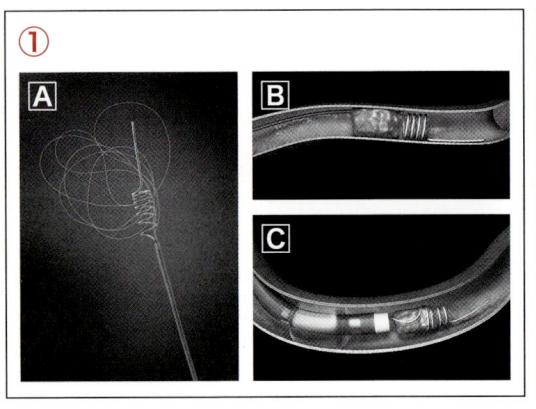

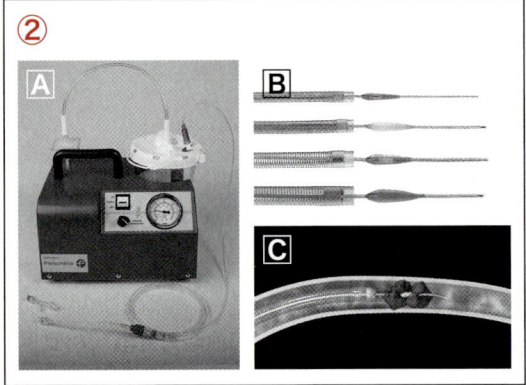

図3　血管内治療用デバイス
①**Merci retriever®**：Merci® マイクロカテーテルを血栓の遠位に留置し，Merci retriever® を展開（A），螺旋状に巻かれたプラチナ・タングステン合金のワイヤーと6本のポリプロピレン製のフィラメントにより血栓を絡め取り（B），Merci® バルーン付ガイディングカテーテル内に回収する（C）．
②**Penumbra system®**：マイクロカテーテルを血栓の手前まで誘導，体外に接続したアスピレーションポンプ（A）により陰圧をかけたうえで血栓破砕用のガイドワイヤーであるセパレーター（B）で血栓を破砕しながら吸引する（C）．

ル，Merci retriever®）による混合治療とを比較する試験であり，結果が待たれる．

❸血栓除去デバイス（Merci retriever®）

　Merci retriever®（図3①）は，遠位端に螺旋状に巻かれたプラチナ・タングステン合金のワイヤーと6本のポリプロピレン製のフィラメントにより血栓を絡めとって回収するデバイスである．Merci retriever® を用いた多施設オープンラベル単一治療試験として，MERCI（Mechanical Embolus Removal in Cerebral Ischemia）trial[9]，Multi MERCI trial[10] がある．対象は発症8時間以内の主幹動脈閉塞病変を有するt-PA非適応・無効症例に対して行われた．結果，再開通率はMERCI 48.2％，Multi MERCI 54.9％であり，他の手技（t-PA，UK，経皮的血管形成術，マイクロスネア）を追加で行った場合，再開通率はそれぞれ60.3％，68.3％に上昇した．症候性頭蓋内出血は，MERCI 7.8％，Multi MERCI 9.8％，3カ月後の転帰（mRS≦2）は，MERCI 27.7％，Multi MERCI 36.3％，死亡率はMERCI 43.5％，Multi MERCI 33.5％であった．Merci retriever® を用いた血管内治療は高い再開通率と良好な転帰が得られ，急性期脳虚血治療に対する有効性が示された．

❹血栓回収デバイス（Penumbra system®）

　Penumbra system®（図3②）は，陰圧により血栓を破砕しながら吸引除去する方法である．Penumbra system® を用いた臨床試験として，Penumbra Pivotal Stroke Trial[11] がある．対象はt-PA無効例も含む発症8時間以内の症例に行われた．結果，再開通率は81.6％と非常に高い再開通率が得られた．症候性頭蓋内出血は，11.2％，3カ月後の転帰（mRS≦2）は25％，死亡率は32.8％であった．またPenumbra system® を用いたretrospective studyであるPOST

表4 Merci retriever®/Penumbra system® の適正治療指針

① rt-PA静注療法の適応例に対しては，これを優先すること．
② 「Merci/Penumbra を用いた再開通療法が有効である」との科学的根拠は十分ではないことに留意すること．
③ Merci/Penumbra 使用者は，その添付文書，実施基準を遵守し，所定の訓練を経て正しい操作方法および使用方法を身につけたうえで実施すること．
④ Merci/Penumbra 使用者は，その市販後調査や臨床研究に積極的に協力し，本療法の効果や問題点を明らかにすることに協力すること．

日本脳卒中学会 適正治療指針を参考に作成

Trial（157例）でも，再開通率87％，3カ月後の転帰（mRS≦2）41％とPenumbra Pivotal Stroke Trialと比較しても遜色のない結果が得られている．Penumbra system® は，2011年に本邦で薬事承認された．

【血管内治療のまとめ】

本邦でも2010年にMerci retriever®，2011年にPenumbra system® といった脳血管内治療用の新たなデバイスが次々と認可され，急性期脳梗塞に対する脳血管内治療の飛躍が期待される．ただし，現時点で科学的根拠を有するのは，①発症6時間以内，②来院時の症候が中等度以下，③CT上梗塞巣を認めないか軽微，すべてを満たす中大脳動脈閉塞症例に対する選択的局所線溶療法のみである（脳卒中治療ガイドライン2009：グレードB）．したがって，Merci retriever® やPenumbra system® といったデバイスを使用するにあたっては，適正治療指針（表4）を厳守する必要がある．また，適応症例（ペナンブラ領域が残存している症例）を選択するため，術前にMRI（DWI）・MRA，MRI perfusion，CT perfusionなどの各種画像検査を行い治療適応を判断する必要があると考える．

当施設でrt-PA無効例に対してMerci retriever® を用いて血管内治療を行った症例を呈示する．

症例

症　例：61歳，男性
主　訴：午前7時に荷物を持ち上げた際，突然右片麻痺が出現したため，発症から40分後に当院へ救急搬送された．
既往歴：高血圧，心房細動
神経学的所見：意識：JCS I–3，眼球右方偏倚，左同名半盲，顔面を含む左不全片麻痺および感覚障害を認めた．NIHSS score：10点
経　過：頭部MRI（図4A, B）では，右内包後脚，島回皮質および後頭葉に急性期脳梗塞およ

図4　rt-PA無効例に対してMerci retriever® を用いた症例

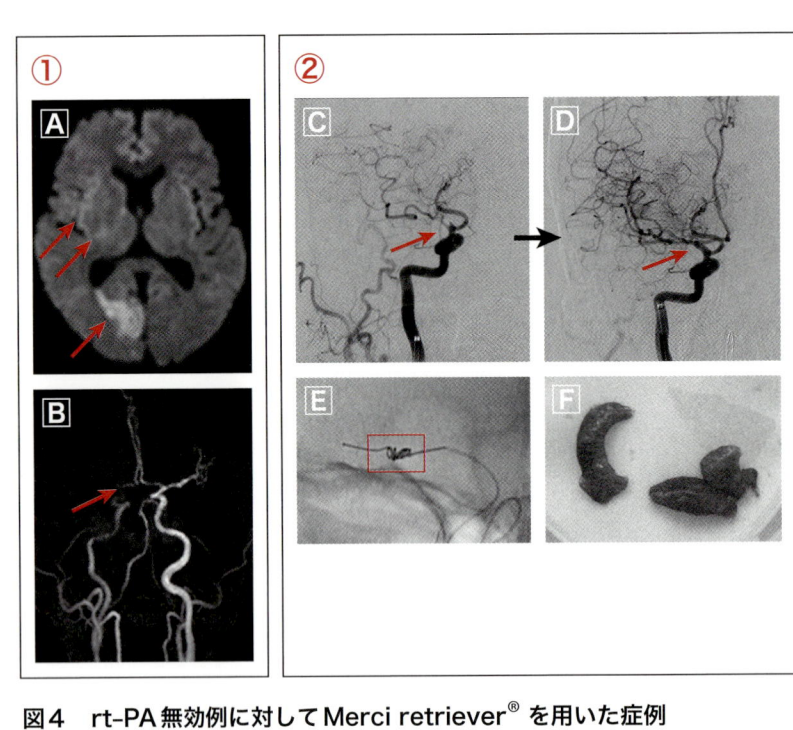

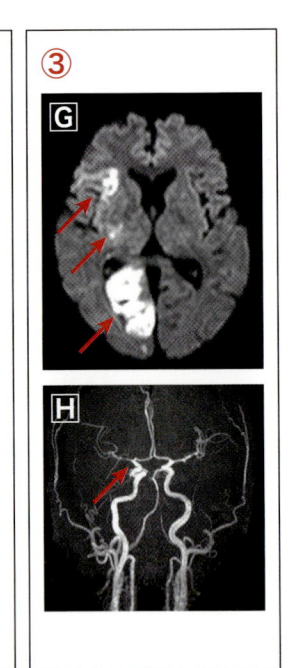

①**来院時MRI**：DWI（A）で右内包後脚，島回皮質および後頭葉に高信号域（→）を認める．MRA（B）で右内頸動脈遠位部に閉塞所見（→）を認める．

②**脳血管造影**：右内頸動脈遠位部に閉塞所見（→）を認める（C）．閉塞血管の再開通所見（→）を認める（D）．Merci retriever® を展開（E）．回収された血栓（F）

③**翌日MRI**：DWI（G）で，来院時に認めていた高信号域の明瞭化（→），MRA（H）で閉塞血管の再開通所見（→）を認める．

びMRAで右内頸動脈遠位閉塞の所見を認めた．発症3時間以内であり，かつt-PAの禁忌項目に該当しなかったため，発症から100分後にt-PA静注療法（0.6 mg/kg）を施行した．しかし，投与後も症状の改善なく，診断のため施行した血管造影検査（図4C）でも再開通所見は得られなかったため，引き続き全身麻酔下で血管内治療を行った．

血管内治療：右内頸動脈にバルーン付きガイディングカテーテルを内頸動脈留置，Merci® マイクロカテーテルをマイクロワイヤー用いて閉塞部位（内頸動脈遠位部から中大脳動脈M1近位部）の遠位部に誘導した（図4E）．同部位でMerci Retriever®（V2.5mm soft）を展開しマイクロカテーテルと一緒に引き戻し，血栓を回収した．一度の手技でMerci® コイル部と吸引の注射器内に血栓が確認された（図4F）．術後，血管造影を施行，良好な再開通が得られたため終了とした（図4D）．

治療後経過：翌日のMRI（図4G, H）では，来院時に認めていた右内頸動脈動脈遠位閉塞の再開通を認めた．rt-PA投与24時間後より，ヘパリンの持続点滴静注を開始した．その後は，リハビリも順調に経過，麻痺もなく第36病日に自宅退院した．

文献・参考図書

1) Nakagawara, J., et al. : Thrombolysis with 0.6 mg/kg intravenous alteplase for acute ischemic stroke in routine clinical practice: the Japan post-Marketing Alteplase Registration Study (J-MARS). Stroke, 41 : 1984-1989, 2010
   ↑発症3時間以内の日本人脳梗塞患者におけるrt-PA（0.6 mg/kg）静注療法の市販後調査である．rt-PA静注療法の安全性および有効性が示された．

2) 日本脳卒中学会医療向上・社会保険委員会rt-PA（アルテプラーゼ）静注療法指針部会：rt-PA（アルテプラーゼ）静注療法適正治療指針．脳卒中，27（2）：327-354，2005

3) Hacke, W., et al. : Thrombolysis with alteplase 3 to 4.5 hours after acute ischemic stroke. N Engl J Med, 359 : 1317-1329, 2008
   ↑発症3～4.5時間の脳梗塞患者に対するrt-PA静注法の有効性および安全性が示された．

4) del Zoppo, G. J., et al. : PROACT: a phase II randomized trial of recombinant pro-urokinase by direct arterial delivery in acute middle cerebral artery stroke. PROACT Investigators. Prolyse in Acute Cerebral Thromboembolism. Stroke, 29 : 4-11, 1998

5) Furlan, A., et al. : Intra-arterial prourokinase for acute ischemic stroke. The PROACT II study: a randomized controlled trial. Prolyse in Acute Cerebral Thromboembolism. JAMA, 282 : 2003-2011, 1999
   ↑発症6時間以内の中大脳動脈閉塞例を対象とし，pro-UK動注療法群とプラセボ群，ヘパリン静注療法群を比較した無作為化比較試験．

6) Ogawa, A., et al. : Randomized trial of intraarterial infusion of urokinase within 6 hours of middle cerebral artery stroke: the middle cerebral artery embolism local fibrinolytic intervention trial (MELT) Japan. Stroke, 38 : 2633-2639, 2007
   ↑発症6時間以内の中大脳動脈閉塞例を対象に，UK動注療法群と保存的加療群を比較した，本邦で行われたランダム化比較試験．

7) IMS Study Investigators. : Combined intravenous and intra-arterial recanalization for acute ischemic stroke: the Interventional Management of Stroke Study. Stroke, 35 : 904-911, 2004

8) IMS II Trial Investigators. : The Interventional Management of Stroke (IMS) II Study. Stroke, 38 : 2127-2135, 2007
   ↑t-PA局所動注および静注併用療法の有効性および安全性を評価するために北米で行われた，多施設の単一治療オープンラベル試験．

9) Smith, W. S., et al. : Safety and efficacy of mechanical embolectomy in acute ischemic stroke: results of the MERCI trial. Stroke, 36 : 1432-1438, 2005

10) Smith, W. S., et al. : Mechanical thrombectomy for acute ischemic stroke: final results of the Multi MERCI trial. Stroke, 39 : 1205-1212, 2008
    ↑血栓回収デバイスであるMERCI retriever®を用いた多施設オープンラベル単一治療試験．

11) Penumbra Pivotal Stroke Trial Investigators. : The penumbra pivotal stroke trial: safety and effectiveness of a new generation of mechanical devices for clot removal in intracranial large vessel occlusive disease. Stroke, 40 : 2761-2768, 2009
    ↑血栓回収デバイスであるPenumbra system®を用いた多施設オープンラベル単一治療試験．

第3章 【Special Lecture】さらに視野を広げるために！

5 意識障害の予後とその指標

久保山一敏，小谷穣治

Point

- 外傷性脳損傷，非外傷性脳損傷，心肺蘇生後などさまざまな病態で神経学的予後の予測因子が検討されているが，すべてに共通する因子は見出されていない
- 意識障害患者の予後を急性期に予測することはおおむね困難で，治療の手控えなどは早計に行うべきではない
- 意識障害の原因の1つとして，NCSEを認識しておくべきである
- 遷延性意識障害患者への対応には，脳死状態を除いて公的・倫理的指針はなく，臨床現場にゆだねられている

■ はじめに

　外傷性脳損傷（traumatic brain injury：TBI）の緊急手術の後や，心肺停止から心拍再開（return of spontaneous circulation：ROSC）を得て低体温療法を施行した後でも，意識障害が持続する例は少なくない．そのような場合医療者は，結果をどう予測し，次にどう治療戦略を立てるかという問題に直面する．良好な予後が期待できるとなればモチベーションは高まるが，救命が困難なケースや植物状態が必至のケースでは，患者の尊厳を守りつつ積極的治療から撤退するという選択肢もありえる．
　本項では，成人におけるさまざまな脳損傷の予後予測について述べる．

1 外傷性脳損傷（TBI）

　意識障害を呈したTBIの転帰は，さまざまである．最近のメタアナリシスでは，グラスゴー・コーマ・スケール（Glasgow Coma Scale：GCS）合計点12点以下の重症～中等症例を対象に検討している．計8,509例の6カ月後のグラスゴー・アウトカム・スケール（Glasgow Outcome Scale：GOS）は，GR 32％（2,761例），MD 20％（1,666例），SD 16％（1,335例），PVS 4％（351例），死亡28％（2,398例）であった[1]．

予後予測に有用な因子としては，最近のレビューでは表1のように列挙されている[2]．

いっぽう本邦の統計として，頭部外傷データバンクがある．そのなかでGCS合計点8点以下の重症TBI 805例を対象として，転帰からみた検討が後方視的になされている．退院時の転帰は，GR 11％（88例），MD 14％（114例），SD 20％（157例），VS 11％（86例），Dが45％（360例）であった．さらに，その転帰を生存転帰良好群（GR＋MD），生存転帰不良群（SD＋VS），死亡群（D）の3群に再度分類し，予測因子を比較検討したところ，3群中いずれの2群間でも統計学的有意差を示した因子が，転帰を予測するのに最も適したものと考えられた[3]．それらを表2に示す．

MEMO 1 神経学的転帰の評価法

脳損傷の転帰評価にはグラスゴー・アウトカム・スケール（GOS）（表3）が多く用いられる[4]．転帰を，GR，MD，SD，PVS，Dの5段階で表現する．本来はTBIに用いる目的で開発されたが，それにとどまらずさまざまな脳損傷で援用されている．なお心停止後脳症の転帰評価に限っては，そこから派生した脳機能カテゴリー（cerebral performance category：CPC），全身機能カテゴリー（overall performance category：OPC）を用いる．

表1 TBIの予後予測因子と単変量解析

項 目	オッズ比（95％CI）
年 齢	2.14（2.00～2.28）
来院時GCS（運動機能）	
M1 欠如	5.30（3.49～8.04）
M2 異常進展	7.48（5.6～9.98）
M3 異常屈曲	3.58（2.71～4.73）
対光反射消失	
片側	2.70（2.07～3.53）
両側	4.77（3.46～6.57）
二次損傷	
低血圧	2.67（2.09～3.41）
低酸素症	2.08（1.69～2.56）
低体温	2.21（1.56～3.15）
CT所見	
Class Ⅲ / Ⅳ（Marshall分類）	2.62（2.13～3.21）
占拠性病変	2.18（1.83～2.61）
外傷性くも膜下出血	2.64（2.42～2.89）
血糖値	1.68（1.54～1.83）

文献2より引用

表2 重症TBIの転帰予測因子

	転帰良好	生死の境界
GCS合計点	6点以上	4・5点
GCS運動機能（M）	4点以上	2・3点
血糖	165 mg/dL以下	190～210 mg/dL
ISS	24点以下	26～31点

その他に瞳孔異常，CPA，CT上のくも膜下出血は，転帰の重症度にしたがって出現度が増大した
文献3より引用

表3 グラスゴー・アウトカム・スケール（GOS）

- 回復良好（Good Recovery：GR）：正常生活が可能．軽度な神経学的および精神的脱落症状はあってもよい
- 中等度障害（Moderately Disability：MD）：神経脱落症状や記憶障害などはあるが，日常生活は自立
- 重度障害（Severe Disability：SD）：意識はあるが，日常生活は他人の介助が必要
- 遷延性植物状態（Persistent Vegetative State：PVS）：死亡するまで数週間あるいは数カ月間，無反応で発語もない
- 死亡（Death：D）

文献4より引用

2 非外傷性昏睡

Levyらは，500例の非外傷性昏睡患者において，予後判定に有益な神経学的所見を抽出し，論理図を作成した．病日ごとに予後予測に有用な複数の神経学的所見をあげて簡単なアルゴリズムで予後を示しており，よく引用される．図1に，入院時および第3病日の神経学的所見と論理図を示す[5]．

これによれば，1年以内にGR・MDまで回復する可能性のあるのは，入院時に脳幹反射の2つが確認されうめき声を上げた（GCS V2）患者のうちの41％であり（図1Ⓐ），また3日目では角膜反射と四肢の何らかの運動があり（M2以上），不適切な言語（V3）以上を認めた患者の74％であった（図1Ⓑ）．なおこの研究が対象としたのは低酸素脳症210例，くも膜下出血38例，その他の脳血管障害143例，肝性昏睡51例など雑多であり，病型ごとの検討はされていない．

3 低酸素脳症（心停止後脳症）[6]（図2）

❶神経学的診察

ROSC後早期には，神経学的所見では確実な予後予測はできない．72時間以降では，対光反射・角膜反射の両者が消失していれば予後不良と確実に予測できるようになる．ただしそれは，低体温療法を受けておらず，修飾因子（低血圧，鎮静薬，筋弛緩薬など）がない成人に限られる（偽陽性率0％，95％CI 0〜9）．

❷神経電気生理学的検査

ROSC後24〜72時間の脳波で以下のいずれかが認められれば，予後不良と予測される（偽陽性率3％，95％CI 0.9〜11）．

- 全般性抑制（20μV未満）
- 全般性てんかん活動に伴うburst-suppressionパターン
- 平坦基礎律動上のびまん性周期性複合波

ただし，鎮静薬，低血圧，低体温，低酸素血症といった修飾因子のないことが前提である．

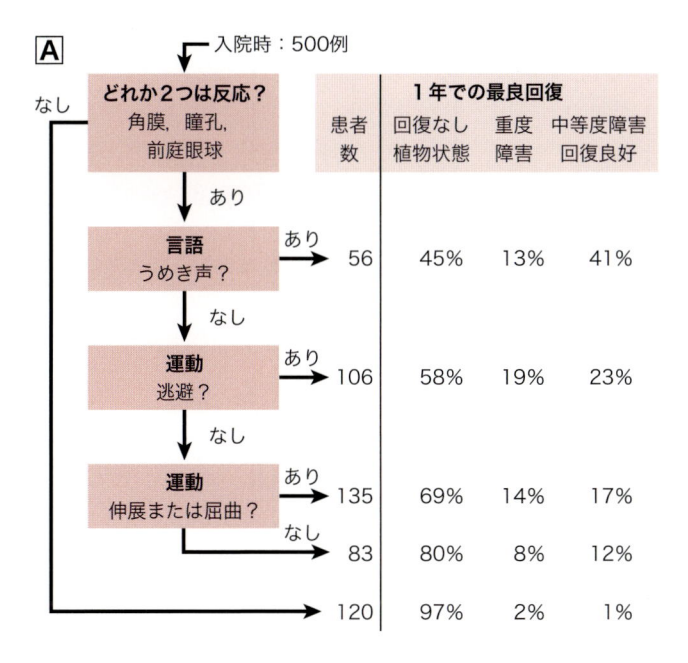

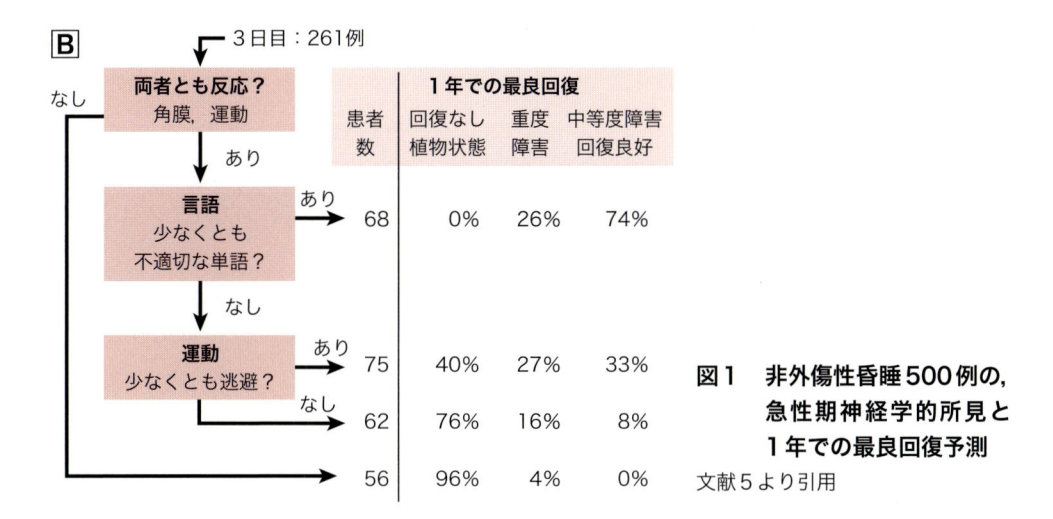

図1 非外傷性昏睡500例の,急性期神経学的所見と1年での最良回復予測

文献5より引用

A 入院時:500例

	患者数	1年での最良回復		
		回復なし 植物状態	重度障害	中等度障害 回復良好
どれか2つは反応？(角膜,瞳孔,前庭眼球) なし→				
言語 うめき声？ あり→	56	45%	13%	41%
運動 逃避？ あり→	106	58%	19%	23%
運動 伸展または屈曲？ あり→	135	69%	14%	17%
なし→	83	80%	8%	12%
(なし全体)→	120	97%	2%	1%

B 3日目:261例

	患者数	回復なし 植物状態	重度障害	中等度障害 回復良好
両者とも反応？(角膜,運動) なし→				
言語 少なくとも不適切な単語？ あり→	68	0%	26%	74%
運動 少なくとも逃避？ あり→	75	40%	27%	33%
なし→	62	76%	16%	8%
(なし全体)→	56	96%	4%	0%

　体性感覚誘発電位（somatosensory evoked potential：SSEP）は,脳波と比べると意識レベルや薬剤,代謝産物の影響を受けにくく,より正確な予後予測が可能と考えられている.正中神経刺激によるSSEPでは,ROSCの24〜72時間後にN20皮質反応が消失していれば,予後不良（CPC 3〜5）と予測できる（偽陽性率0.7%,95% CI 0.1〜3.7）.

　聴性脳幹誘発電位（brainstem auditory evoked potentials：BAEP）は神経集中治療領域ではなじみ深いが,予後予測に推奨できるだけのエビデンスは得られていない.

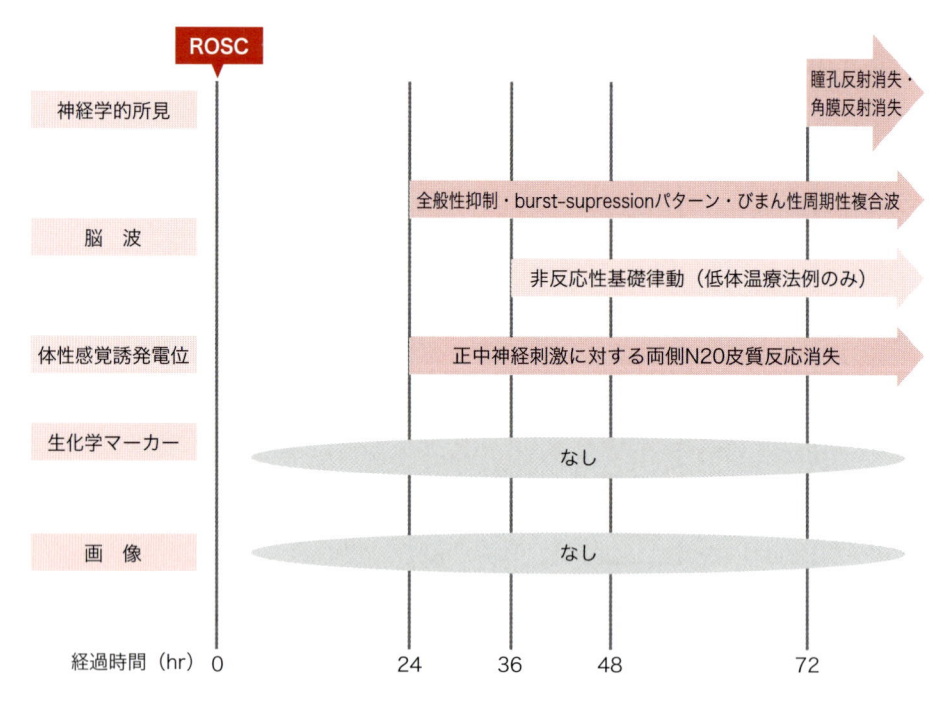

図2 心肺停止からROSC後の時間経過と，予後予測に有用な所見

項目	所見	時期
神経学的所見	瞳孔反射消失・角膜反射消失	72hr以降
脳波	全般性抑制・burst-supressionパターン・びまん性周期性複合波	24hr以降
脳波	非反応性基礎律動（低体温療法例のみ）	36hr以降
体性感覚誘発電位	正中神経刺激に対する両側N20皮質反応消失	24hr以降
生化学マーカー	なし	
画像	なし	

❸その他

　　　血液検査や髄液検査には，鎮静薬や筋弛緩薬の影響を受けにくいという利点がある．予後不良との関連が示唆されている生化学マーカーは多数存在するが，エビデンスは不十分で，どれか1つだけでは確実な予後の予測はできない．

　　　頭部CTや頭部MRIで転帰不良を示唆するとされる所見も多数指摘されているが，いずれも研究のエビデンスレベルは高いとはいえず，確実な予後予測はできない．SPECT（single photon emission CT）での研究で，前頭葉，側頭葉での脳血流低下がくり返し観察されることが予後不良を示唆するとの指摘もあるが，意見は分かれている．

❹低体温療法施行例での予後予測

　　　ROSC後の集中治療において現在中心的な脳蘇生法は，低体温療法である．しかし本療法を受けた患者の予後予測については，まだ十分なエビデンスはない．可能性があると考えられている評価法は，

　　① SSEP上の両側N20波の消失（ROSCの24時間後以降），もしくは脳波上の非反応性基礎律動（36～72時間後）
　　② 瞳孔反射・角膜反射両方の消失（72時間後以降）
　　の2者である．

4 遷延性意識障害

高度な意識障害が遷延した場合，植物状態と鑑別すべき病態としては，非痙攣性てんかん重積発作（non-convulsive status epilepticus：NCSE），最小限の意識状態（minimally conscious state：MCS），閉じ込め症候群（locked-in syndrome），無動性無言などがあげられる．

米国の関連5学会による合同タスクフォースは，1994年に植物状態を「視床下部と脳幹自律神経の機能は保持されており，睡眠―覚醒サイクルを伴っているが，自己および環境を全く認識していない臨床状態」と述べた[7]．彼らによれば，受傷後1カ月で植物状態であったTBIの成人患者434例のうち，1年後に意識を回復したのは52％（GR7％，MD17％，SD28％）であり，PVSは15％，Dは33％であった．いっぽう同様の比較を非外傷性損傷169例に行ったところ，1年後に意識を回復したのは15％（GR1％，MD3％，SD11％）に過ぎず，PVSは32％，Dは53％であった（図3）．以上から，TBIは非外傷性のものに比して，予後は良好であるといえる[8]．

遷延性植物状態（PVS）の定義は彼らによれば，急性病態では「TBI・非外傷性にかかわらず受傷後1カ月の時点での植物状態」である[7]．さらにそれが永続的と判断されるのは，TBIでは受傷12カ月後，非外傷性損傷では3カ月後としている．またPVS患者の生命予後は2〜5年とも述べている[9]．

NCSEとは，明らかな痙攣発作は認めないてんかん重積状態であり，意識障害の原因の1つとして近年注目されている．主に複雑部分発作や小発作の重積状態であり，持続脳波モニタリングの普及により認識されるようになった．Towneらは痙攣を呈していない昏睡患者236例に持続脳波モニタリングを行ったところ，8％（19例）でNCSEを確認したと報告している[10]．発生頻度は，ヨーロッパの報告によれば人口10万人当たり2.6〜7.8人であり，全身痙攣重積状態（generalized convulsive status epilepticus：GCSE）の3.6〜6.6人と同等であった[11]．治療抵抗性で予後不良と報告されている．しかし消化器系や循環器系の自律神経障害のみが顕在しているような場合は，見逃されやすい．症候性てんかんの新たな表現型としてとらえ，遷延性意識障害の原因疾患

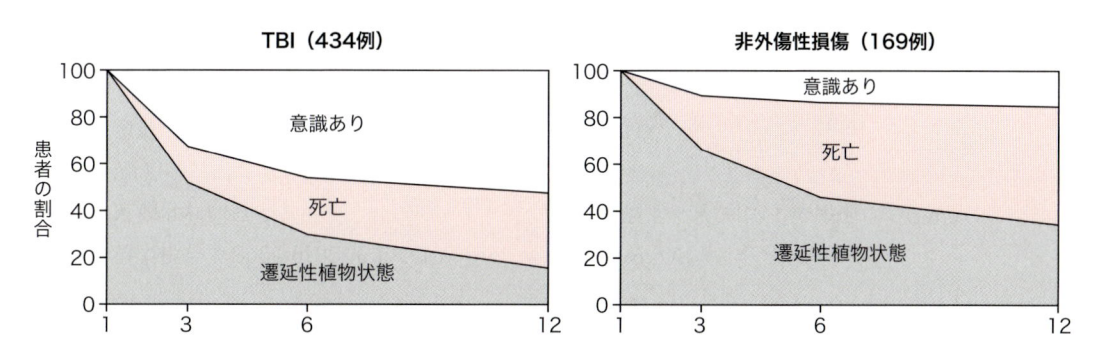

図3 受傷1カ月後にPVS状態であった成人患者の，12カ月までの推移
文献8より引用

の1つとして認識しておくべきである．

本邦の神経蘇生ガイドラインでは，さまざまな意識障害では持続脳波モニタリングを行うこと（Class I），専門医による基礎疾患の治療をできるだけ早期から行うべきこと（Class I）が推奨されている[12]．

MCSとは，「自己または周囲を認識していることを示す最小限ながら確かな行動がみられる，重篤な意識障害状態」をさす（表4）．植物状態との鑑別は，認識に伴う行動が示されるか否かでなされる[13]．

MEMO ❷ 予後予測の際の一般的注意

神経学的評価や検査結果が信頼に足るものであるためには，呼吸・循環が安定していることが前提になる．低酸素状態やショックに陥っていると，所見が悪影響を受けるためである．また集中治療管理では鎮静薬や筋弛緩剤が投与されていることが多く，その影響を考慮して患者を評価しなければならない．

■おわりに

急性病態の予後判定は，単純ではない．まして急性期しか関与できないことの多い救急・集中治療の現場では，長期的な予後を確実に見通すのは困難である．そのことを再認識し，軽率な判断や方針の選択は戒めるべきであろう．

表4　MCSの診断
以下にあげる行動を明白に証明することで，診断される．

1．簡単な指示に応じる
2．はい／いいえの反応を，身振りもしくは言語で示す
3．理解可能な言語表現
4．周囲からの刺激との密接な関連で惹起された動作や感情的な振る舞いで，反射運動ではないもの．以下のいずれかの例で，関連動作反応の十分な証拠となる ・感情をゆさぶる話題・刺激の言語的内容や視覚的内容に反応して，泣いたり，ほほえんだり，笑ったりしたというエピソード，目立たない話題・刺激には反応しない ・コメントや問いかけの言語内容に直接反応して，声を出す・ジェスチャーをする ・物の位置と手を伸ばす方向との明確な関連性を意識しているように，物に手を伸ばす ・大きさや形にふさわしいやり方で，物に触れる・保持する ・動く物や目立つ刺激に反応して，追視・固視をする

文献13より引用

Pros & Cons 賛成論 反対論

❖ 遷延性意識障害と終末期医療

　脳損傷のため意識障害が遷延した患者では，どのような状況が終末期に該当するのだろう？日本救急医学会の「救急医療における終末期医療に関する提言（ガイドライン）」では，4つの状況を終末期と定義しているが，そのうち遷延性意識障害に該当する記述は，次のくだりである．

- 不可逆的な全脳機能不全（脳死診断後や脳血流停止の確認後なども含む）と診断された場合

　これはいわゆる脳死状態を指していると受け取れ，それ以外のPVSやMCSでは終末期には該当しないと捉えるべきだろう．

❖ PVS患者への対応

　米国神経学会の声明には，以下のように述べられている[9]．

- 患者がPVSと診断されても，さまざまな段階まで回復する可能性も，PVSのまま推移する可能性もあることを，家族・代理人と議論する
- 個人の尊厳と清潔を維持するのに適切なだけの医療・ケアを，患者は受けるべきである
- 医師と家族は，各種治療の実施もしくは撤退を決定しなければならない
- PVSが永続的と判断された場合は，DNAR（Do Not Attempt to Resuscitate：蘇生行為非施行）を指示するのが適当である

　これらは，本邦の実状に照らしても妥当な内容と思われる．しかし明文化された公的指針などは本邦には存在していないことに留意すべきである．

One More Experience

ルーチンの神経学的診察

　救急処置室やICUでくり返し観察される神経学的所見としては意識レベルと瞳孔径・対光反射が代表であろう．これらの所見は，頭蓋内の占拠性病変をもつ患者においてその進展に伴う脳ヘルニアを示すものとして，鋭敏かつ重要である．急性期にこれらの所見が悪化したら，救命のために緊急手術が考慮される．

　しかし非外傷性損傷においては，これらの所見がもつ意味合いは必ずしも同一ではない．心肺停止からのROSC直後に疼痛刺激に対する反応がなく，瞳孔が散大し対光反射もみとめない場合，ただちに積極的治療の適応外と判断する向きもある．しかしこれは早計である．神経学的所見では，ROSC後72時間でなければ予後を予測することはできず，まして何事かを決定する根拠にもできない．

　ルーチンの観察所見をTBIでも心停止後でも画一的に解釈するのではなく，示される意味あいを整理しておく必要がある．

文献・参考図書

1) Steyerberg, E.W., et al. : Predicting outcome after traumatic brain injury: development and international validation of prognostic scores based on admission characteristics. Plos Medicine, 5 : 1251-1261, 2008
   ↑中等症〜重症のTBIの研究11本のメタアナリシス．多くの予後予測因子を検討している．

2) Lingsma, H. F., et al. : Early prognosis in traumatic brain injury: from prophecies to predictions. Lancet Neurol, 9 : 543-554, 2010
   ↑TBIに関するレビュー．予後予測因子のオッズ比を明示している．

3) 卯津羅雅彦 ほか：転帰からみた重症頭部外傷の現状：頭部外傷データバンクから．神経外傷, 31 : 107-112, 2008
   ↑日本発のエビデンスをめざした，外傷性脳損傷のデータベース．1,000例以上のデータが集積されている．

4) Jennett, B. & Bond, M. : Assessment of outcome after severe brain damage. A practical scale. Lancet, 1 : 480-484, 1975

5) Levy, D. E., et al. : Prognosis in nontraumatic coma. Ann Int Med, 94 : 293-301, 1981
   ↑意識障害の予後予測の方法論を提示した論文．成書にも多く引用されている．

6) JRC（日本版）ガイドライン作成合同委員会：第2章［9］予後判定．「JRC蘇生ガイドライン2010」（日本蘇生協議会，日本救急医療財団 監），pp.95-99, へるす出版, 2011
   ↑世界と共同歩調で編纂された心肺蘇生ガイドライン日本版の二次救命処置の章に含まれている．

7) The multi-society task force on PVS : Medical aspects of the persistent vegetative state（First of two parts）. N Eng J Med, 330 : 1499-1508, 1994
   ↑植物状態の新しい定義を提案した米国関連5学会の共同作業．

8) The multi-society task force on PVS : Medical aspects of the persistent vegetative state（Second of two parts）. N Eng J Med, 330 : 1572-1579, 1994
   ↑上記の続編．外傷性，非外傷性，成人，小児に分けて，植物状態の予後を整理している．

9) Quality Standard Subcommittee of the American Academy of Neurology : Practice parameters: Assessment and management of patients in the persistent vegetative state（Summary statement）. Neurology, 45 : 1015-1018, 1995
   ↑PVS患者の評価・管理についてコンパクトに示した米国神経学会の声明．

10) Towne, A. R., et al. : Prevalence of nonconvulsive status epilepticus in comatose patients. Neurology, 54 : 340-345, 2000
    ↑非痙攣性てんかん重積発作の頻度が小さくないことを示し，臨床上の注意を喚起している．

11) Meierkord, H., et al. : FENS guideline on the management of status epilepticus in adults. Eur J Neurol, 17 : 348-355, 2010
    ↑ヨーロッパの成人てんかん重積発作の管理ガイドライン．

12) JRC（日本版）ガイドライン作成合同委員会：第6章 神経蘇生ガイドライン．「JRC蘇生ガイドライン2010」（日本蘇生協議会，日本救急医療財団 監），pp.283-330, へるす出版, 2011
    ↑上記ガイドラインのなかで唯一の日本オリジナルの部分．世界初の試みであるが，充実した内容．

13) Giacino, J.T. & Kalmar, K. : Diagnostic and prognostic guidelines for the vegetative and minimally conscious states. Nuropsychol Rehab, 15 : 166-174, 2005
    ↑最小限の意識状態の概説．植物状態との差違にも言及している．

索引 Index

数字

12誘導心電図 ……………… 56, 190

欧文

A

ABEP ……………………… 241
AIUEO・TIPS ……………… 238
AMPLEヒストリー ………… 146
arterial oxygen content ………… 204
auditory brainstem evoked potential
  …………………………… 241

B

BAGMASK ………………… 236
Battle's sign ………………… 147
Beckの三徴 …………… 109, 113
benign paroxysmal positional
  vertigo …………………… 178
BPPV ……………………… 178

C

CAM-ICU …………………… 245
CaO_2 ……………………… 204
cerebral performance category 265
contre-coup injury ………… 144
COPD急性増悪 …………… 206
coup injury ………………… 144
CO中毒 …………………… 208
CPC ………………………… 265
CT検査 ……………………… 57
Cushing現象 ……………… 146

D, E

diabetic ketoacidosis ……… 91, 93

Dix-Hallpike法 ……………… 180
DKA ………………………… 91, 93
ECS ………………………… 15, 17
Emergency Coma Scale …… 15, 17

G

GCS ………………………… 15, 231
Gennarelli ………………… 148
Glasgow Coma Scale ……… 15, 231
GOS ………………………… 266

H, I

HBOT ……………………… 208
HHS ………………………… 91, 93
hyperbaric oxygen therapy … 208
hyperglycemic hyperosmolar state 91
ISLS ………………………… 23

J, L

Japan Coma Scale ………… 15, 231
JATEC ……………………… 140
JCS ………………………… 15, 231
LEFT ………………………… 63
lucid interval ……………… 147

M

MCS …………………… 269, 270
minimally conscious state … 269

N

National Institute of Health Stroke
  Scale …………………… 254
NCSE ……………………… 269
NIHSS ……………………… 254
NINDS分類-Ⅲ ……………… 217
non-convulsive status epilepticus 269

O

OESIL Risk Score ………… 106
OPC ………………………… 265
overall performance category … 265

P

PCEC ……………………… 23, 230

periventricular lucency …… 227
Persistent Vegetative State …… 266
Prehospital Stroke Life Support 230
Preshospital Coma Evaluation &
  Care …………………… 230
presyncope ……………… 173
Primary Survey … 24, 29, 141, 146
PSLS ……………………… 230
PVL ………………………… 227
PVS …………………… 266, 269, 271

R

racoon's eye ……………… 147
recombinant tissue-type plasmi-
  nogen activator ………… 252
rt-PA ……………………… 252

S

SAMPLE …………………… 44
San Francisco Syncope Rule … 105
SCIWORA ………………… 149
Secondary Survey ……… 142, 146
septic encephalopathy …… 239
somatosensory evoked potential 267
SSEP ……………………… 267
stroke ……………………… 211

T

Talk & Deteriorate ………… 147
Talk & Die ………………… 147
TBI ………………… 140, 265, 269
TCDB分類 ………………… 148
Tertiary Survey ………… 62, 142
traumatic brain injury …… 140

U〜W

uremia …………………… 120
uremic toxin …………… 116, 120
vertigo ………………… 173, 178
V-Pシャント …………… 226, 227
watershed ………………… 227
Wells基準 ………………… 115
Wernicke脳症 …………… 153

和文

あ行

- 悪性高熱症················· 169
- 悪性症候群················· 169
- アシクロビル················ 84
- アルコール依存·············· 154
- アルコール性ケトアシドーシス··· 154
- アルコール性低血糖············ 93
- アルコール代謝速度··········· 157
- アルコール離脱てんかん········ 154
- アンモニア················· 129
- 意識······················· 29
- 意識障害患者診察の流れ········· 49
- 意識障害病院前救護··········· 230
- 意識レベルの評価·············· 32
- 異常呼吸の所見··············· 50
- 胃洗浄······················ 76
- 一次性脳障害················· 19
- 一次性脳損傷················ 140
- 一次性脳病変················ 233
- 一過性神経症候·············· 149
- 遺伝子組み換え組織型プラスミノゲン・アクチベーター············ 252
- 円蓋部骨折·················· 148
- オクトレオチド··············· 97

か行

- 開眼························ 17
- 外傷性昏睡··················· 33
- 外傷性てんかん·············· 146
- 外傷性脳血管障害············ 145
- 外傷性脳損傷··········· 140, 264
- 解離症状··················· 135
- 解離（ヒステリー）性昏迷····· 131
- 覚醒························ 14
- 覚醒障害···················· 16
- 仮性動脈瘤················· 144
- 活性炭······················ 76
- 環境の認識··················· 14
- 肝性脳症··············· 20, 129
- 感染性発熱················· 169
- 肝不全······················ 20
- 陥没骨折··················· 148
- 既往歴から予測される疾患······ 45
- 急性冠症候群··············· 184
- 急性硬膜外血腫·············· 148
- 急性硬膜下血腫·············· 148
- 急性心筋梗塞··············· 184
- 急性水頭症············ 221, 225
- 急性大動脈解離········ 109, 112
- 急性脳障害················· 245
- 胸背部痛··················· 112
- 局所脳損傷分類·············· 148
- 虚血性ペナンブラ············ 254
- 緊急安静搬送（Hurry, but gently！）······················ 235
- 緊急度······················ 14
- 偶発性低体温症·············· 167
- くも膜下出血············ 59, 78
- グラスゴー・アウトカム・スケール···················· 266
- グラスゴー・コーマ・スケール··· 231
- クラッシュインチュベーション······················ 142, 143
- 軽症の小児頭部外傷··········· 150
- 頸髄損傷··················· 149
- 痙攣·············· 66, 104, 192
- 痙攣のないてんかん·········· 199
- 血液浄化療法················ 121
- 血管内治療················· 258
- 血栓回収デバイス············ 260
- 血栓除去デバイス············ 260
- 血栓溶解療法··············· 216
- 血糖························ 27
- ケトアシドーシス············ 153
- 解毒薬······················ 77
- 言語反応···················· 17
- 検査························ 26
- 見当識······················ 18
- 高血糖高浸透圧症········ 91, 93
- 甲状腺クリーゼ········ 124, 127
- 高/低二酸化炭素血症··········· 31
- 項頸硬直···················· 82
- 声かけ······················ 18
- 呼吸························ 29
- 呼吸障害···················· 21
- 呼吸の異常··················· 31

- 昏迷······················· 131
- 昏迷状態··················· 135

さ行

- 細菌性髄膜炎················· 35
- 最小限の意識状態············ 269
- 最良運動反応················· 17
- 詐病······················· 135
- 酸素分圧···················· 30
- シアン化合物中毒············ 209
- シアン中毒··················· 39
- 刺激························ 18
- 自己心拍再開··············· 190
- 持続脳波モニタリング········ 270
- 失語症···················· 217
- 失神······················· 99
- 失神性めまい··············· 173
- 脂肪塞栓···················· 67
- ジャパン・コーマ・スケール··· 231
- 重症度······················ 14
- 重症頭部外傷に対する低体温療法·· 151
- 終末期医療················· 271
- 受動的体温上昇·············· 168
- 腫瘍内出血············ 221, 227
- 循環························ 29
- 循環の異常··················· 30
- ショック···················· 21
- 神経外傷学会ガイドライン····· 140
- 神経学的所見················· 52
- 神経学的診察················· 52
- 心原性ショック·············· 184
- 身体所見···················· 48
- 心停止後脳症··············· 266
- 浸透圧ギャップ·············· 160
- 腎不全················ 20, 116
- 深部体温··················· 166
- 髄液移行···················· 87
- 髄液漏····················· 147
- 推定エタノール濃度·········· 160
- 髄膜刺激症状················· 82
- 睡眠························ 16
- ステロイド··················· 84
- 清明期····················· 147
- 切迫するD············ 142, 145, 146

遷延性意識障害	269
遷延性植物状態	266, 269
前駆症状から予測される疾患	46
前交通動脈	143
前交通動脈動脈瘤	144
全失語	218
線状骨折	148
全身機能カテゴリー	265
せん妄	247
早期覚知早期診断早期治療	189
早期てんかん	146
蘇生後脳症	207

た 行

体温	39
体温調節中枢	168
体温の異常	32
体性感覚誘発電位	267
ダブルリングサイン	147
単純ヘルペス脳炎	35
ダントロレン	169
中枢神経の異常	32
中枢性めまい	173, 179
中毒	38
聴性脳幹誘発電位	241
直後てんかん	146
鎮静	247
椎骨脳底動脈解離	177
低血糖性脳症	92, 95
低酸素血症	31
低酸素脳症	266
低体温症の分類	166
低体温療法	268
低ナトリウム血症	34
低リン血症	35
てんかん	66, 192
てんかん重積発作	200
頭蓋咽頭腫	224
頭蓋骨骨折の分類	148
頭蓋底骨折	147, 148
頭蓋内圧	19
瞳孔所見	53

瞳孔の評価	32, 220
糖尿病性ケトアシドーシス	91, 93
糖尿病性昏睡	20
頭部外傷	16
動脈血酸素含量	204
トライエージ	72, 75
トルコ鞍部腫瘍	223
鈍的頸動脈・椎骨動脈損傷	67

な 行

内因性ロード&ゴー	235
二酸化炭素分圧	30
二次性脳障害	20
二次性脳損傷	140
二次性脳病変	233
尿毒症	20, 120
尿毒症物質	116, 120
熱中症	65, 169
粘液水腫性昏睡	34
脳圧モニター	84
脳萎縮	226
脳灌流圧	30
脳機能カテゴリー	265
脳血管障害	211
脳血流	30
脳挫傷	148
脳室拡大	226
脳室ドレナージ	226, 227
脳脂肪塞栓	67
脳卒中	59, 211, 216, 230
脳卒中病院前救護	230
能動的体温上昇	168
脳動脈瘤	15
脳内血腫	148
脳波	266
脳波検査	133, 202
脳ヘルニア徴候	19

は 行

敗血症	21
敗血症性脳症	35, 239
肺塞栓症	58

バイタルサイン	50
肺動静脈瘻	68
ハイリスク意識障害	235
発症状況	42
発想様式から予測される疾患	44
晩期てんかん	146
反衝外傷	144
非外傷性昏睡	33, 266
非感染性発熱	169
非痙攣性てんかん重積発作	269
びまん性軸索損傷	149
びまん性脳腫脹	149
びまん性脳損傷分類	149
病的姿勢反射	18
不穏	247
復温	166
副腎クリーゼ	128
不整脈	21, 103
プレホスピタルケア	230
分水嶺	227
閉塞性（非交通性）急性水頭症	225

ま 行

末梢性めまい	173, 179
慢性硬膜下血腫	150
目撃者	42

や 行

薬物代謝異常	121
薬物中毒	65, 72, 74
腰椎穿刺	59, 83
予後	33

ら 行

理学的所見	50
硫化水素中毒	209
両側CSDHのMRI-DWI	150
両側慢性硬膜下血腫のCT	150
良性発作性頭位めまい症	178
両橈骨動脈の触知	114

編者プロフィール

堤　晴彦（Haruhiko TSUTSUMI） ●埼玉医科大学総合医療センター高度救命救急センター教授

1977年東京大学医学部卒業．脳に興味があって脳神経外科学教室に入局．その後，派遣先の救急病院で，多くの重症患者を前にして，何もできない自分に呆然と立ちすくむ．大学の医局を辞め，大阪府立病院救急医療専門診療科に弟子入り．その後，1981年東京大学救急部の創設，1985年東京都立墨東病院の救命救急センターの新設に参画．1995年から現在の職場に．「ない知恵は人から借りる」を信条に，何とか医師を続けている．
Vision！Passion！Action！（当センターのキャッチフレーズです）

興水健治（Kenji KOSHIMIZU） ●埼玉医科大学総合医療センター救急科（ER）教授

1981年東京医科大学卒業．当時の東京医科大学麻酔学教室では，大学院在学中から内科，外科，放射線科などさまざまな診療科の研修をしていました．この時期に総合診療の基礎を築くことができ，自身の救急医療の原点だと思います．その後戸田中央総合病院へ出向，1995年救急部を設立し救急専従の第1歩でしたが，今にして思えばER型救急でした．堤教授に誘われて，大学病院でER型救急医療システム作りと若手育成のため，2006年現在の地へ赴任しました．若手に望むこと：理屈の前にまず患者を診てほしい！．

中田一之（Kazuyuki NAKATA） ●埼玉医科大学総合医療センター高度救命救急センター講師

1988年帝京大学卒業，帝京大学市原病院（現・ちば総合医療センター）で内科学を研修．1990年埼玉医科大学第二内科で心臓カテーテルを習得．1998年埼玉医科大学総合医療センター高度救命救急センター・堤晴彦教授の門下生となり，現在に至る．循環器内科のカテマンから転進し，今は集中治療部門に勤務，後進の育成を行うべく日々過ごしている．恩師の堤・興水両教授を仰ぎ見て，「若いときの苦労は買ってでもせよ」を座右の銘としている．

レジデントノート別冊　救急・ERノート❺

まずい！から始める 意識障害の初期診療
ケーススタディとコーマ・ルールで系統的な診療を身につける

2012年7月1日　第1刷発行

編　集	堤　晴彦，興水健治，中田一之
発行人	一戸裕子
発行所	株式会社羊土社 〒101-0052 東京都千代田区神田小川町2-5-1 TEL　03（5282）1211 FAX　03（5282）1212 E-mail　eigyo@yodosha.co.jp URL　http://www.yodosha.co.jp/
装　幀	野崎一人
印刷所	株式会社　三秀舎

© YODOSHA CO., LTD. 2012
ISBN978-4-7581-1345-8

本書に掲載する著作物の複製権・上映権・譲渡権・公衆送信権（送信可能化を含む）は（株）羊土社が保有します．
本書を無断で複製する行為（コピー，スキャン，デジタルデータ化など）は，著作権法上での限られた例外（「私的使用のための複製」など）を除き禁じられています．研究活動，診療を含み業務上使用する目的で上記の行為を行うことは大学，病院，企業などにおける内部的な利用であっても，私的使用には該当せず，違法です．また私的使用のためであっても，代行業者等の第三者に依頼して上記の行為を行うことは違法となります．

JCOPY ＜（社）出版者著作権管理機構　委託出版物＞
本書の無断複写は著作権法上での例外を除き禁じられています．複写される場合は，そのつど事前に，（社）出版者著作権管理機構（TEL 03-3513-6969，FAX 03-3513-6979，e-mail：info@jcopy.or.jp）の許諾を得てください．

レジデントノート別冊 救急・ERノート 大好評シリーズ

① もう怖くない めまいの診かた、帰し方
編集／箕輪良行

致死的疾患の見逃しを防ぎ、一歩進んだ診断と治療を行うために

苦手の原因を解消し、ステップアップまで徹底解説！

□ 定価（本体4,500円＋税） □ B5判 □ 262頁 □ ISBN978-4-7581-1341-0

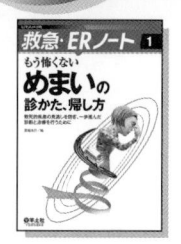

② ショック — 実践的な診断と治療
編集／松田直之

ケースで身につける実践力とPros & Cons

現場ではどう動くのか？ 実際の対応法がわかる！

□ 定価（本体4,500円＋税） □ B5判 □ 244頁 □ ISBN978-4-7581-1342-7

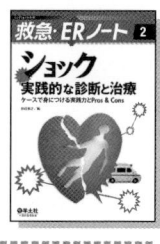

③ 症例から学ぶ ERの輸液 — まず何を選び、どう変更するか
編集／三宅康史

輸液療法からみた病態管理のポイントを解説！

□ 定価（本体4,600円＋税） □ B5判 □ 261頁 □ ISBN978-4-7581-1343-4

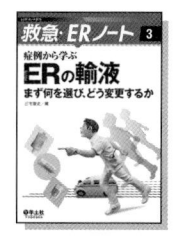

④ 胸背部痛を極める — あらゆる原因を知り、対処する
ケースで身につく専門医の実践的アドバンストスキル

編集／森脇龍太郎, 石川康朗

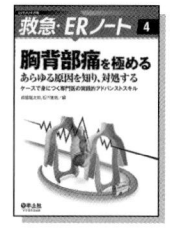

致死的疾患を見逃さないためのポイントが満載！

□ 定価（本体4,600円＋税） □ B5判 □ 260頁 □ ISBN978-4-7581-1344-1

続刊もご期待ください！

⑥ 救急・ERの感染症診療 — 症候と疾患からみたGeneralistとSpecialistによるアプローチ（仮題）
2012年10月発行予定

編集／大野博司

発行 羊土社 YODOSHA
〒101-0052 東京都千代田区神田小川町2-5-1 TEL 03(5282)1211 FAX 03(5282)1212
E-mail：eigyo@yodosha.co.jp
URL：http://www.yodosha.co.jp/

ご注文は最寄りの書店、または小社営業部まで

Critical Careの総合誌 　**2012年度 年間購読予約受付中**

● Critical Careに携わるICU, 救急, 麻酔, 外科, 内科の医師を対象に, 解説と情報を満載!
● 読みやすい「Q&A方式」などを用いて編集し, 隔月で刊行!

救急・集中治療

2012年度 年間予約購読料　34,000円（税込）〈年6冊〉

■ 年間予約購読をお申込の場合 **1,280円** の割引です.
■ 直送雑誌の送料は弊社負担.
■ 毎号刊行次第, 確実にお手元に直送いたします.

隔月刊, B5判, 約250頁,
予価(本体5,600円＋税)

2012年（24巻）の特集予定

24巻1・2号	精神科知識と対応Q&A (仮)
24巻3・4号	AKI(急性腎障害)の管理 Q&A (仮)
24巻5・6号	急性期患者の糖代謝とSCCM/ASPEN栄養管理ガイドライン (仮)
：	（以下続刊）

● Honorable Editors
天羽敬祐
早川弘一
島崎修次
前川和彦

● Editors
相馬一亥
岡元和文
行岡哲男
山科　章
横田裕行
松田直之

23巻5・6号　最新

救急画像診断
－読み方・考え方・活かし方－

編集：岡元和文（信州大学医学部　救急集中治療医学講座）
　　　相馬一亥（北里大学医学部　救急集中医学）

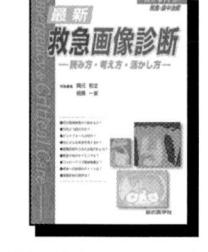

B5判/本文295頁/定価（本体6,800円＋税）

22巻1・2号　徹底ガイド

心不全 Q&A
－プレホスピタルから 慢性期まで －

特集編集：佐藤直樹（日本医科大学　集中治療室・内科）

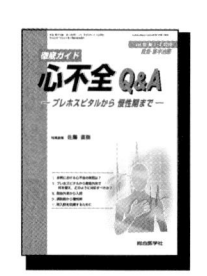

B5判/本文270頁/定価（本体5,600円＋税）

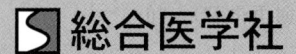

総合医学社　〒101-0061　東京都千代田区三崎町1-1-4
TEL 03(3219)2920　FAX 03(3219)0410　http://www.sogo-igaku.co.jp

INTENSIVIST インテンシヴィスト

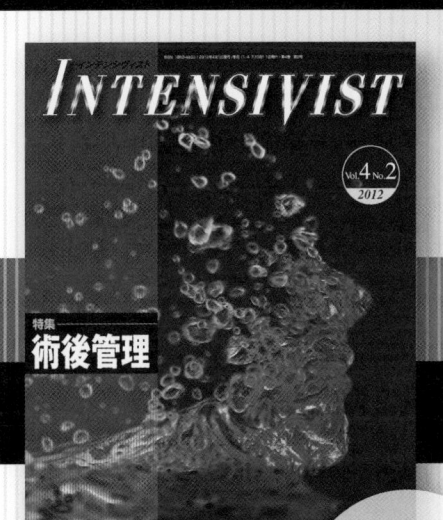

集中治療の"いま"を検証し、"これから"を提示するクオータリー・マガジン

2012年 第2号発売

特集：術後管理

- 「世界標準の集中治療を誰にでもわかりやすく」をコンセプトに、若手医師の育成や情報交換を目的として発足した「日本集中治療教育研究会」（Japanese Society of Education for Physicians and Trainees in Intensive Care＝JSEPTIC）の活動をベースに、年4回発行。
- 毎号1つのテーマを決め、最新のエビデンスに基づいて、現在わかっていること／わかっていないことを検証、徹底的に解説。施設ごとに異なる診療を見直し、これからの集中治療のスタンダードを提示する。
- 重症患者の治療にあたる医師として最低限必要な知識を手中に収めるべく、テーマは集中治療にとどまらず、内科、呼吸器、救急、麻酔、循環器にまで及び、ジェネラリストとしてのインテンシヴィストを追求する。
- 集中治療専門医、それを目指す若手医師をはじめ、専門ナース、臨床工学技士、さらには各科臨床医に対し、集中治療を体系的に語り、議論し、意見交換ができる共通の場（＝アゴラ）を提供する。

2012 年間購読申込受付中！

- 季刊／年4回発行
- A4変 200頁
- 年間購読料 18,480円
  （本体17,600円＋税5%）
  ※毎号お手元に直送します。（送料無料）
  ※1部ずつお買い求めいただくのに比べ、約4%の割引となります。
- 1部定価 4,830円
  （本体4,600円＋税5%）

編集委員

藤谷茂樹
東京ベイ・浦安市川医療センター／聖マリアンナ医科大学 救急医学

讃井將満
東京慈恵会医科大学 麻酔科 集中治療部

林 淑朗
Royal Brisbane and Women's Hospital, Department of Intensive Care Medicine／The University of Queensland, Centre for Clinical Research

内野滋彦
東京慈恵会医科大学 麻酔科 集中治療部

編集協力委員（五十音順）

- 植田育也　静岡県立こども病院 小児集中治療センター
- 大庭祐二　University of Missouri 呼吸集中治療内科
- 武居哲洋　横浜市立みなと赤十字病院救命救急センター 集中治療部
- 田中竜馬　LDS Hospital 呼吸器内科・集中治療科
- 橋本圭司　松江赤十字病院 麻酔科・集中治療室
- 橋本 悟　京都府立医科大学 麻酔科・集中治療部
- 平岡栄治　神戸大学医学部附属病院 総合内科
- 松浦謙二
- 真弓俊彦　一宮市立市民病院 救命救急センター

特集

- 2009年　創刊号：ARDS（急性呼吸窮迫症候群）
- 　　　　第2号：Sepsis（敗血症）
- 　　　　第3号：AKI（急性腎傷害）
- 　　　　第4号：不整脈
- 2010年　第1号：重症感染症
- 　　　　第2号：CRRT（持続的血液浄化療法）
- 　　　　第3号：外傷
- 　　　　第4号：急性心不全
- 2011年　第1号：Infection Control
- 　　　　第2号：モニター
- 　　　　第3号：栄養療法
- 　　　　第4号：急性膵炎
- 2012年　第1号：End-of-life
- 　　　　第2号：術後管理
- 　　　　第3号：PICU（2012年7月発売）
- 　　　　第4号：人工呼吸管理（2012年10月発売）

MEDSI メディカル・サイエンス・インターナショナル
113-0033 東京都文京区本郷 1-28-36
TEL 03-5804-6051　FAX 03-5804-6055
http://www.medsi.co.jp　E-mail info@medsi.co.jp

好評書籍

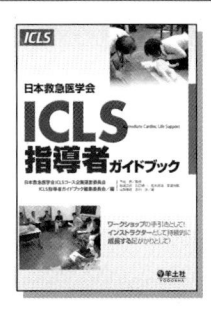

日本救急医学会
ICLS指導者ガイドブック

日本救急医学会ICLSコース企画運営委員会 ICLS指導者ガイドブック編集委員会／編
平出敦／監　杉浦立尚, 他／著

ICLSコースを修了したらこの1冊！指導者養成ワークショップの概要や目的に加えて、指導者として更なる成長をしていくためのエッセンスが満載．国際標準のインストラクションの概念もわかります！

■ 定価（本体4,300円＋税）　■ A4判　■ 94頁　■ ISBN978-4-7581-1716-6

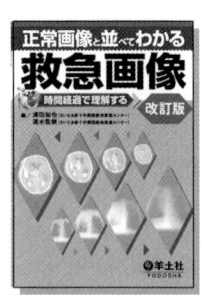

正常画像と並べてわかる
救急画像 改訂版
時間経過で理解する

清田和也, 清水敬樹／編

刻一刻と移り変わる病変画像と正常画像が見比べられる大好評アトラス．よく出会う疾患・押さえておきたい重要疾患を追加した改訂版！救急医療に携わるすべての医師、実践を控えた若手の勉強におすすめ！

■ 定価（本体3,500円＋税）　■ A6判　■ 304頁　■ ISBN978-4-7581-1175-1

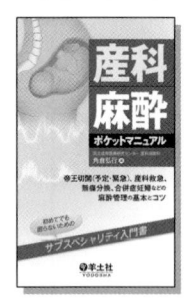

産科麻酔ポケットマニュアル
帝王切開（予定・緊急）、産科救急、無痛分娩、合併症妊婦などの麻酔管理の基本とコツ

角倉弘行／著　■ 定価（本体5,200円＋税）　■ B6変型判　■ 359頁　■ ISBN978-4-7581-1105-8

心臓麻酔ポケットマニュアル
心血管作動薬、人工心肺の知識から心臓手術の麻酔・管理のポイント

野村実, 他／編　■ 定価（本体5,200円＋税）　■ B6変型判　■ 366頁　■ ISBN978-4-7581-1104-1

増刊 レジデントノート
1つのテーマをより広くより深く

□ B5判　□ 年4冊発行（2012年度より年6冊発行）

レジデントノート Vol.14 No.5 増刊（2012年5月発行）

救急で冴える！
胸部画像の読影力

船曳知弘／編

適切なオーダー、正確な読影プロセス、見逃し注意症例をおさえよう！

● 救急外来特有の状況で、正確に見逃さず読影できる、確かな力が身につく！

□ 定価（本体4,200円＋税）　□ B5判　□ 238頁　□ ISBN978-4-7581-0532-3

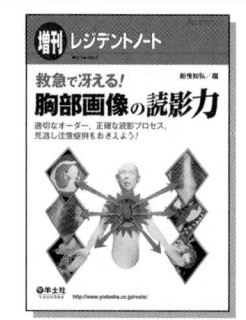

発行　羊土社　YODOSHA　〒101-0052　東京都千代田区神田小川町2-5-1　TEL 03(5282)1211　FAX 03(5282)1212
E-mail：eigyo@yodosha.co.jp
URL：http://www.yodosha.co.jp/

ご注文は最寄りの書店、または小社営業部まで